나의
기대수명은
얼마일까?

나의 기대수명은 얼마일까?

초판 1쇄 발행일   2024년 4월 30일

지은이   케이시 장
펴낸이   이원중

펴낸곳 지성사   **출판등록일** 1993년 12월 9일   **등록번호** 제10-916호
주소 (03458) 서울시 은평구 진흥로 68, 2층
전화 (02) 335-5494   **팩스** (02) 335-5496
홈페이지 www.jisungsa.co.kr   **이메일** jisungsa@hanmail.net

ISBN 978-89-7889-550-7 (93510)

잘못된 책은 바꾸어 드립니다. 책값은 뒤표지에 있습니다.

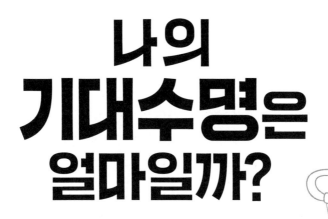

나의 기대수명은 얼마일까?

케이시 장 교수의 세포 생물학 강의

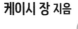

케이시 장 지음

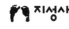
지성사

대학 시절에 배운 과목 중에서 면역학이 가장 기억에 남는다. 당시 면역학은 나에게 새로운 과목이었고, 가르치시던 교수님은 열정적이어서 매년 최신 정보로 채운 수업 자료를 준비하셨다. 그 후, 그분의 실험실에서 석사를 하여 면역학과 바이러스학이 내 전공이 되었다. 미국에서 바이러스학으로 박사를 하고 이후 주립대학의 교수가 되어 전공 연구와 공부하는 총 기간이 30년이 훌쩍 넘었다. 대학원 학생들에게 염증반응을 수업한 내용을 정리한 것이 이 책의 시작점이 되었다.

건강과 질병에 대한 호기심을 어려서부터 꾸준히 간직해온 것이 내 연구와 공부의 기초가 되어왔다. 바이러스학과 면역학을 연구하려면 병리학과 생리학뿐 아니라 분자생물학과 세포학 등의 이해가 필수적이다. 특히 세포의 탄생과 죽음, 세포의 건강과 세포 간의 상호작용에 대한 이해가 중요하다.

과학의 발달로 많은 질병의 발생 기전들을 본질적으로 이해할 수 있는 수준에 도달했다. 특히 세포와 유전학, 빅데이터 분석, 단백질-단백질 또는 분자-분자 반응 등의 연구로 아미노산 또는 그 이하의 작은 분자 단위에서 일어나는 상호작용들을 분석할 수 있게 되었고 많은 질병을 더 자세히 이해할 수 있게 되었다.

건강하게 오래 사는 것은 대부분 사람의 꿈일 것이다. 그래서 예방 주사를 맞고 정기적으로 혈액 검사를 하여 건강 상태를 매년 점검한다. 요즘은 DNA 검사를 저렴한 비용으로 할 수 있게 되어 개인의 전체 유전자를 분석하여 특정 질병에 대한 감수성이 높고 낮은지를 알 수 있게 되었다.

장수는 유전적 영향이 매우 크기 때문에 이 책에는 현재까지 알려진 노화와 장수에 관련된 여러 유전자와 기전을 설명하고 있다. 유전 외적 요인들도 노화와 장수에 큰 영향을 미쳐, 좋은 생활 습관은 대사장애를 예방하고 세포 저항성을 높여 노화를 늦추고 장수로 이끌 수 있다. 이런 비유전적 요인은 노화 및 장수에 높게는 30퍼센트까지도 영향을 끼칠 수 있다. 이에 관련된 내용을 유전자와 더불어 이 책에 자세히 설명했다.

염증, 면역, 세포증식 신호전달체계, 담즙염, 콜레스테롤, 지방대사, 단백질 분해효소, 작은 화합물과 단클론항체를 이용한 치료제 개발, 플라보노이드 항산화물, 아토피성 피부염, 알츠하이머병 등은 주로 바이러스와 관련하여 내가 연구해온 대상이기도 하다. 이 책의 내용은 주로 과학 논문들을 종합하여 기술한 것이라 이론에 기반한 내용이 많고, 앞으로 나올 연구 결과에 따라 틀린 부분이라고 밝혀질 내용도 있을 것이다.

이 책은 건강과 노화 및 노화 관련 질병에 관심이 많은 분과 분자생물학을 공부하고 싶은 분들에게 도움이 되고자 집필했다. 전문적인 내용이 많이 있어 생물학에 대한 기본 지식 없이는 이해하기 쉽지 않은 부분이 있을 수 있다. 하지만 소식과 간헐적 단식 같은 우리에게 익숙하고 흥미있는 주제도 많고, 특히 동물과 인간의 수명에 관련된 예처럼 쉽게 이해할 수 있는 부분도 많다. 생소한 전문 단어는 〈부록〉에 정리하여 이해를 돕고자 했고, 어려운 단어들도 자주 보다 보면 익숙해질 수 있을 것이다. 한 구절이라도 읽는 이에게 자신의 건강과 노화를 돌아보는 데 도움이 되고, 더 공부하고 싶은 마음이 생겼으면 하는 바람이다.

차례

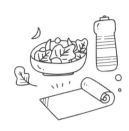

일러두기

1. 본문에 인용한 도서와 학술지는 《　》로, 논문과 보고서, 영화 등은 〈　〉로 표기하여 구분했다.
2. 외래어와 의학 전문용어는 주로 국립국어원의 외래어 표기법에 따랐다.
3. 본문에 표기한 각주 번호는 책 말미에 정리한 참고 문헌의 해당 번호이다.

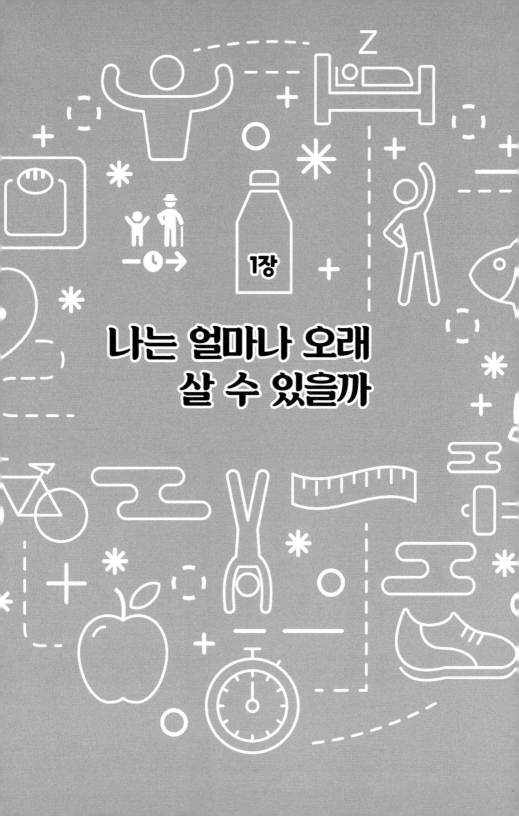

1장

나는 얼마나 오래
살 수 있을까

나는 얼마나 건강한가

나의 어머니는 "건강은 건강할 때 지켜야 한다"라고 늘 말씀하면서 "건강을 잃으면 모든 것을 잃기 때문"이라고 설명하시곤 했다. 그 말의 의미는 오랜 시간이 지난 지금에 더욱 마음에 와닿는다. 나이가 듦에 따라 질병이나 노화에 직간접적으로 크게 노출되기 때문일 것이다. 예전부터 인류에게 질병과 노화는 신비의 영역이었고 두려움의 대상이었지만, 현재는 과학의 발달로 생로병사를 포함한 많은 자연 현상에 관해 매우 자세한 지식을 갖게 되었다.

무엇을 제대로 알게 되면 예방이나 치료가 가능하고 때로는 담담히 받아들일 수도 있다. 일기예보를 예로 들면, 기상 관측 기법의 발달로 날씨를 좀 더 정확하게 예측할 수 있게 되어 그에 맞춰 옷차림 또는 우산을 준비할 수 있게 된 것이다.

건강, 질병, 노화 그리고 죽음을 이해하려면 먼저 세포를 이해해야 한다. 바이러스 같은 아주 작은 미생물을 제외한 지구상에 존재하는 생물체의 기본 단위가 세포이기 때문이다. 우리 몸에서는 5대 장기인 뇌, 심장, 폐, 간, 신장을 포함한 78개의 장기가 각각의 기능을 담당하고 있다. 각 장기는 그에 맞는 특별한 세포들로 이루어졌으며, 세포들의 기능과 상호작용이 제대로 작동함으로써 우리의 건강이 유지된다. 하지만 그 기능과 상호작용에 문제가 생길 때 질병으로 이어진다.

몸무게가 70킬로그램인 성인의 몸은 약 37조 개의 세포로 구성되어 있다. 태어나 성장기를 거쳐 성인이 되는 동안 세포의 수는 늘어나지만, 정상적이라면 성장이 끝난 뒤 체내의 세포 수는 일정하게 유지된다. 몸 안에 있는 각 세포는 DNA가 같은 공동 운명체이면서도 동시에 독립적인 운명체다. 각 세포는 혈관으로 공급된 산소와 영양소를 통해 독립적으로 대사하고 성장하고 기능하며, 혈관을 통해 온몸으로 이동한 호르몬에 의해 서로 다른 장기의 세포들이 상호작용한다. 우리 몸의 동맥·정맥·모세혈관을 모두 합한 혈관의 길이는 약 10만 킬로미터에 이른다(참고로, 지구의 둘레는 약 4만 킬로미터다). 각 장기의 세포에 혈액을 공급하기 위해 심장은 1분에 60회 이상, 하루에 10만 회 이상 수축과 이완을 반복하면서 일정한 혈압을 유지한다.

대부분의 장기에서 세포는 각자의 수명이 다하면 자연스럽게 죽고 그 기능을 계속해 나갈 새로운 세포로 대체된다. 즉, 각 장기에서 복제와 증식으로 유지되고 있는 성체줄기세포가 분화하여 죽은 세포를 대체한다. 하지만 세포가 외상이나 병원미생물에 의한 사고로 죽거나 손상되면 그 기능과 상호작용에 문제가 생기고 질병으로 이어질 수 있다. 특히 혈액을 통해 공급되는 산소나 영양소가 부족하거나 중단되면 세포가 죽는다. 뇌 신경세포는 매우 민감하여 산소 공급이 중단된 후 1분이 지나면 죽기 시작하여 3분이 지나면 광범위하게 많은 뇌 신경세포가 죽고 5분이 지나면 뇌사에 이른다. 심장 근육세포는 20여 분이 지나면 세포가 죽기 시작하여 30분이 넘으면 영구적으로 손상된다. 반면 혈관 평활근세포는 산소 없이도 24시간 이상 살 수 있다.

세포의 갑작스러운 죽음으로 인한 기능 정지가 즉각 치명적인 결과를 가져오지 않더라도 죽은 세포를 처리하는 과정에서 염증반응이 일어나는데, 이는 질병, 노화와 장수에 커다란 영향을 미친다. 우리의 몸에서 일어나는 염증반응은 때론 큰 증상 없이 회복되기도 하지만 심할 경우 죽음으로 이어질 수 있다. 영양 과잉으로 비대해진 지방세포나 노화세포는 염증 유도단백질을 조금씩 분비함으로써 만성 염증을 일으켜 건강과 노화에 큰 영향을 미칠 수 있다.

유전자나 생활 습관이 병원미생물에 의한 전염성 질병에 미치는 영향은 일반적으로 크지 않다. 그러나 심혈관계질환이나 당뇨병 등과 같이 대사와 밀접하게 관련된 질병은 유전자와 생활 습관에 영향을 많이 받기 때문에 개인에 따라 그 질병에 대한 위험도와 저항성이 크게 차이가 날 수 있다. 대사장애는 암 발생에도 영향을 미쳐 여러 종류의 암 발생 확률을 상당히 높인다고도 한다. 대부분의 대사 관련 질병은 노화가 진행되면 위험도가 커지며, 또 그 질병이 노화를 더욱 촉진하고 사망을 앞당기는 원인이 되기도 한다.

유전자가 대사 및 노화 관련 질병에 끼치는 영향은 상당히 크다. 하지만 생활 습관이 이 질병에 미치는 영향을 무시할 수 없다. 좋은 생활 습관은 이런 질병의 위험도를 낮추고 노화를 지연시키며 사람의 수명을 30퍼센트까지 늘릴 수 있다고 알려져 있다. 반대로, 유전자가 아무리 좋더라도 흡연, 지나친 음주, 과식 등의 나쁜 생활 습관은 이런 질병의 발생을 촉진하여 사망률을 높일 수 있다.

획기적인 유전자 조작기술이 나오지 않는 한, 우리 몸을 구성하는 세포의 유전자는 이미 결정되어 있어 우리가 어떻게 할 수는 없다. 하지만 백신을 맞음으로써 여러 감염병을 예방하듯 좋은 생활 습관 특히 소식이나 단식 등으로 영양소(에너지)를 제한하거나 운동 등으로 에너지를 소비하는 것은 대사장애를 예방·교정하여 대사 관련 질병의 위험도를 낮출 수 있다.

생물학을 비롯한 자연과학과 의학의 발달로 건강상태 그리고 질병상태를 더 깊이 이해할 수 있는 시대가 되었다. 이러한 지식을 바탕으로 나의 건강상태를 알고 질병에 대한 위험도를 이해하여 미리 예방할 수 있다면, 좀 더 건강하고 오래 살 수 있을 것이다.

사람의 최대 수명은 120세라고 한다. 완벽한 유전자와 좋은 생활 습관을 지녔더라도 120세 이상 살 수 없는 것은 우리 몸에 있는 세포의 분열과 증식 능력의 한계 때문이라고 알려져 있다. 그러나 120세는 최대치이고 실제 평균 수명은 훨씬 낮아서 100세 넘게 사는 일은 흔치 않다. 최근 보고에 따르면, 2021년 한국의 100세 이상 인구는 전체 인구의 0.015퍼센트, 미국은 전체 인구의 0.27퍼센트에 지나지 않는다.[1]

따라서 최대 수명이 아닌 기대수명이 개인의 수명 예측에 더 도움이 된다. 기대수명은 사람의 수명을 측정하는 데 중요한 지표로, 한 사람의 기대수명은 같은 시기에 태어난 사람들의 평균 수명이다. 예를 들어, 1950년에서 1955년 사이에 태어난 사람들의 기대수명은 46.5년, 2023

년에 태어난 사람들의 기대수명은 83.6년이다.

이러한 기대수명의 증가는 경제와 과학의 발달과 밀접하게 연관되어 있다. 농업과 경제의 발달로 충분한 영양 공급이 가능해지고 위생 관념이 향상되었을 뿐만 아니라 과학의 진보로 감염균에 대한 이해가 깊어지고 백신과 항생제(항진균제, 항바이러스제를 포함한)가 개발되어 감염병으로 인한 사망률을 크게 낮추었다. 암 치료제, 고혈압 약, 콜레스테롤 조절 약, 항염증제(염증의 조절)와 해열제 등의 개발 또한 중요한 역할을 했다. 더 중요하게는 이와 같은 경제와 과학 발달의 혜택을 일반인도 누릴 수 있는 사회 시스템의 확보가 기대수명의 증가를 이끌었다.

건강지표

나보다 나를 더 잘 아는 사람은 없다. 건강도 마찬가지다. 하지만 우리는 자신의 건강에 대해 얼마나 알고 있는가? 자신의 건강상태를 제대로 알려면 건강에 대한 기본 지식을 갖추고 스스로를 객관화해야 한다. 병원에 가지 않더라도 집에서 체중과 키를 재어 체질량지수, 즉 몸무게(kg)를 키(m)의 제곱으로 나눈 값(kg/m^2)을 계산할 수 있다. 체질량지수 25가 넘으면 과체중, 30이 넘으면 비만으로 분류된다. 다시 말해서 체질량지수 25가 넘으면 과영양상태다. 체질량지수 외에도 정기

> **개인 건강지표(정상 범위)**
> 1. 체질량지수: 18.5~24.9
> 2. 혈압: 120/80mmHg 초과
> 3. 혈중 글루코스(포도당) 농도: 식전 70~100 mg/dL 또는 당화 헤모글로블린 6.0 미만
> 4. 혈중 콜레스테롤 농도: 좋은 콜레스테롤(남성 35~65mg/dL, 여성 35~80mg/dL)
>   나쁜 콜레스테롤(최적 100mg/dL 미만; 경계선130~159mg/dL)
> 5. 혈중 중성지방 농도: 150mg/dL 미만
> 6. 혈중 나트륨 농도: 135~145mEq/L

적으로 병원에서 혈압, 혈중 글루코스(포도당), 당화 헤모글로블린, 혈중 콜레스테롤, 혈중 중성지방, 혈중 나트륨 농도 등을 검사할 수 있다.

이렇게 얻은 객관적 자료를 바탕으로 자신의 건강상태를 확인하고, 이러한 지표 또는 숫자가 어떤 의미인지를 알아야 한다. 필요하다면 의사의 처방을 받아 약을 먹거나 생활 습관을 바꾸는 등의 노력으로 건강지표를 개선하거나 정상 범위를 유지하는 것이 노화를 늦추고 장수할 수 있는 비결이다.

대사 증후군, 생활 습관 증후군 또는 염증 증후군

대사 증후군이라는 용어가 생긴 지는 30~40년도 되지 않는다. 대사 증후군은 생활 습관과 관련이 높아 생활 습관 증후군이라고도 하고 염증과 밀접하게 관련 있어 염증 증후군이라고도 한다. 대사 증후군은 하나의 질병을 지칭하는 것이 아니라 여러 심각한 질병을 일으킬 수 있는 위험 요소들, 즉 고혈압, 고지혈증(고콜레스테롤혈증 또는 고중성지방), 복부 비만 등의 복합적인 상태를 가리키는 용어다. 이러한 요소들의 영향으로 동맥경화증, 심근경색, 뇌경색 등과 같은 심혈관계질환은 두 배 이상, 제2형 당뇨병은 다섯 배까지 발병률이 높아질 수 있다. 이것들은 또한 여러 종류의 암 발생에도 크게 영향을 미친다.

미국 국립보건원(National Institutes of Health, NIH)에 따르면, 대사 증후군을 일으키는 다섯 가지 위험 요소가 있다. 복부 비만(한국인 기준: 남성 95cm 이상, 여성 85cm 이상. 미국인 기준: 남성 102cm 이상, 여성 89cm 이상), 높은 수치의 나쁜 콜레스테롤(low density lipoprotein,

LDL. 낮은 밀도의 지단백질 입자, 150mg/dL 이상), 낮은 수치의 좋은 콜레스테롤(high density lipoprotein, HDL. 높은 밀도의 지단백질 입자, 남성 40mg/dL 이하, 여성 50mg/dL 이하), 고혈압(수축기/이완기 혈압 130/85mmHg 이상) 그리고 고혈중 글루코스(음식을 먹지 않은 공복 상태의 글루코스 100mg/dL 이상)이다. 이 다섯 가지 기준 가운데 세 가지 이상에 해당되면 대사 증후군으로 진단할 수 있다.

각 위험 요소는 앞에서 열거한 질병들의 발생 가능성을 높이며 노화를 촉진하여 사망을 앞당기기도 한다. 대사 증후군이라는 말에서도 알 수 있듯이 이 위험 요소들은 과영양상태 또는 비만에 의한 대사장애와 관련이 매우 높다.

사망원인

2020년 초에 발생한 코로나(코비드)-19 팬데믹으로 2023년 5월까지 전 세계적으로 약 700만 명이 사망했다. 하지만 현대 사회에서는 이런 감염병보다는 대사와 관련한 질병이 사망의 주요 원인을 차지한다.

한국의 2022년 사망원인 통계에 따르면, 암이 22퍼센트로 가장 높았고, 다음으로 심장질환(9%), 코로나-19(8.4%), 폐렴(7.1%), 뇌혈관질환(7%), 자살(3.5%), 알츠하이머병(3.1%), 당뇨병(3%), 고혈압성 질환(2.1%), 간질환(2%) 등이었다.

고혈압이나 당뇨병은 그 자체로 사망에 이를 수도 있지만, 그렇지 않더라도 심장 질환 및 혈관 질환 등으로 이어져 심각한 문제를 일으킬 수 있다. 또한 대사장애는 암의 발생과 진행 그리고 전이에 큰 영향을 끼친다.

대사장애 관련 심혈관계질환

대사의 이해

대사는 몸 안에서 일어나는 모든 화학적 반응을 의미한다. 미국의 대표적인 실험화학물질 판매회사 시그마 알드리치(Sigma-Aldrich)는 '대사의 경로'라는 포스터를 제작했는데, 여기에는 몇백 개가 넘는 화합물의 구조와 복잡한 대사의 경로가 수많은 화살표와 함께 그려져 있다. 10여 년 넘게 내 사무실에 붙여놓은 '대사의 경로' 포스터를 볼 때마다 체내 대사가 얼마나 복잡한 과정인지 깨닫게 된다.

대사장애를 이해하려면 기본적인 대사 과정을 알아야 한다. 영양소 또는 에너지 대사는 영양소의 흡수·분해·합성 과정 그리고 에너지의 생성·저장·소비를 의미한다. 이렇게 체내의 세포에서 일어나는 일들은 대부분 능동적인 반응으로 에너지를 필요로 한다. 동물 세포는 광합성을 이용해 만들어진 원핵세포, 식물, 해조류 등을 음식으로 섭취하여 에너지원으로 사용한다.

대사는 이화(분해)와 동화(통합)가 연속적으로 이루어지는 과정이다. 우리가 먹는 음식을 구성하는 탄수화물, 지방, 단백질 등은 소장, 대장, 간 등의 소화 기관에서 흡수된 뒤 작은 단위인 글루코스, 지방산 또는 아미노산으로 분해되어 저장되고 일부는 혈액을 통해 전 장기에 보내진다.

지방과 단백질은 세포의 형태를 구성하는 필수 요소로 지방산과 아미노산

> **3대 영양소**
> • 탄수화물: 주로 에너지원으로 사용한다. 우리 몸 안에서는 주로 글루코스 또는 글리코겐의 형태로 존재한다.
> • 지방: 작은 지방산으로 분해되고 재구성되어 세포막의 주요 성분이나 호르몬 등으로 작용한다. 중성지방의 형태로 세포 안에 보존되어 있다가 탄수화물이 부족하면 에너지원으로 사용한다.
> • 단백질: 아미노산으로 분해되고 세포 안에서 유전자 정보에 따라 다시 단백질로 재구성된다. 세포의 주요 구성 성분으로 우리 몸의 외향을 결정한다. 수많은 효소와 호르몬을 만들어 몸의 성장과 유지 등에 필수 요소로 작용한다.

으로 분해되고 재구성되어 새로운 세포를 만드는 기본 재료로 쓰인다. 지방은 세포막의 기본 성분이며, 단백질은 세포의 형태와 효소를 만드는 등 다양한 기능을 한다. 우리 몸의 외형은 단백질의 발현으로 결정된다.

탄수화물의 기본 기능은 에너지원이며, 체내에서는 주로 글루코스와 글리코겐의 형태로, 일부는 헤모글로블린 같은 특정 단백질에 붙어서 당화 단백질의 형태로 존재한다. 탄수화물(글루코스)이 소진되었을 때는 지방(중성지방)과 단백질이 차례로 에너지원으로 쓰인다.

글루코스, 지방산 또는 아미노산은 세포 내에서 더 작게 쪼개지고 변환되어 2-탄소물(아세틸-코에이, acetyl-coA)이 될 수 있다(이화작용). 탄수화물과 지방은 주로 탄소로 이루어진 물질로 글루코스는 6-탄소물이며, 지방산은 탄소의 수에 따라 짧은-체인, 긴-체인 지방산으로 분

류된다. 글루코스는 수용성이며 크기가 작고 안정적이어서 혈액을 통해 뇌를 포함한 모든 장기의 세포에 흡수된다. 반면, 중성지방(트리글리세라이드)은 세 개의 긴-체인 지방산이 글리세롤과 합쳐진 지용성 물질로 혈액에서는 지단백질에 싸여 입자 형태로 존재하고, 지방세포 내에서 에너지 축적의 형태로 저장될 수 있는 적합한 구조다.

세포 내에서 에너지가 필요할 때는 글루코스가 더 활발하게 분해되어 2-탄소물로 변환되며, 이렇게 변환된 2-탄소물은 미토콘드리아로 이동하여 분해가 더 촉진되어 물과 이산화탄소로 변하면서 에이티피(ATP, adenosine triphosphate)가 생성된다. ATP는 세포가 기능을 수행할 때 연료로 이용된다. 예를 들어 신경세포의 화학적 반응과 전기적 신호를 일으키고, 근육세포를 수축시켜 숨 쉬고 심장을 뛰게 하여 우리가 활동할 수 있게 하며, 세포 안팎에서 효소들이 제 기능을 할 수 있게 한다.

거꾸로 에너지가 덜 필요할 때는 2-탄소물 등은 거대분자(글루코스, 지방산, 중성지방 등)로 변환된다(동화작용). 이렇게 만들어진 거대분자들은 세포에서 소모 또는 저장되거나 혈중으로 분비되어 필요한 장소에 쓰인다. 이런 과정들을 통해 여러 종류의 영양분이 효율적인 방법으로 몸 안에서 쓰이게 된다.

잉여 영양소가 지방(중성지방)의 형태로 저장되는 기전은 모든 척추동물뿐 아니라 무척추동물에도 존재하기 때문에 진화학상 매우 오래된 생존의 기본 기전 가운데 하나로 이해된다. 만약 이러한 저장 기전이 없거나 잘 작동되지 않는다면 음식을 자주 먹어 영양소를 충당해야 하므로 많은 시간이 낭비될 것이다. 사람의 지방조직은 지방세포 안의 중성지방의 함량 차이에 따라 1000배까지도 커질 수 있는데, 이는 우리 몸의 에너지 저장 방식이 매우 효율적임을 보여준다. 하지만 이러한 효율적인 기전으로 인해 과영양상태, 더 나아가 비만과 대사장애 등 많은 문제가 일어날 수 있다. 이는 비대해진 지방세포에서 염증 유도단백질 등이 분비되어 여러 대사 관련 질병에 대한 감수성이 높아지기 때문이다.

사람을 포함한 동물의 대사와 에너지 생성 및 저장과 소비에서 중요한 핵심은 혈중 글루코스가 적당한 수준으로 유지되어야 한다는 것이다. 혈중 글루코스는 뇌세포를 포함한 모든 장기의 세포에 흡수되어 에너지원으로 작용하기 때문이다. 에너지원이 고갈되면 세포는 손상을 입고 죽을 수 있다. 영양소 및 에너지 생성·저장과 소비에 관여하는 세 가지 주요 세포는 간세포, 지방세포 그리고 근육세포다. 이 세포들은 혈중의 글루코스를 세포 내로 흡수하여 혈중에서 글루코스 농도를 일정하게 유지하는 데 매우 중요한 역할을 한다.

간세포는 혈중 글루코스를 흡수하여 글리코겐으로 변환시켜 저장한다. 음식 섭취 후 시간이 지나 혈중 영양소가 감소할 때 간세포 내에 저장된 글리코겐은 다시 글루코스로 변환되어 세포 내에서 쓰이거나 혈중으로 분비된다. 음식 섭취 후 시간이 더 흘러 간세포에서 공급되는 영양소가 적어지면 지방세포에 저장된 중성지방은 케톤체(ketone bodies, 작은 지방산 변형물)로 분해되어 배출되는데, 이렇게 배출된 케톤체는 여러 세포에 흡수되어 에너지원으로 쓰인다. 근육세포는 호흡과 심장 기능의 기초대사 외에도 운동을 포함한 신체활동으로 글루코스를 소비하기 때문에 에너지 균형의 큰 축을 차지한다. 간세포와 지방세포로부터 충분한 영양소가 공급되지 않은 기아상태에서 근육세포는 근섬유 단백질을 분해하여 아미노산으로 변환시켜 ATP를 생성한다.

정리하자면, 저장된 에너지원이 사용되는 순서는 글리코겐(간세포), 중성지방(지방세포), 단백질(근육세포) 순이다. 하루 세끼를 정상적으로 섭취한다면 음식과 간세포에서 나온 글루코스가 주로 에너지원으로 이용된다. 그러므로 얼마나 많이 먹는가도 중요하지만 어떤 음식을 언제 어떤 간격으로 먹는가도 서로 다른 에너지원이 소비되는 데 영향을 미친다.

혈관의 건강, 노화와 장수

우리 몸의 각 세포는 생존에 필요한 산소나 영양소 등을 혈관을 타고 흐르는 혈액으로부터 얻는다. 따라서 적당한 혈압이 꼭 필요하다. 혈압이 낮거나 혈관이 막혀 산소나 영양소 등이 각 세포에 전달되지 못하면 세포는 손상되거나 죽게 되고, 장기의 기능이 떨어지거나 염증이 생기면서 질병으로 진행될 수 있다. 혈관이 막히면, 장기에 따라 질병 양상은 다르겠지만 앞에 언급했듯이 심한 경우 죽음에 이를 수 있다.

대부분의 내재적 사망원인은 나이 들면서 위험도가 매우 높아진다. 심장질환의 원인은 여러 가지다. 사망을 포함한 심각한 문제를 일으킬 수 있는 동맥경화증에 의한 관상동맥질환(협심증과 심근경색)은 심장 조직의 혈관에 문제가 생겨 발생하며, 뇌졸중도 뇌의 혈관에서 시작된다. 즉, 혈관이 각 장기에서 문제를 일으키는 경우가 많다. 흔히 하는 "당신의 혈관은 얼마나 건강합니까?"라는 질문은 그래서 매우 적절하고 중요하다.

혈관질환의 가장 큰 요인은 혈관(특히 모세혈관)이 막히거나 좁아지는 것이다. 이로 인해 혈액 순환과 혈압이 영향을 받는다. 동맥이 막히거나 좁아지는 동맥경화는 동맥류 또는 고혈압으로 이어지며, 계속 악화하면 언젠가는 혈관이 파열되어 출혈로 이어진다. 그리고 출혈로 심하게 장기가 손상되면 사망할 수도 있다. 그렇다면 이러한 동맥경화의 가장 큰 원인은 무엇일까?

고혈압과 고콜레스테롤혈증 그리고 당뇨병 등이 동맥경화의 주요 원인으로 꼽힌다. 즉, 앞에서 언급한 대사 증후군의 위험 요소는 혈관 건강과 매우 관계 깊다. 고혈압은 혈관의 압력이 매우 높은 상태(수축기/이완기 압력 140/90mmHg 이상)를 말하는데, 혈관(특히 모세혈관)이 손상되면서 염증을 일으키거나 혈관 벽이 두꺼워지고 혈관 지름이 좁아진다. 고지혈증은 혈액 안에 나쁜 콜레스테롤 농도가 높아진 상태로, 이것들이 혈관 벽 등의 탐식세포에 축적되고 탐식세포가 거품세포로 변형되어 죽으면서 염증을 일으킨다. 염증 과정이 진행되면 염증 유도단백질 등이 분비되어 더 많은 탐식세포와 여러 세포에 축적되어 혈관 벽이 두꺼워지고 혈관 지름이 좁아진다. 글루코스는 혈관의 벽을 구성하는 혈관 내피세포에 독성으로 작용하여 세포를 상하게 하거나 죽이고 염증반응을 일으킨다. 이러한 염증반응의 결과로 혈관 벽이 두꺼워지고 혈관 지름이 좁아진다.

결론적으로 혈관의 질병은 과잉 영양에서 생긴 대사장애에서 비롯된 세포의 손상과 염증반응의 결과다. 이렇게 혈관 경화 같은 혈관의 질병은 하루아침에 진행되는 것이 아니고 매우 오랜 시간에 걸쳐 일어난다. 그리고 그 원인을 제거하지 않으면 큰 증상 없이 점점 악화된다.

지난 몇십 년 동안 심혈관계질환과 관련된 사망 비율이 조금씩 감소하고 있는데, 이는 수명의 증가에 크게 도움이 되고 있다. 심혈관계질환에 따른 사망의 감소는 약의 발달과 밀접하게 관련이 있다. 심장 관상동맥 우회술, 스텐트(stent) 같은 외과적 수술의 발달 또한 수명의 증가에 크게 기여하고 있다. 고혈압을 조절하는 약, 제2형 당뇨병 약, 콜레스테롤을 조절하는 약이나 항염증제의 개발로 심혈관계질환을 좀 더 효과적으로 조절할 수 있게 되었다. 이러한 치료제들은 좋은 효과를 보이지만 문제의 근본적 개선보다는 부차적 요인을 억제하거나 활성화하여 효과를 얻는 것이다. 즉, 이것들은 근본적인 문제인 대사장애, 즉 영양 과잉 또는 비만을 해결하지 못한다.

심혈관계질환으로 병원을 방문하면 의사는 일반적으로 앞에서 언급한 약들을 상황에 맞게 처방하고, 대부분 추가로 체중 감량 등을 위해 생활 습관을 바꾸라고 권한다. 그러나 살을 빼는 것은 그리 쉬운 일이 아니다. 통계적으로 체중 감량에 성공한 후 장기간 유지하는 사람은 전체 시도한 사람 중 10퍼센트도 안 된다.

하지만 건강에 심각한 문제가 생기면 의지와는 별개로 식욕이 떨어지고 체중이 감소한다. 그리고 이때가 되면 건강 회복이 어려울 수도 있다. 건강할 때 건강을 지켜야 한다는 것은 불변의 진리다. 건강과 질병에 관심을 갖고 그 기전과 인과관계를 제대로 이해한다면 질병의 예방을 위한 의지가 더 높아질 수 있을 것이다.

당뇨병과 노화

당뇨병은 전 세계적으로 크게 문제가 되는 질병이다. 기원전 3000년의 기록에서도 당뇨병에 관한 내용이 발견될 정도로 이 질병은 오랫동안 인류와 함께하고 있다. 개와 고양이 같은 반려동물이나 야생동물에서도 당뇨병이 똑같은 기전으로 발생한다. 현재 전 세계적으로 20세 이상 성인의 약 10퍼센트가 당뇨병을 앓고 있으며 이 숫자는 꾸준히 증가하고 있다.

2020~2023년 한국 성인의 당뇨병 유병률은 14~16퍼센트다. 하지만 60세 이상 성인의 당뇨병 유병률은 25퍼센트 이상이고 나이가 들수록 점점 그 비율이 높아진다. 당뇨병은 제1형과 제2형으로 구분하는데, 당뇨병 환자의 95~98퍼센트가 제2형 당뇨병이며 2~5퍼센트가 제1형 당뇨병이다.

제1형 당뇨병의 주요 원인은 자가면역반응이며, 제2형 당뇨병은 대사 질환으로 영양소 및 에너지 대사장애와 매우 관련이 깊다. 최근 발표에 따르면, 한국의 경우 제2형 당뇨병 환자의 절반 이상이 체질량지수 기준의 비만(체질량지수 25 이상) 또는 복부 비만(남성 90cm 이상, 여성 85cm 이상)을 보였다. 제2형 당뇨병은 어린이나 젊은이에게도 발생하지만 대부분 45세 이후의 성인에게 발생하며, 오랜 시간에 걸쳐 만성으로 진행되다가 악화되어 심혈관계질환을 일으킨다. 제2형 당뇨병 초기 몇 년 동안은 증상이 미미하여 인지하지 못할 수 있다.

당뇨병 전증(prediabetes)은 말 그대로 당뇨병 전(前) 단계로 제2형 당뇨병으로 진행될 가능성이 높은 상태를 의미한다. 당뇨병은 혈중 글루코스가 높게 유지되어 글루코스가 오줌으로 배출되는 병으로, 높은 농도의 글루코스는 작은 혈관들을 손상시킬 수 있다. 이러한 손상은 염증반응으로 이어져 혈관 벽을 두껍게 하고 혈관 지름을 좁게 만들어 결국 혈관 내 압력의 증가로 혈관을 파열시킬 수 있다. 따라서 심하게는 심근경색이나 뇌졸중을 일으켜 죽음으로 이끌 수 있다. 또 당뇨병은 여러 종류의 암 발생에도 관여하기 때문에 당뇨병 환자의 암 발생률이 높다. 통계적으로 50세 이상 성인 중 제2형 당뇨병을 앓는 사람은 그렇지 않은 사람에 비해 수명이 6년 정도 짧다.[2]

당뇨병은 기본적으로 인슐린을 생성·분비하는 췌장의 베타세포와 관련이 깊다. 베타세포가 자가면역반응에 의해 파괴되면(70~90% 또는 그 이상) 인슐린 감소로 혈중 글루코스가 높게 유지되는데, 이를 제1형 당뇨병이라 한다. 제2형 당뇨병은 제1형 당뇨병보다 베타세포의 손상이 덜 보이며(0~65%), 자가면역이 아닌 다른 기전들로 일어나지만 염증반응과 크게 관련되어 있다. 제2형 당뇨병의 정확한 기전은 아직 연구 대상이지만 인슐린 저항성과 베타세포에서의 인슐린 생산에 매우 밀접하게 관련되어 있으며,[3] 인슐린의 분비 문제와도 관련 있다.

인슐린은 혈액에 있는 당을 흡수하도록 신호를 보내 혈당 수치를 조절하는데, 인슐린 저항성이란 근육과 지방 및 간세포의 인슐린에 대한 반응이 낮아짐에 따라 글루코스가 세포 내로 이동하지 않고 혈중에 남는 현상이다. 이렇게 높아진 혈중 글루코스로 인해 더 많은 인슐린이 분비되어 혈중 글루코스와 인슐린 농도가 둘 다 높아지는 결과로 이어질 수 있다.

실험동물과 사람 모두에서 비만이 인슐린 저항성을 일으키는 주요 인자로 확인되었다. 비만 상태에서는 커진 지방세포가 피하나 복부뿐만 아니라 각 장기에 축적되는데, 비대해진 지방세포는 염증 유도단백질을 배출하여 인슐린 반응을 낮추는 데 큰 역할을 한다.

이러한 인슐린 저항성이 만성화되어 췌장의 베타세포가 적절한 양의 인슐린을 생산·분비할 수 없게 될 때 제2형 당뇨병으로 진행된다.[3] 당뇨병이 계속되면 혈중의 글루코스는 신장을 통해 계속 배출되는데, 이는 몸 안에 있는 영양소(에너지)의 손실을 의미한다. 혈관 손상 등으로 염증반응이 심해지면서 염증 산물이 생성되면 그것이 뇌에 작용하여 식욕을 떨어뜨려 음식 섭취가 줄어든다. 이러한 상태가 지속되면 전체 에너지 균형이 무너져 체중이 급격하게 줄어들 수 있다.

노화와 고혈압

고혈압이 주로 심혈관계 그리고 신장 관련 질병의 발생 위험도를 약 20배까지 높일 수 있다는 것은 잘 알려진 사실이다. 고혈압이 유전병이라고 인식된 것은 100년이 넘었고, 수많은 연구가 이 사실을 뒷받침해 왔다. 심혈관계질환의 중요 인자는 고혈압, 고콜레스테롤혈증, 제2형 당뇨병, 흡연 등이다. 이 중에서 고혈압의 유병률이 가장 높다.

한국의 경우 30세 이상 성인의 고혈압 유병률은 약 30퍼센트이며, 당뇨병과 마찬가지로 50세 이후에는 유병률이 크게 높아진다. 고혈압을 일으키는 주요 위험 요소는 당뇨병, 비만, 짠 음식 섭취, 지나친 음주, 운동 부족, 흡연 그리고 유전적 요인 등이다. 고혈압의 위험 요소 가운데 생활 습관을 바꿈으로써 고칠 수 있는 것이 많으며, 여러 종류의 효과적인 고혈압 약이 있다. 더 자세한 설명은 8장에서 다루기로 한다.

한국인의 사망원인 1위, 암

암의 이해

암은 사람과 동물 모두에서 주요 사망원인이며, 사람의 경우 약 20~30퍼센트를 차지한다. 노화는 인종이나 남녀 구분 없이 암 발생의 가장 중요한 위험 요소다. 즉, 전반적인 암 발생률은 나이가 많아짐에 따라 꾸준히 증가하며 동물도 마찬가지다. 지난 세기 동안 세포학의 발달로 암에 대한 이해가 높아지고 또 그에 따라 여러 치료법이 개발되었다.

지구에서 살아가는 생명의 본질은 유전물질 DNA와 RNA를 유지하고 자손을 통해 보존하는 것이며, 이것의 핵심은 세포의 유전물질 복제를 통한 증식이다. 지구의 생명체 대부분은 세포 단위로 구성되어 있으며, 유성생식에서는 난자와 정자의 수정으로 생명이 시작된다. 이 수정란이 분열하여 태아가 형성되며 독립된 개체가 태어난다. 갓 태어난 아이에게는 약 2조 개의 세포가 있고, 이 숫자는 점점 늘어나 성인이

되면 약 37조 개의 세포가 몸을 구성한다.

유아기, 특히 성장기에는 성장호르몬의 영향으로 장기 대부분에서 세포의 증식·분열이 활발하게 일어나 세포 수가 증가한다. 장기 세포의 대부분은 수명이 정해져 있어 어느 시점에 이르면 자연스럽게 죽고, 성체줄기세포가 증식과 분열을 하여 생성된 새로운 세포가 죽은 세포를 대체한다. 각 장기에 있는 성장인자라는 단백질이 성체줄기세포의 증식을 유도한다. 즉, 우리 몸 안에서는 죽을 때까지 많은 세포가 계속 분열과 증식을 한다.

이는 계속되는 세포의 분열과 증식이 제대로 제어되지 않으면 세포가 언제든지 암으로 변할 수 있다는 것을 의미한다. 암은 세포가 비정상적으로 끊임없는 분열과 증식을 하면서 생기는 현상이기 때문이다. 세포 내에서 DNA 복제는 교정(proof-reading) 과정을 거쳐 오류를 수정하지만 완벽할 수는 없다. DNA 복제에서 낮은 확률로 오류가 생길 수 있고, 많은 수의 DNA 복제가 반복될수록 오류의 확률은 높아진다. 따라서 나이를 먹을수록 오류의 축적이 높아지는 것은 당연하다.

나이와는 상관없이 오류의 확률을 높이는 인자도 존재한다. 외부 인자로는 미생물에 의한 감염, 방사선 같은 물리적 자극, 발암물질의 흡수 또는 노출 등이 있다. 세포 내부에서는 DNA에 손상이 일어났을 때 세포의 돌연변이가 더 빨리, 그리고 높은 확률로 일어날 수 있다. 활성산소군에 의한 지나친 세포 스트레스는 DNA의 손상을 일으키는 주요 요인이다. 이는 사람의 세포뿐만 아니라 미생물, 식물, 초파리 등의 세포에서도 똑같은 현상이 일어난다. 세포가 환경에 잘 적응하지 못할 때, 즉 스트레스를 받을 때 일시적으로 돌연변이가 늘어나며 이는 결과적으로 진화를 촉진하는 요인이기도 하다. 특히 돌연변이가 다음에 설명하는 온코진이나 암 억제인자 같은 특정 유전자에 생긴다면 세포는 암세포로 발전할 수 있다.

온코진

세포의 증식(분열)은 성장호르몬이나 성장인자 같은 요인이 세포막에 존재하는 특정 수용체와 반응하면서 시작된다. 이러한 반응은 세포 내 신호전달체계를 이용하는데, 신호전달 단백질을 거쳐 활성화된 전사인자 단백질이 핵으로 이동하여 여러 단백질 발현을 유도한다. 이렇게 발현된 단백질이 세포의 증식을 촉진하여 두 개의 세포로 분열하게 된다.

이러한 계단식 신호전달체계는 세포증식에 결정적인 역할을 하는데, 이 시스템은 특정 단백질의 활성화(신호)와 비활성화 과정을 반복하면서 일어난다. 하지만 돌연변이가 생겨, 이 신호전달체계에 있는 어떤 단백질이 계속 활성화 상태를 유지한다면, 예를 들어 특정 성장인자 수용체가 계속 활성화된다면 세포의 끊임없는 증식을 유도할 것이다.

이렇게 세포증식을 끊임없이 일으킬 가능성이 있는 변이된 유전자를 온코진(Oncogenes)이라고 한다. 최근 항암 치료제 개발의 중요한 한 축은 온코진을 목표로 한다(《부록 2》에 이러한 치료제가 소개되어 있다).

암 억제인자

세포에는 자정 능력이 여러 층으로 존재한다. 세포의 증식·분열 과정에서 오류가 심해져 교정 수준을 넘어서면 아폽토시스(apoptosis, 세포 사멸) 과정을 통해 세포는 죽음에 이른다. 이 과정에서 가장 유명한 단백질이 p53이다. p53은 유전자의 보호자라고도 하는데, 돌연변이를 억제·교정하는 유전자 안정에 필수적인 단백질이기 때문이다. 특히 세포의 분열 주기 동안에 복제된 DNA 손상을 점검하는 과정이 있는데, p53이 그 과정에서 필수적인 역할을 한다. 만일 p53 자체에 돌연변이가 있어 그 기능을 제대로 못한다면, 그 세포는 암으로 발전할 가능성이 높다. 이외에도 피알비(pRb, 망막 모세포종 단백질. RB라고도 한다), 피티이엔(Phosphatase and tensin homolog, PTEN, 종양 억제 유전자), 비알시에이(breast cancer susceptibility gene, BRCA, 유방암 유발성 유전자) 등의 단백질이 잘 알려진 암 억제인자다. 이것들의 발현이나 활성도에 문제가 생기면 여러 암으로 진행될 수 있다. 따라서 유전자 검사로 온코진이나 암 억제인자를 확인한다면 특정 암의 발생 가능성을 예측할 수 있다.

암의 면역감시

면역체계 또한 암의 진전을 억제하는 데 중요한 역할을 한다. 암 발생 초반에 암세포의 증가를 면역감시로써 억제할 수 있다. 하지만 면역 내성이 생긴 일부 암세포는 이 기전을 피해 계속 진전된다. 암의 면역감시는 선천성 면역체계인 자연살해세포(natural killer cell, NK cell), T-림프구 같은 세포와 프로그램화된 세포 사멸 단백질-1(programmed cell death protein 1, PD-1), 세포 독성 T-림프구 관련 항원-4(cytotoxic T-lymphocyte associated protein 4, CTLA-4) 등의 단백질이 중요한 역할을 한다. 이러한 면역감시 기능은 나이가 듦에 따라 자연스레 떨어져 노년층에서 높은 암 발생의 이유가 되기도 한다. 지속적인 정신적 스트레스로 인한 스트레스 호르몬이 암의 면역감시를 떨어뜨려 암 발생이 촉진될 수 있다.

면역감시에 관여하는 PD-1과 CTAL-4를 목표로 한 암의 면역 치료법이 성공적으로 개발되었으며 더 많은 약의 개발이 활발히 진행되고 있다. 근래에는 특정 암세포나 온코진에 작용하며 부작용도 상대적으로 낮은 항암제와 면역 치료제가 많이 개발되고 있다(《부록 2》 참조). 이러한 치료제는 항암 치료의 대세가 되고 있다.

암 발생을 억제하는 생활 습관

앞에서 살펴보았듯이 암 발생에는 여러 요인이 관여하고 있다. p53이나 BRCA 등 유전적 요인이 크게 영향을 미쳐 사람들은 유전자 검사로 암 발생의 위험도를 검사하기도 한다. 미국의 유명 배우 안젤리나 졸리가 유방암에 관련된 주요 유전자인 BRCA의 변이를 확인하여 예방적 차원에서 유방 절제술을 한 것은 잘 알려진 사실이다. 일상생활에서는 자외선, 방사선 또는 알려진 발암물질을 조심하는 것이 매우 중요하다. 담배 연기에 많은 발암물질이 있으므로 금연은 암 발생을 억제하는 중요한 생활 습관이다. 인슐린 저항성과 당뇨병 같은 대사장애도 여러 종류의 암 발생을 촉진하기 때문에 대사장애를 예방하거나 치료하는 것도 암 예방의 한 방법이다. 세포 스트레스와 정신적 스트레스는 직간접적으로 암 발생과 진행에 크게 영향을 미친다. 정신적 스트레스를 조절하고 해소하는 것도 암 예방과 치료에 큰 도움이 될 수 있다.

운동을 포함한 신체활동이 암 발생 위험도를 낮춘다는 것은 여러 역학 조사 연구에서 확인되었다. 연구들에 따르면, 운동을 포함한 강도 높은 신체활동은 방광암, 유방암, 대장암, 자궁암, 식도암, 신장암, 위암 등의 발생 위험도를 10~20퍼센트 낮춘다. 강도 높은 신체활동이 성호르몬과 성장인자의 발현을 줄이고, 혈중 인슐린과 염증을 낮추며, 에너지 소비를 높이고, 전반적인 면역 상태를 개선함으로써 암 발생을 억제하는 것으로 알려졌다.

최근 미국 보건복지부가 암을 포함한 만성 질환을 낮추기 위해 성인에게 권장한 운동량은 다음과 같다. 매주 적당한 강도로 150~300분의 유산소운동(활동) 또는 강도 높은 75~100분의 유산소운동을, 그리고 일주일에 최소 2일의 근육 강화 활동과 균형 훈련을 권장한다.

나는 어떤 생활 습관을 가지고 있을까

좋은 생활 습관이란 어떤 것일까?

첫째는 음식 습관이다. 하루에 적정한 열량을 섭취하는 것이 좋은 음식 습관의 기본이다. 또 지나친 탄수화물의 섭취를 피하는 한편, 채소를 많이 먹는 것이 건강에 좋은 음식 습관이다.

둘째는 수면 습관이다. 하루 7시간 이상의 충분한 수면은 건강에 매우 중요하다. 자는 동안 몸은 기억을 통합하고, 면역체계와 호르몬 균형을 회복하며, 과잉 축적된 대사산물(노폐물)을 분해한다. 특히 뇌에서는 수면 중에 노폐물이 뇌척수액으로 이동하여 제거된다. 자는 동안 정신적 스트레스와 불안감이 완화되어 마음이 안정된다. 충분하고 깊은 수면은 정신적 스트레스의 완화뿐만 아니라 스트레스에 반응하는 능력을 높일 수 있다. 반대로 충분하지 못한 수면은 뇌에서 감정을 담당하는 영역이 활성화되어 지나친 걱정 등으로 스트레스를 유도할 수 있다. 정신적 스트레스는 면역감시 기능을 떨어뜨려 암을 포함한 많은 질병에 걸리기 쉬운 상태로 만든다.

셋째는 적당한 운동이다. 운동이나 신체적 활동은 에너지 소비와 더불어 염증반응을 낮추고 뇌에서 도파민이나 엔도칸나비노이드 같은 신경전달물질을 분비하게 하여 기쁨과 편안함을 느끼게 한다. 하루에 20~30분이라도 운동에 집중하는 시간을 갖는 것은 매우 좋은 생활 습관이다. 즉, 충분한 수면과 운동은 정신적 스트레스를 완화함으로써 전반적인 건강과 노화 지연에 크게 도움이 된다. 이외에도 지나친 알코올 섭취를 피하고 금연하는 것이 좋은 생활 습관이다. 이렇듯 좋은 생활 습관은 매우 상식적인 행위다.

많은 생활 습관은 어려서부터 부모와 가족의 영향으로 확립되었을 것이다. 한번 익숙해진 생활 습관을 바꾸기란 쉽지 않다. 앞에서 언급한 건강지표에 따라 객관적으로 분석하는 일은 생활 습관을 바꾸는 첫 단추가 될 수 있다. 여러 가지 습관을 분석하고 기록하며, 작은 일부터 시작한다. 생활 습관을 바꿈으로써 개선된 건강지표를 확인한다면 동기부여가 될 수 있다. 새로 확립된 생활 습관은 옛 습관을 잊게 하고, 일단 적응하면 되돌아가는 것이 어려울 수 있다.

소식, 운동 그리고 간헐적 단식이 수명에 미치는 영향

소식, 운동 그리고 노화

오래 사는 방법 가운데 가장 쉽고도 어려운 것이 소식(小食)이다. 소식이 노화를 늦추고 장수로 이끌 수 있다는 것은 이미 오래전부터 과학적으로 증명되었다. 1930년대 쥐(rat)를 이용한 실험에서부터[4] 사람, 효모, 초파리, 예쁜꼬마선충, 물고기, 생쥐(mouse), 침팬지를 포함한 영장류 등에서 증명되었다. 소식이 장수를 유도하는 과정에서 여러 기전이 복합적으로 작용한다.

소식은 과영양상태를 교정하여 비만으로 인한 노화 관련 질병에 대한 위험도를 감소시킨다. 소식은 기초대사율을 감소시키고 인슐린 감수성을 유지하도록 하여 제2형 당뇨병을 억제하며 암의 발생 또한 낮출 수 있다. 소식은 몸 세포에 스트레스를 적당히 일으켜 세포의 생존기전을 촉진하므로 노화를 늦추고 장수로 이끌 수 있다.

소식과 함께 중요한 것은 적당한 운동이다. 운동은 에너지 소비를 통해 비만이나 과체중을 교정할 수 있다. 적당한 운동은 혈중의 염증 유도단백질을 낮춘다고 알려져 있다. 또 적당한 운동은 세포 스트레스를 일으켜 세포의 생존 기전을 촉진하므로 소식과 비슷한 효과를 이끌 수 있다. 단어에서 느낄 수 있듯이 소식과 적당한 운동은 의미가 모호하다. 적다는 것과 적당하다는 것은 너무 상대적이고 사람마다 그 의미가 다르기 때문이다. 다음에 설명하는 간헐적 단식의 효과도 소식과 운동의 효과와 크게 다르지 않다.

간헐적 단식을 통한 대사장애 교정

간헐적 단식이 유행이다. 일주일에 하루를 안 먹는 것이 좋고 하루에 한 끼 또는 두 끼를 먹는 것이 좋다고 한다. 체중 감량이 간헐적 단식의 주요 목표이기 때문에 일일 칼로리 섭취량을 알고 적정한 양을 섭취하는 것이 매우 중요하다. 간헐적 단식은 체중 감량뿐만 아니라 전반적인 건강에 많은 영향을 줄 수 있다. 여기에서 간헐적 단식을 좀 더 체계적이고 종합적으로 소개하고자 한다.

가장 중요한 점은 간헐적 단식을 통해 객관적인 건강지표가 어떻게 개선될 수 있는가를 이해하는 것이다. 즉, 간헐적 단식은 나를 아는 것(나의 건강지표를 아는 것)에서 시작하고 이러한 지표들이 어떻게 변하고 개선되는지를 관찰하는 것이 핵심이라고 할 수 있다.

간헐적 단식은 체중 감량이 주요 목표이지만 이를 통해 더 많은 것을 얻을 수 있다. '온실 안의 화초'라는 말은, 적당한 환경과 영양소를 듬뿍 받아 예쁘게 자란 꽃은 환경이 안 좋아지면 견디기가 어렵고 더나아가 쉽게 시들어버릴 수 있다는 뜻이다. 동물과 사람도 마찬가지다. 적당한 스트레스를 받지 않은 세포가 스트레스에 처음 노출되면 손상을 많이 받는다는 것은 잘 알려져 있다. 하지만 세포가 적당한 스트레스에 자주 노출되면 세포의 생존 반응이 일어나고, 이것이 반복적으로 진행되면 생존 반응은 더욱 체계적으로 발달할 수 있다. 스트레스에 대한 이런 반응은 유전자와는 별개로 발달할 수 있다. 즉, 유전과는 별개로 맷집이 좋아진다. 사람도 적당한 세포 스트레스를 일으키는 환경에 노출되면 몸 안의 세포 내에서 생존 반응이 일어난다. 이것이 반복되면 몸 전반의 생존 반응이 유도되어 제2형 당뇨병과 암 등의 질환에 대한 저항력이 높아진다. 간헐적 단식은 소식과 더불어 의도적으로 적당한 세포 스트레스를 일으켜 생존 반응을 발달시킬 수 있는 방법이다.

간헐적 단식은 어찌 보면 쉽다. 가끔 끼니를 건너뛰는 것이라 음식 재료나 칼로리를 지나치게 생각할 필요가 없고, 거르는 끼니를 제외하고 나머지는 평소대로 먹으면 된다. 우리가 어렸을 적에는 한 끼를 거르면 큰일 나는 것처럼 생각하기도 했다. 성장기에는 매끼를 먹고 충분한 영양소를 섭취하는 것이 매우 중요하다. 과영양상태가 된다 해도 성장기에는 세포 수가 늘어나고 신체가 자라는 과정이라 에너지 축적보다는 소비가 촉진된다. 특히 성장호르몬은 에너지 소비를 촉진하는 중요한 요인이다. 하지만 성장이 끝난 이후에는 같은 양의 칼로리를 먹더라도 소비보다는 축적되는 에너지가 많다. 성장호르몬 수준이 낮고 세포 수가 더 늘지 않기 때문이다.

간헐적 단식은 살이 지나치게 빠지거나 특정한 영양소 결핍으로 건강 문제가 일어나지 않는다면 생활과 활동에 그리 부정적인 영향을 미치지 않는다. 간헐적 단식은 노년에 해도 효과가 있으며, 체중이 정상인 사람에게도 노화를 늦추고 건강을 유지하는 데 도움이 될 수 있다. 간헐적 단식이 세포 저항 능력을 키워서 여러 질병에 대한 감수성을 낮출 수 있기 때문이다. 질병에 대항하는 세포 내 저항력은 적어도 몇 개월에 걸친 대사 적응으로 생겨난다. 간헐적 단식을 일관성 있게 실행하면 대사 적응이 더 빠르게 일어날 수 있다. 간헐적 단식이 생활 습관이 된다면 더욱 효과가 있을 것이다.

단식으로 몸에서 어떤 일이 일어날까

음식의 종류와 사람마다 차이가 있지만, 음식을 먹었을 때 소화·흡수되는 데에는 몇 시간이 걸린다. 위와 소장에서는 각각 40분과 2시간 정도 음식물이 머문다. 탄수화물은 가장 빠르게 한 시간 정도면 소화·흡수된다. 흡수된 탄수화물, 지방, 단백질 등은 간으로 이동한다. 식사를 하면 30분 이내에 혈중 글루코스 농도가 올라가고 그 반응으로 췌장에서 인슐린이 분비되어 혈중 인슐린 농도도 증가한다.

인슐린은 간세포·지방세포·근육세포에서 글루코스 수용체(GLUC4)를 세포막으로 이동하게 하여 세포가 글루코스를 흡수하게 한다. 따라서 혈중 글루코스 농도와 함께 인슐린 농도도 떨어진다. 간세포에 흡수된 글루코스는 글리코겐으로 변환되어 일시적으로 저장되고, 지방세포에서 글루코스는 지방으로 변환되어 저장된다. 혈중 글루코스 농도가 떨어지면 췌장으로부터 글루카곤이 혈중으로 분비된다. 글루카곤은 간세포에서 글리코겐을 글루코스로 변환시키며 글루코스는 혈중으로 분비되어 그 농도를 유지한다.

간에 축적된 글리코겐이 소모되는 데는 최소 8시간 정도 필요하다. 단식을 시작한 후 12시간이 되면 글리코겐은 대부분 소진되고 중성지방이 분

해되기 시작하여 그 산물인 케톤체가 혈중에서 증가한다. 즉, 우리 몸에서는 단식이나 장기간의 운동 또는 탄수화물이 부족할 때 지방을 분해하여 케톤체를 에너지원으로 사용한다. 케톤체는 지방의 산성 분해물로 아세토아세테이트, 3-베타-하이드록시부티레이트, 아세톤 등이 주요 성분이다.

단식 후 16시간이 되면 지방 연소율이 증가하여 혈중 케톤체가 계속 늘어나며 혈중 인슐린 수치는 낮게 떨어진다. 케톤체는 에너지원으로 쓰이지만, 항산화와 항염증 기능도 있다. 이것은 16:8 단식 방법, 즉 16시간 동안 굶고 8시간 동안 두 끼의 식사를 하는 간헐적 단식의 이론적 근거가 된다.

단식을 18~24시간 계속하면 혈중 케톤체 수치가 크게 증가하고 체지방 연소율이 50퍼센트 증가하며 혈중 인슐린 수치는 70퍼센트까지 감소한다. 따라서 주 1~2회 24시간 단식은 인슐린 저항성의 개선에 크게 도움이 될 수 있다. 케톤체는 약한 산성을 띠고 있어 혈중에 케톤체가 너무 많으면 케톤산증(ketoacidosis)이 일어날 수 있다는 것을 유념해야 한다.

단식을 24~48시간 하면 세포에서 청소 기능인 오토파지(autophagy, 자가포식)가 시작된다. 즉, 세포가 필요한 에너지를 세포 밖에서 얻지 못하니 세포 내의 (불필요한) 소기관들을 분해하여 에너지원으로 사용하기 시작한다. 이는 세포 건강에 중요하다. 단식으로 인한 오토파지의 생성은 일종의 생존 본능으로 이 능력이 증가하면 체중 감량을 넘어서 청소 기능을 통해 세포가 건강을 되찾을 수 있다.

이처럼 간헐적 단식은 케톤체 등을 통해 항산화 및 항염증 물질을 만들어내고, 체내 세포의 스트레스에 대한 반응을 높이는 결과를 가져올 수 있다. 혈중의 케톤체가 실제 건강에 영향에 미치려면 적어도 몇 개월을 반복적으로 세포에 자극을 주어야 하고 대사 적응 과정이 필요하다. 미국심장협회는 간헐적 단식이 체중 감소, 인슐린 저항성 감소, 심장 대사 질환의 위험을 낮출 수 있다고 소개한다.

잘 알려진 여섯 가지 간헐적 단식 방식

일주일 단위의 간헐적 단식 방식은 다음과 같다.

① 16:8 방식. 아침 식사를 거르고 정오에 첫 식사, 오후 8시 전에 두 번째이자 마지막 식사를 하면 매일 16시간 단식하는 것이 된다.

② 5:2 단식. 일주일에 이틀(예를 들어 월요일과 목요일)은 평소 먹는 양의 20~30퍼센트만 먹고 나머지 날들은 평소와 똑같이 먹는다.

③ 일주일에 이틀(예를 들어 월요일과 목요일) 단식하고 나머지 날들은 평소와 똑같이 먹는다.

④ 이틀에 하루(예를 들어 월·수·금)는 평상시의 20~30퍼센트를 먹

든지 단식을 한다.

⑤ 하루에 한 끼를 많이 먹고 나머지는 칼로리가 낮은 채소나 과일을 먹는다.

⑥ 간헐적으로 한 끼(예를 들어 월요일 아침, 목요일 저녁)를 굶는다.

간헐적 단식의 효과를 보려면 적어도 4~6개월 지속하여 신체 대사가 적응되어야 한다. 즉, 세포의 보전·유지 기전이 활성화되어야 한다.

> **여섯 가지 간헐적 단식**
> ① 16:8 방식. 16시간 동안 단식하고, 8시간 동안 두 끼를 먹는다..
> ② 5:2 방식. 일주일에 이틀은 20~30 퍼센트만 먹는다.
> ③ 일주일에 이틀 단식한다.
> ④ 이틀에 한 번씩 20~30퍼센트만 먹는다.
> ⑤ 하루 한 끼는 많이 먹고, 나머지는 채소나 과일을 먹는다.
> ⑥ 간헐적으로 한 끼를 굶는다.

간헐적 단식에서 중요한 것

앞에서 열거한 간헐적 단식 중 하나를 선택해서 일주일 단위로 계획을 세우고 매일 또는 매주 체중을 재어 체질량지수를 기록하고, 6개월 단위로 혈압과 혈액을 검사해서 지표의 변화를 보는 것이 가장 기본적인 일이다. 즉, 객관적 지표를 근거로 건강 상태를 지속적으로 관찰하고 그에 따라 특정 목표를 세우는 것이 매우 중요하다. 그리고 그 목표를 성취함으로써 얻는 기쁨을 느낄 수 있어야 한다. 이를 통해 생활 습관과 뇌의 보상 기전이 맞물려 활용된다면 간헐적 단식 생활 습관을 지키는 것이 어렵지 않게 될 것이다.

간헐적 단식은 주로 체중 감량을 위해서 하지만 최종 목표는 건강을 유지하는 것이다. 앞에서 언급했듯이 일일 칼로리 섭취량을 아는 것이 간헐적 단식에서 매우 중요하다. 정상 체중의 사람이 건강을 유지하는

데도 간헐적 단식이 도움을 많이 준다는 것은 잘 알려진 사실이다. 간헐적 단식에서 세포 저항 기전, 케토시스(ketosis, 체내 지방을 주요 에너지원으로 사용하는 대사 상태), 인슐린 저항성, 오토파지, 대사 적응 등의 개념은 매우 중요하다. 더 중요한 것은 간헐적 단식은 외부 도움이나 기본 지식 없이도 개인의 의지로 쉽게 실천할 수 있다는 점이다. 앞에서 소개한 여섯 가지 방법이 아니더라도 자신에게 맞는 방법으로 간헐적 단식을 시작할 수 있다.

간헐적 단식을 통한 당뇨병의 치료 가능성

췌장의 베타세포 손상은 당뇨병의 가장 기본적인 기전이다. 조직 검사를 통한 연구에 따르면, 제1형 및 제2형 당뇨병 환자에게서 각각 70~100퍼센트와 0~65퍼센트의 베타세포 덩어리가 줄어든 것을 확인했다. 많은 만성 질병은 원인이 제거되지 않으면 약을 먹더라도 상태가 쉽게 개선되지 않는다. 어떤 약은 아주 오랜 기간 복용해야 한다. 제1형 당뇨병은 대부분 자가면역에 의한 것으로 특정 면역반응을 확인하고 그것을 멈추게 하는 것이 쉽지 않다. 제2형 당뇨병은 비만이나 인슐린 저항 등이 중요한 인자이기 때문에 제1형 당뇨병에 비해 쉽게 그 인자들을 조절할 수 있다.

최근의 당뇨병 치료 연구는 첨단 세포공학 등의 방법으로 베타세포의 조직 이식이나 세포 재생 도모에 관한 것이 많다. 특히 베타세포가 내부적으로 재생될 수 있다는 연구도 있는데, 흥미롭게도 사람과 동물의 지속적인 간헐적 단식으로 베타세포가 재생되었다.[5]

최근 한 연구[6]에 따르면, 유전변이로 당뇨병이 발생한 쥐들에게 4일을 기준으로 1일째는 하루 칼로리 섭취량의 50퍼센트를, 2~4일째는 10퍼센트를 섭취하게 하고 그다음 10일 동안 정상 칼로리를 섭취하게 하는 방식을 6~8차례 반복하여 당뇨병 관련 여러 지표를 검사했다.

췌장의 베타세포 덩어리를 조사한 결과, 당뇨병이 발생한 비교 그룹에서는 정상에 비해 약 90퍼센트가 감소한 반면, 간헐적 단식군에서는 정상의 50퍼센트 정도가 되어 베타세포의 수가 크게 줄지 않고 개선됨을 보여주었다. 혈중 글루코스 수준과 인슐린 저항도 거의 정상 수준으로 개선되어 재생된 베타세포의 기능 또한 정상임을 확인했다. 비슷한 실험을 사람에게 적용했을 때에도 당뇨병 관련 지표가 개선된 결과를 보였다. 즉, 간헐적 단식으로 글루코스와 인슐린 대사가 크게 개선될 수 있고, 근본적으로 췌장의 베타세포 재생이 가능하다는 것을 보여준 것이다.

나는 얼마나 오래 건강하게 살 수 있을까

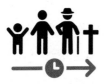

　현재 나의 기대수명은 어느 정도일까? 대답을 제대로 하려면 앞에 열거한 건강과 질병 및 노화에 대한 기본 상식을 알아야 하고, 건강지표에 대한 객관적 자료가 축적되어야 한다. 이와 더불어 직계 가족과 가까운 친척들은 얼마나 살았으며, 어떤 병으로 죽었는지 등 가족력을 알아야 한다. 앞에 언급했듯이 나의 최대 수명에는 유전과 생활 습관이 최대 7:3으로 관여하기 때문이다.

　최근에는 다양한 기대수명 계산기가 개발되어 기대수명을 계산할 수 있다. 그중 블루프린트 소득(Blueprint Income) 기대수명 계산기는, 약 55만 명의 미국 은퇴자협회 회원 통계를 바탕으로 하여 제작한 것으로 기본 정보(성별, 인종, 나이, 키, 몸무게, 학력, 결혼 상태, 퇴직 여부, 연봉, 전반적 건강 상태, 당뇨병 여부, 일주일 단위 운동 정도, 흡연, 음주량 등)를 입력하면 예상 기대수명이 계산되어 숫자로 나온다.

2023년에 발표한 내용에 따르면, 한국에서 1960~1970년대에 태어난 사람은 평균 80~85세까지의 생존이 기대된다. 기대수명 외에 건강수명이라는 개념이 있는데, 한국인 건강수명은 약 73세라는 통계가 있다. 즉, 마지막 10여 년은 여러 질병과 함께할 것이라는 뜻이며, 그 질병은 암, 심장질환, 폐렴, 뇌혈관질환, 당뇨병, 알츠하이머병, 간질환 중 하나 또는 둘 이상의 혼합일 가능성이 매우 크다. 그리고 그러한 질병으로 죽음을 맞이할 가능성도 매우 높다.

소식이나 간헐적 단식이 건강에 이롭고 노화가 많이 진행된 상황에서도 도움이 된다는 것은 잘 알려져 있지만, 아는 것과 실천하는 것은 별개의 문제다. 식욕은 사람의 생존 본능과 관련된 원초적 욕망이다. 식욕이라는 욕망과 먹음으로써 생기는 만족감과 즐거움은 뇌의 보상회로에서 복잡한 기전을 통해 생기는 것이라 의지로 쉽게 제어될 수 있는 영역이 아니다.

당뇨병, 고혈압, 고지혈증 등이 만성으로 오랜 기간에 걸쳐 악화되면 많은 경우에는 큰 증상을 보이지 않다가 심혈관계질환이 발생했을 때 심각하고 되돌리기 어려운 상태를 맞기도 한다. 질병이 깊어지면 식욕이 떨어지고, 염증과 관련된 티엔에프-알파(TNF-α, 카켁신cachexin, 종양괴사인자) 같은 단백질에 의한 지방 분해 등으로 체질량과 근육량이 감소하면서 죽음에 가까워진다.

나보다 나를 더 알 수 있는 사람은 없다. 나의 기대수명도 마찬가지일 것이다. 정확한 숫자는 모르지만, 우리는 시한부 인생을 산다. 정해진 시간 동안 건강하고 주변에 더 좋은 영향을 끼칠 수 있다면 더없는 행복이리라. 다음은 내가 정말 좋아하는 《도덕경》 33장의 한 구절이다.

남을 아는 자는 지혜롭고(知人者智),

자신을 아는 자는 현명하다(自知者明).

남을 이기는 자는 힘이 있고(勝人者有力),

자신을 이기는 자는 강하다(自勝者强).

만족함을 아는 자는 부유하고(知足者富),

힘써 행하는 자는 뜻을 이룬다(强行者有志).

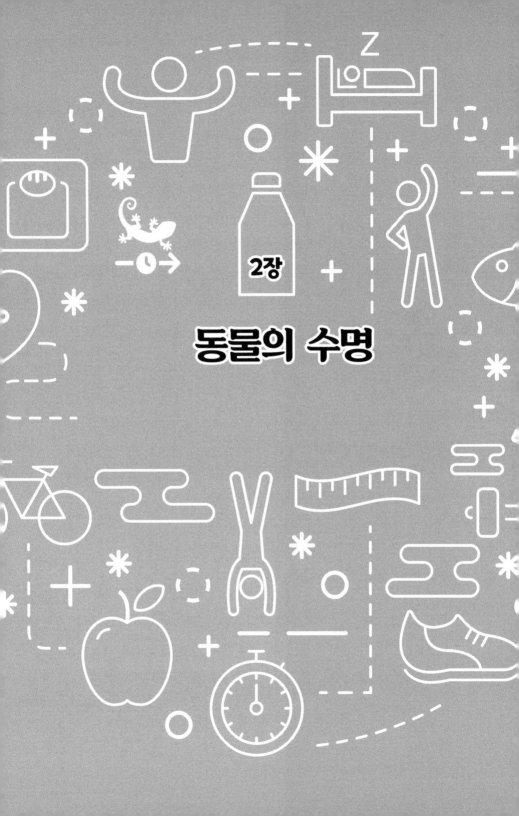

2장

동물의 수명

동물의 수명과 관련된 여러 유전적 요인

　지구 나이는 약 45.4억 년이다. 지구에서 바다가 생긴 시기는 44억 년 전이고, 생명이라고 할 수 있는 것이 나타난 때는 40억 년보다 훨씬 이전으로 추정된다. 우리가 아는 생명의 본질은 유전물질인 DNA나 RNA를 복제하여 스스로 재생하는 것이다. 지구상에 단순한 유기물이 먼저 생긴 후 그중 RNA가 어떤 과정을 통해 복제되기 시작되었을 것으로 추정된다. 이런 자기복제의 시작이 지구에서 일어났을 수도 있고, RNA 또는 DNA와 이 유전물질의 복제에 필요한 유기물(중합효소 단백질)이 소행성과 운석 등에 실려 지구로 왔을 수도 있다. 그 후 수억 년이 걸려 좀 더 발달한 세포 형태의 단세포 생명체가 출현했고 또 수억 년이 흘러 다세포 생명체가 나타났을 것이다.

　여기에서 중요한 점은, RNA나 DNA 같은 유전물질의 복제와 보존이 우연히 일어난 것처럼 보일 수 있지만, 실은 조건과 환경이 만들어지면 일어날 수 있는 과정이라는 것이다. 물론 이런 현상들이 일어나려면 오랜 시간을 거쳐 우리가 상상하는 것 이상의 많은 조합의 적합한 조건이 만들어져야 한다. 이렇게 태어난 생명체들은 적응과 선택을 거쳐 진화되어 왔다.

현재 지구상에는 약 900만 종의 생명이 살고 있는데 그중 600만~700만여 종은 육지에, 200만여 종은 바다에 서식한다. 하지만 현존하는 종 대부분(약 90%)은 여전히 밝혀지지 않고 있다. 동물이 지구에 나타난 것은 6억 5천만 년 전이고, 그 이후 적어도 다섯 번의 광범위한 대량 멸종을 지나며 많은 종이 사라지고 생겨났다. 물론 현재도 지구 온난화 등의 여러 요인으로 많은 종이 멸종되고 있다.

세균 같은 단세포생물은 주위 조건이 적당하면 분열하여 똑같은 유전자를 가진 두 개의 세포가 된다. 잘 알려진 장내 세균인 대장균 (*Esherichia. coli*)은 유전자가 복제되어 두 개의 세포로 분열하는 데 약 20분이 걸리며 생존 조건이 나빠지면 죽는다. 탄저균으로 더 잘 알려진 바실루스 안트라시스(*Bacilus anthracis*)는 주위 환경이 좋지 않으면 스포어(spore, 아포芽胞)를 형성하여 두꺼운 방어막을 만들고 비활성 상태로 변한 후 주위 환경이 좋아지면 다시 정상 상태로 돌아온다. 이렇듯 많은 단세포생물은 각자의 방식으로 주위 환경에 반응하여 생존한다.

이에 반해 진화의 단계가 높은 많은 종류의 다세포동물은 암수로 나누어져 유성생식을 통해 두 개체가 하나의 자손을 만들어낸다. 이 경우 자손에게 전달되는 유전자는 암수에서 절반씩 전달된다. 이렇듯 절반씩의 유전자가 재조합되는 유성생식 과정에서 변화가 더욱 다양하게 일어나는데, 이는 각각의 종이 환경에 적응하며 생존·진화하는 데 필수적인 요인이 되어왔다.

다음 장에서 더 자세히 소개하겠지만, 헤이플릭 한계는 미국의 미생물학자 헤이플릭(Leonard Hayflick)이 1960년대에 발표한 내용으로,[7] 사람의 태아 세포를 시험관에서 40~60번 계속 계대배양을 하면 더는 증식하지 않는 현상을 가리킨다. 계대배양은 세포증식을 위해 일정 기간마다 새로운 배지로 옮겨 세포의 대를 계속 이어서 배양하는 방법이다. 이를 통해 계대가 계속되면 각 염색체(chromosome) 말단에 존재하는 텔로미어(telomere)가 짧아지고, 텔로미어가 짧아지면 세포분열이 멈추게 된다는 것을 알게 되었다. 현재 정상 줄기세포의 헤이플릭 한계는 약 72회의 분열이라고 알려졌다.

사람의 경우 난자와 정자의 수정으로 시작된 하나의 세포(수정란)가 2배수로 분열하여 태아가 만들어진다. 갓 태어난 아이는 약 2조 개의 세포로 이루어져 있는데 이는 수정란이 약 40회 분열(2^{40})하여 도달한 숫자다. 우리 몸의 세포 대부분은 일정 시간이 지나면 죽게 되고 성체줄기세포에서 분화된 세포로 대체된다. 성체줄기세포도 자기 복제와 증식 과정을 겪으면서 텔로미어가 짧아진다. 이러한 세포의 분열은 어느 시점에 이르면 72회에 도달한다. 사람이나 동물의 성체줄기세포의 헤이플릭 한계는 최대 수명과 연관 있다. 또 텔로미어가 많이 짧아지면 세포는 이를 DNA 손상으로 인식하여 세포 스트레스 반응이 나타나는데, 이는 노화를 촉진하는 중요한 기전 중 하나다.

각각의 종(species)은 서로 다른 헤이플릭 한계와 여러 기전에 의해 나름의 수명을 가지고 태어나는 것처럼 보인다. 어떤 종의 수명은 몇백 년이 되는가 하면 어떤 종은 불과 며칠밖에 되지 않는다. 이런 수명의 차이는 성체가 되기까지의 시간뿐만 아니라 노화의 진행 시간과 밀접하게 관련되어 있다. 즉, 노화가 빠른 생물은 수명이 짧고 노화가 느린 생물은 그 반대다. 따라서 생물의 노화의 속도에 관련된 기전과 유전 등을 이해한다면 수명을 유추할 수 있다. 텔로미어가 짧아지는 속도뿐만 아니라 세포 스트레스 및 손상에 대한 저항력이나 암 억제 기전 등이 동물마다 서로 다르고 이는 동물의 수명에 큰 영향을 끼친다.

일부 종을 제외하면 지구상에 사는 대부분 생물에게 노화와 장수 관련 유전자가 진화와 적응에 유리하거나 불리하게 작용하지 않는 것처럼 보인다. 어떤 종은 번식과 새끼의 양육이 완료된 후의 수명이 짧지만, 해파리 같은 종은 영원히 살 수 있는 능력이 있는 것처럼 보이고, 히드라·가재 등을 포함한 어떤 종은 최대 (기대)수명이 굉장히 길고 노화가 일어나지 않는 것처럼 보인다.

해파리 종

몇몇 해파리 종은 다세포생물임에도 영원히 살 수 있다고 알려져 있다. 해파리는 암수의 구별이 있어 유성생식을 하는데, 어떤 해파리는 난자와 정액을 물속에 분비하여 체외수정을 하고, 어떤 해파리는 암컷의 입으로 정액이 들어가서 체내수정을 한다. 이런 특별한 해파리 종이 아닌 대부분의 해파리 종은 수명이 3~4년이라고 알려져 있고 복잡한 발달 과정을 통해 메두사라는 성체가 된다. 예를 들어, 체내수정을 하는 종은 자유 유영을 하는 납작한 유충(planula larva)을 낳고, 이 유충은 폴립(polyp) 단계를 거쳐 성체가 된다. 터리톱시스 뉴트리쿨라(*Turritopsis nutricula*)와 터리톱시스 도흐니(*Turritopsis dohrnii*)를 포함한 몇몇 해파리 종은 성체가 굶주림이나 심한 상처 등의 나쁜 환경에 처하게 되면 메두사 이전의 폴립 단계로 되돌아갈 수 있으며 상황이 좋아지면 성체 메두사로 다시 발달할 수 있다. 탄저균의 내생포자(endospore) 형성을 연상케 하는 이 현상은 1990년대부터 알려졌으며 많은 연구가 진행되고 있지만 정확한 기전은 아직 알려지지 않았다.

도마뱀의 꼬리와 재생 능력

도마뱀은 포식자를 만나면 꼬리를 잘라내어 피하는 것으로 잘 알려져 있다. 잘려나간 꼬리가 계속 움직이기 때문에 포식자는 혼란에 빠지고 도마뱀은 위험에서 벗어날 수 있다. 도마뱀의 꼬리는 2개월 정도 지나면 다시 자라지만 새로 생긴 꼬리는 원래처럼 완벽하지는 않고 신경이 없으며 껍질 같은 형태다. 개구리는 올챙이 시기에는 떨어진 꼬리가 재생될 수 있지만, 개구리가 되면 재생 능력을 잃는다.

진화상 아주 오래된 무척추동물 중에는 여러 기관을 잘라내어도 완벽하게 재생할 수 있는 동물이 많다. 편형동물인 플라나리아(planarian)는 10조각으로 잘리면 각 조각이 각각의 개체로 자라나 결국 10마리의 플라나리아가 된다. 불가사리 가운데 일부 종은 다리가 잘려나가면 그 다리가 독립된 개체로 자란다. 귀뚜라미도 다리를 재생할 수 있는데 도마뱀과는 달리 재생된 다리는 완벽하게 복잡한 구조로 자란다.

아주 특별한 동물을 제외하고는 척추동물에게는 이 같은 재생 능력이 없다. 지금까지 알려진 바에 따르면, 유로델라(Urodela, 유미목 또는 도롱뇽목) 양서류는 척추동물 중에서 유일하게 복잡한 재생 능력을 가지고 있어 양팔과 다리, 턱, 꼬리, 척수 또는 눈 등과 같은 고도로 복잡한 구조를 재생할 수 있다. 동부영원(eastern newt)와 아홀로틀(axolotl, 멕시코도롱뇽)은 뛰어난 재생 능력을 가진 대표적인 유로델라 양서류로 많은 실험의 대상이 되고 있다. 이들에게서 재생된 조직은 원래의 모양과 기능이 동일한데, 그 정확한 기전은 밝혀지지 않았다. 다만 도롱뇽의 절단 부위에서 세포들이 일종의 만능 줄기세포로 변하여 재생이 이루어진다. 이를 '탈분화 현상'이라 하며 어떤 특정한 여러 요소가 관련되어 있을 것으로 추정하고 있다.

이러한 도롱뇽의 재생 기전은 전형적인 줄기세포에서 일어나지 않는다는 점에서 일반적인 줄기세포에 의한 재생 기전과 다른 것으로 보인다. 도롱뇽 탈분화 현상의 특이한 점은 절단 부위에 다수 존재하는 신경조직이 재생에 매우 중요하게 작용한다는 것이다. 이 신경조직을 없애면 재생이 안 되고, 절단 부위에 신경줄기세포를 인위적으로 주입했을 때 재생된 꼬리가 원래의 꼬리처럼 신경이 있는 복잡한 구조로 자란다는 연구 결과에 근거해 신경조직이 재생 과정에 필요한 성장인자와 단백질을 분비하고 이로 인해 탈분화가 유도되지 않을까 추정한다.

더 진화된 동물의 세포에서도 몇 개의 유전자만 발현된다면 분화된 세포가 줄기세포로 변화될 수 있다는 것이 실험적으로 확인되었다. 분화된 세포의 핵을 배아줄기세포의 핵으로 바꿔치기하면 세포가 배아줄기세포처럼 바뀔 수 있다는 것은 오래전부터 알려져 왔다. 1962년 존 거든(John Gurdon)은 올챙이에서 실험적으로 핵 치환을 통해 이 현상을 증명한 논문을 발표했다.[8, 9] 야마나카 신야(山中伸弥)와 다카하시 가

즈토시(高橋和利)는 이 연구를 더욱 발전시켜 2006년 학술지 《셀(Cell)》에 획기적인 논문을 발표했다.[10] 이들은 배아세포에서만 주로 활성화하는 유전자를 분화된 세포에 여러 조합으로 발현시키는 실험을 했는데, 그중 오시티3/4(Oct3/4), 에스오엑스2(Sox2), 시-엠와이시(c-Myc), 케이엘에프4(Klf4) 유전자를 성체에서 분리한 섬유아세포에서 함께 발현시켰을 때 그 세포가 줄기세포처럼 변화한 것을 보여주었고, 이 세포들을 유도 만능 줄기세포라 명명했다. 이 유도 만능 줄기세포는 다양한 세포로 분화할 수 있는데, 면역이 결핍된 벌거숭이두더지쥐에 주입하자 다양한 조직으로 변하며 종양으로 발달했으며, 배반포에 주입했을 때는 배아 발달에 기여했다.[10] 이렇듯 네 가지 유전자를 주입하면 대부분 세포가 유도 만능 줄기세포가 되는 것이 이후의 많은 실험을 통해 증명되었다. 이 발견으로 거든과 야마나카는 2012년에 노벨상을 받았다.

밍조개: 지금까지 알려진 가장 오래 산 생물

조개는 대체로 오래 사는 것으로 알려져 있다. 특히 아르티카 아일랜디카(*Arctica islandica*)라는 조개 종은 500년 넘게 살 수 있다고 하여 후생동물(後生動物, Metazoa. 이동성을 가진 다세포생물이며 유기물을 영양으로 섭취하는 동물) 중에 가장 오래 사는 동물로 알려져 있다. 이 조개 종은 북극과 가까운 추운 곳에서 살며 껍데기에 성장 줄무늬가 있어 껍데기를 관찰하면 나이를 추정할 수 있는데 주로 여름에만 성장하고 겨울에는 거의 동면 상태를 유지하기 때문에 다른 조개 종보다 성장 속도가 매우 느리다. 또 각 개체의 성장 속도는 온도와 먹이에 의해 결정되는데, 먹이가 적을수록 더 오래 살고 온도나 먹이의 유무에 따라 휴면을 한다. 이 조개류의 긴 수명은 다른 조개 종보다 높은 항산화 작용 같은 유전적 요인과 더불어 온도나 먹이 등의 환경 같은 여러 요소가 중요하게 작용한 결과다.

2006년 영국 웨일스에 있는 뱅거대학교 연구팀이 아이슬란드 해저를 탐구하다가 우연히 매우 나이가 많은 조개를 발견했는데, 껍데기의 성장 줄무늬를 통해 나이가 405년이라고 추정했다. 이후 더 정밀하게 조사하려고 조개를 열자 죽고 말았는데, 산소 동위원소 분석으로 이 조개의 나이가 약 507년으로 확인되었다. 이로써 이 조개는 1499년에 태어나 바닷속에서 500년 이상 생존한 가장 오래 산 생명체로 확인되었고, 1499년이 중국 명나라 시기라서 밍(Ming)조개라고 명명했다.[11] 밍조개는 아마 추운 지역의 펄 속에서 생존했을 것이며, 때론 오랫동안 휴면 기간을 유지했을 것이라 추측되고 있다. 다른 오래된 조개로는 미국에서 발견된 북극권 대합조개로 공식 기록은 220년이며, 박물관에서 발견된 아이슬란드 대합조개는 374년으로 추정되었다.

곰퍼츠 법칙

노화는 성체가 된 후 시간이 지나면서 생식력이 감소하고 내재적인 요인에 의해 사망률이 증가하는 과정이라고 정의할 수 있다. 곰퍼츠-메이컴 사망률 법칙(Gompertz-Makeham law of mortality) 또는 곰퍼츠 법칙(Gompertzian laws)은 1825년 곰퍼츠(Benjamin Gompertz)가 만든 모델을 메이컴(William Makeham)이 수정한 법칙으로 나이가 듦에 따라

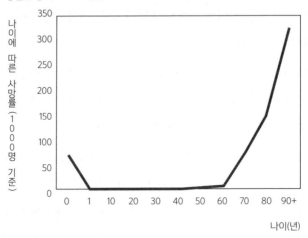

곰퍼츠-메이컴 사망률 법칙

나이가 들면 들수록 내재적인 요인, 즉 노화 관련 질병, 암, 심혈관계질환, 신장질환 등에 의한 사망률이 기하급수적으로 증가한다.

기하급수적으로 증가하는 사망률을 보여주는 수학적 모델이다. 사람을 포함한 대부분 동물은 어리거나 젊은 나이에는 노화와 무관하게 외부 상황에 의해 죽는 경우가 많다. 즉, 육식동물에 잡아먹히거나 아사, 또는 기생충이나 병원미생물에 의해 사망하는 경우가 많다. 곰퍼츠 법칙은 나이가 들면 내부적 요인으로 인한 사망, 즉 암이나 심혈관계질환 등에 의해 사망률이 기하급수적으로 높아지는 현상을 설명하는 이론이다.

이 법칙에 따르면, 노화가 진행됨에 따라 사망률이 기하급수적으로 높아지는데, 나이와 사망률의 관계는 대부분의 동물에도 적용되는 것으로 보인다. 하지만 예외적인 동물도 있는데, 앞에서 언급한 생물학적으로 불멸하는 듯한 생물도 있다. 몇몇 동물을 생물학적으로 살펴보면 노화와 장수를 이해하는 데 많은 도움이 된다.

척추동물의 기대수명

해파리·히드라·가재는 매우 드문 사례로 생물학적으로 단순하고 진화학적으로도 아주 오래된 종에 속한다. 이와는 반대로, 동물을 포함한 생물 대부분은 노화를 겪으며, 수명이 정해져 있다. 지구에서 사는 수많은 동물의 기대수명 또는 수명은 짧게는 하루나 이틀, 길게는 500년 이상으로 차이가 크다. 따라서 이러한 동물을 살펴보면 어떤 요인이 수명에 관계되는지를 추정할 수 있다.

최근 북미 동물원과 수족관에서 사는 330개체 척추동물(양서류, 조류, 파충류, 어류, 포유류)의 기대수명에 대한 논문이 발표되었다.[12] 과학적인 관찰과 기록을 바탕으로 작성된 이 논문에 따르면, 동물의 기대수명이 짧게는 2.4년(도마뱀붙이)에서 길게는 47년(안데스콘도르)의 분포를 보였다. 영장류는 대부분 상대적으로 긴 기대수명을 보이는데, 짧게는 27년(개코원숭이)에서 길게는 36년(침팬지)이었다. 오래 사는 동물로 유명한 코끼리의 기대수명은 36년(아프리카코끼리)과 42년(아시아코끼리)으로 추정되었다. 양서류는 대부분 3~7년이고, 조류와 포유류는 기대수명의 분포가 다양하여 3~4년에서 42~47년으로 나타났다. 이러한 수치는 동물원과 수족관에 사는 동물에게서 얻은 것으로 생존 조건이 양호하고 인공적인 환경에서의 기대수명이다. 자연에서 사는 동물은 대부분 수명 기록이 일회성 또는 제한적인 관찰로 얻기 때문에 기대수명을 알기가 굉장히 어렵다.

이렇듯 어떤 종은 오래 살고 어떤 종은 짧게 산다. 수명을 결정하는 요인은 잘 알려져 있지 않지만, 여러 요소가 서로 복합적으로 작용할 것으로 추정된다. 노화의 속도는 수명과 밀접하게 연관되어 있다. 노화는 암이나 심혈관계질환 등 노화 관련 질병을 일으킬 가능성이 높고 이러한 질병은 결국 사망으로 이어지기 때문이다. 지금까지 잘 알려진 수명을 결정하는 요소는 동물의 크기, 기초대사율, 심장의 박동수, 텔로미어 단축 비율, DNA 복구 기능, 항산화 기전의 발달 등이다. 이 요소들은 수명을 결정하는 데 독립적으로 또는 서로 밀접하게 작용하며, 노화의 속도와도 관련이 있다.

척추동물의 수명과 연관된 요소 중에서 가장 많이 알려진 것은 종의 크기다. 성체의 크기가 클수록 그 종의 수명이 길 가능성이 크다. 또 번식 능력이 생기는 성체가 되기까지 걸리는 시간이 길면 길수록 수명이 길 가능성이 크다. 동물의 크기와 기초대사율이 수명에 미치는 영향은 적어도 100년 넘게 연구되었는데, 1908년 독일의 생리학자 루브너(Max Rubner)가 몸집이 크고 오래 살았던 동물의 대사율이 낮다는 것을 관찰하여 기록한 것에서 시작되었다.

동물의 크기와 기초(또는 휴식)대사율은 수명에 독립적인 요인으로 작용하기도 하고, 다른 요인들과 같이 복합적으로 작용하기도 한다. 대부분의 큰 동물은 성체가 되기까지 걸리는 시간이 길고 기초대사율이 낮은 경향이 있다. 기초대사율과 수명의 관계는 추운 환경과도 관련 있는데, 추운 환경에 적응한 동물은 기초대사율이 낮고 수명이 긴 경향을 보인다. 하지만 인위적으로 만들어진 수많은 개의 품종은 이와는 반대로 품종의 크기와 수명은 반비례한다. 이는 뒤에서 자세히 설명할 것이다.

기초대사율은 '노화의 자유 라디칼 이론(free-radical theory of aging)'과 관계있다. 노화의 진행에 관해서는 크게 두 가지 가설이 있는데, 자유 라디칼 이론과 성체줄기세포의 감소 가설이다(3장에 자세히 소개되어 있다). 첫 번째 가설인 자유 라디칼 이론에 따르면, 세포 내에서 산화 반응의 결과로 에너지가 생성될 때 활성산소군이 만들어지는데 시간이 지날수록 이것들이 축적되어 세포가 손상되고 노화가 진행된다는 것이다. 즉, 기초대사율이 낮으면 활성산소군이 덜 생성되어 노화의 진행이 느려지고 장수로 이어질 수 있다는 것이다.

두 번째 가설인 성체줄기세포의 감소는 텔로미어 단축 비율과 관련 있다. 텔로미어가 많이 단축되면 세포는 이를 DNA 손상으로 인식하여 스트레스 반응을 일으키고 노화가 촉진된다. 사람, 생쥐, 염소, 갈매기, 홍학(플라밍고), 돌고래, 코끼리 등의 텔로미어 단축 비율을 측정해서 그들의 기대수명과 비교한 연구에 따르면 텔로미어 단축 속도와 기대수명 사이에 깊은 연관성이 있었다. 손상된 DNA의 복구 기능과 항산화 기전이 발달한 동물의 수명이 긴 것은 당연하다.

또한 갑상선호르몬과 갑상선호르몬 신호체계는 신진대사, 성장, 발달 및 조직과 세포의 재생에 크게 관여하기 때문에 노화와 장수에 광범위하게 영향을 미칠 수 있다. 일반적으로 혈중 갑상선호르몬(T4) 농도가 낮은 동물이 오래 사는 경향이 있다. 이는 사람에게서도 증명되었는데, 100세 이상 장수하는 사람에게서 상대적으로 높은 혈중 갑상선자극 호르몬(TSH)과 낮은 갑상선호르몬이 발견되었다. 이 호르몬들은 대사, 특히 에너지 소비, 심박 속도, 체온과 밀접하게 관련되어 있어 노화와 장수에 직간접적으로 영향을 미친다.

동물의 노화 그리고 수명

왜 활성산소군이 발생하는가

산소는 우주에서 세 번째로 많은 원자다. 산소는 기본적으로 반응
성이 높아 다른 원자와 결합한 형태로 많이 존재하며, 뜨겁고 밀도가
높은 별의 중심부에서 다량으로 발견된다. 지구 대기에 존재하는 산소
는 약 20~30억 년 전 바다에서 번창한 남조류인 시아노박테리아가 광
합성을 통해 대량의 산소를 만들어 대기로 배출하면서 생겨났다. 지구
에 현존하는 생물 대부분은 세포 내에서 산화를 통해 대사작용을 한
다. 그중 영양소 대사에는 산소를 이용하여 고에너지 물질인 ATP(아데
노신 삼인산) 등이 만들어지는데, 이 과정에서 활성산소군이 발생한다.
지구 대기에 산소가 없었던 때 원시적인 생명체는 황산에 의존하여 에
너지를 만들어냈다.

대기에 존재하는 다량의 산소는 다세포생물이 세포 내의 대사 과정

에서 산소를 이용하도록 진화하게 이끈 중요한 요소 중 하나였다. 세포호흡은 글루코스가 산화되어 ATP가 생성되는 과정이다. 산소를 이용하기 때문에 호기성호흡이라고 한다. 세포질에서 효소 반응으로 글루코스가 작은 단위의 부산물(파이루베이트pyruvate)로 분해되면서 ATP가 일부 생성되고, 이 부산물이 미토콘드리아로 이동하여 세포호흡을 통해 ATP 생성이 본격적으로 일어나게 된다. 미토콘드리아는 모든 진핵생물에 존재하며 ATP는 대부분 그곳에서 생성된다. 이렇게 만들어진 ATP는 세포 내에서 일어나는 화학 반응의 촉매제로 사용되는데, 단백질 생성과 DNA 합성을 포함하여 세포 내에서 일어나는 대부분의 효소 반응에 ATP가 필요하므로 세포호흡은 모든 생명에서 절대적으로 필요하다.

반응성이 높은 활성산소군은 산소를 이용한 세포호흡과 ATP의 생성과 이용 과정에서 나오는 피할 수 없는 부산물이다. 지구상의 생물이 소비하는 산소의 2~5퍼센트는 활성산소군의 발생에 이용된다. 하지만 박테리아를 포함한 몇몇 생물은 활성산소군을 조절할 수 있는 매우 발달한 복수의 항산화 기전을 가지고 있으며, 이 기전들은 진화적으로 잘 보존되어 있다. 활성산소군과 항산화 기전의 적절한 균형은 종의 적응과 생존, 더 나아가 노화와 수명에 지대한 영향을 끼치는 것으로 알려졌다.

항산화 시스템의 가장 중요한 기전은 세포질에 존재하는 전사인자인 엔알에프2(Nrf2)다. 포유동물에서 Nrf2는 케이에이피1(KEAP1) 단백질과 결합한 형태로 세포질 내에 존재하다가 특정 신호에 따라 분리된 후 Nrf2가 핵 내로 이동하여 여러 단백질의 발현을 유도한다. Nrf2에 의해 발현되는 단백질은 100여 개라고 알려져 있는데, 이것들은 항산화 또는 항염증과 관련된 단백질로 세포를 보호·유지하는 기능을 한다.

다음의 여러 예에도 나와 있듯이, Nrf2 전사인자가 발달한 벌거숭이두더지쥐 같은 동물은 노화가 늦고 장수하는 경향이 있다.[13] Nrf2 전사인자의 활성이 낮은 경우 그 반대의 현상이 나타날 수 있다. 3장에서 자세히 언급하겠지만, 조로증의 일종인 허친슨-길포드 증후군(Hutchinson-Gilford Progeria syndrome)은 유전적 돌연변이로 Nrf2의 활성도가 낮아지면서 급격한 노화의 중요한 요소로 작용하여 발병한다.

하루살이의 수명

어렸을 적 저녁 무렵 호수를 끼고 길을 걷다가 떼 지어 춤추고 있는 수천수만의 하루살이를 자주 만났는데, 하루밖에 살 수 없는 생명이라 짧은 삶을 이렇게 군무로 끝내는 것이라고 생각하곤 했다. 단지 시간 단위가 다를 뿐, 하루살이의 하루는 사람의 80년과 같은 것이라고 상상하기도 했다. 하루살이는 유충 기간이 약 일주일이지만 날개 달린 성체의 일생은 24시간 정도로 수명이 짧은 곤충 중 하나다. 그러나 암컷은 교미 후 알을 낳고 바로 죽기 때문에 수명이 5분일 수 있으며, 수컷은 이틀까지 생존할 수 있음이 최근에 알려졌다. 반면, 집파리의 수명은 약 4주로 두 종의 수명은 굉장한 차이를 보인다.

무엇이 이렇게 다른 수명을 결정하는지는 정확히 알 수 없지만, 하루살이나 파리가 오랫동안 적응하며 생존했다는 점을 감안해 볼 때 종의 수명은 그 종이 생존하는 데 가장 적합하게 진화되어 왔지 않을까 생각된다. 이렇게 빨리 죽는 종에는 노화 현상이라는 것이 없는 것 같다.

땃쥐

땃쥐(shrews)는 설치류가 아닌 고슴도치나 박쥐에 가까우며, 체중이 비슷한 다른 포유류에 비해 대사가 세 배나 높을 정도로 포유류 중에서 신진대사가 가장 빠르다. 심장박동도 아주 빨라 분당 800~1000회의 박동수를 보인다. 땃쥐 성체는 종에 따라 10~25그램 정도이며 수명은 12~30개월로 알려져 있다. 땃쥐는 먹이를 자주 섭취해야 하는데, 그렇지 못하면 비축된 지방을 모두 소비하여 몇 시간 안에 죽을 수 있다. 즉, 땃쥐의 에너지 저장 기전과 용량, 에너지 소비의 관계 등은 사람이나 다른 포유류와 크게 차이 난다.

땃쥐는 육식동물로 곤충과 벌레를 주로 먹는데, 하루에 자기 체중만큼의 먹이를 섭취한다. 겨울에도 동면하지 않고 계속 활동하는데 먹을 것이 적기 때문에 신진대사가 느리고 체중이 감소하며 내장과 골격까지 줄어든다. 겨울에 체중과 몸집이 감소하는 것은 에너지 요구를 낮추는 일종의 생존 반응으로 보인다. 땃쥐는 높은 대사율로 인해 활성산소군이 상대적으로 많이 만들어지지만, 항산화 기전 또한 크게 발달해 있다.

땃쥐와 몸집이 비슷하며 먹이 섭취도 유사하나 수명이 10년이 넘는 박쥐 종과 땃쥐의 중금속 중화와 해독 기전을 비교한 연구 결과를 보면, 중금속을 중화하는 유전자가 땃쥐에서는 박쥐에 비해 낮게 발현된다. 그 연구에서 다른 유전자들을 비교하지는 않았지만, 중금속 중화 능력의 큰 차이가 높은 기초대사율과 함께 땃쥐의 짧은 수명에 영향을 끼칠 것이라고 추측된다.

문어

2020년에 선보인 〈나의 문어 선생님(My Octopus Teacher)〉이라는 흥미로운 다큐멘터리는 우리가 잘 알지 못했던 문어에 대한 여러 사실을 담고 있다. 문어의 수명은 종에 따라 차이가 있으나 대체로 2~5년이다. 문어는 굉장히 영리한 동물로 주위 환경을 잘 인식하여 사냥하거나 적을 피할 때 쉽게 변장술을 이용하기도 한다. 문어는 육식동물로 조개, 새우, 가재, 생선, 상어, 심지어 새까지 먹잇감으로 삼는다. 대부분의 문어 종은 번식이 끝나면 죽는다. 암컷은 알이 부화하는 두 달에서 일 년 동안 먹지도 움직이지도 않고 알을 보호하다가 알이 부화한 뒤 죽고 만다. 수컷은 수정 뒤 몇 주 안에 죽는데 번식 후에 삶의 의욕이 없어지는 것처럼 보인다고 한다.

흥미롭게도 이러한 현상을 인공적으로 예방할 수 있다. 뇌의 특정 부분을 수술로 제거하면 그 개체는 죽지 않고 또 알을 낳을 수 있는 것으로 보아 뇌 특정 부위가 모성이나 부성 본능을 강하게 일으키는 것으로 추측된다. 예를 들어, 옥시토신 같은 신경전달물질이 많이 분비되면 이런 현상이 일어나지 않을까 추정하기도 한다.

연어

연어도 비슷하다. 연어의 수명은 2~5년이다. 강 상류 개울에 산란한 알에서 깨어난 새끼는 하류로 점차 이동하며 마침내 바다에 다다른다. 일부 연어 종은 해안에 머물지만, 일부 종은 북극해까지 이동하여 먹이를 섭취하고 에너지(지방)를 비축한 뒤 완전한 성체가 되어 다시 강으로 올라와 고향으로 이동한다.

연어가 어떤 기전으로 자기 고향으로 돌아가는지 잘 알려져 있지 않지만, 이 기간에는 먹이도 먹지 않고 이동만 한다고 한다. 그리고 장엄한 여행 끝에 암컷이 알을 낳고 수컷이 수정한 뒤 이내 생을 마감하여 문어와 비슷한 종말을 맞는다. 하지만 새끼들이 그 삶을 이어가 다시 그 신비하고 장엄한 여정을 계속한다.

곰퍼츠 법칙에 어긋나는 동물들

예외로 오래 사는 동물이 자연계에서 관찰되는데, 그들은 노화에 내성이 크며 곰퍼츠 법칙에서 벗어나는 현상을 보인다. 대표적인 동물로 해파리·히드라·가재가 있고, 포유류 중에는 벌거숭이두더지쥐가 있다. 자연환경에서 히드라의 주요 사망원인은 질병·포식자 및 수질 오염이지만, 나이가 들어도 히드라의 사망률이 높아지지 않는다. 즉, 히드라는 노화가 진행되지 않는 것처럼 보이는데, 히드라 성체의 세포는 성체 줄기세포로부터 끝없이 재생된다고 한다. 그러므로 환경만 완벽하다면 히드라는 영원히 살 수 있을 것으로 생각된다.

이러한 현상은 히드라 세포에 전사인자인 폭소(FoxO) 단백질이 매우 많이 발현되어 일어난다고 알려졌다. 폭소 단백질은 세포의 생존에 매우 중요한 단백질의 발현을 유도한다. 폭소 단백질은 텔로미어를 생성하는 효소인 텔로머레이스(telomerase)의 발현뿐만 아니라 항산화 단백질의 발현에도 관여하고, 오토파지를 증가시키며, 아폽토시스(세포 사멸)를 억제하는 것으로 알려져 있다. 또 폭소 단백질은 줄기세포의 유지와 면역 시스템의 기능 유지에 관여한다. 히드라에게 이 유전자를 제거하면 세포의 재생 능력이 떨어져 노화가 진행된다(폭소 단백질에 관한 자세한 설명은 3장에 있다).

가재

가재(랍스터)도 히드라처럼 성체줄기세포가 상당히 발달하여 세포 증식과 재생 능력이 매우 탁월하여 노화가 진행되지 않는 것처럼 보인다. 가재는 텔로미어를 생성하는 효소인 텔로머레이스의 발현이 높고 DNA 복구 기능이 매우 발달해 있다. 하지만 가재는 몸집이 커지면서 새로운 외피를 자주 만들어야 한다.

가재는 새 외피를 만드는 데 많은 에너지를 소비하며 이 과정에서 취약한 상태로 천적에게 노출되기도 하고, 나이가 들면서 커진 몸집이 외피에 의해 상처를 입고 감염되어 죽기도 한다. 세포 자체만 본다면 가재는 끊임없이 재생할 수 있는 능력을 지니고 있다.

벌거숭이두더지쥐

벌거숭이두더지쥐(naked mole-rats)는 모래강아지라고도 하는데, 아프리카 사하라 남쪽 동부 지역에서만 자생하는 종으로 땅굴을 파고 그 속에서 사는 설치류다. 쥐나 생쥐를 포함한 설치류 대부분은 안정된 환경에서도 수명이 1년 또는 2년이 넘지 않지만, 벌거숭이두더지쥐는 30년 이상 살 수 있다. 또한 벌거숭이두더지쥐는 300마리까지 무리 지어 살고, 여왕 한 마리만 번식한다.

흥미롭게도 이들은 수명이 길지만 노화와 관련된 생리적인 퇴화 현상은 거의 없다. 즉, 노화가 거의 일어나지 않으며 이는 긴 수명으로 이어진다. 따라서 젊은 개체와 늙은 개체의 사망률이 비슷하다. 쥐나 생쥐는 노화가 진행되면서 암, 심혈관계질환, 폐질환, 신장 손상, 패혈증 등의 심각한 질병이 생기지만, 벌거숭이두더지쥐는 노화 현상이 거의 나타나지 않는다. 벌거숭이두더지쥐의 이러한 특이한 현상은 낮은 대사율, 항산화 기전의 발달, 높은 히알루론산(hyaluronic acid, 또는 히알루로난) 발현 등의 여러 요소가 복합적으로 작용하여 나타나는 것으로 알려졌다.[14]

벌거숭이두더지쥐는 땅속의 낮은 산소 환경에 적응하여 대사율이 낮으며, 주요 에너지 발생은 세포질에서 글루코스를 분해하여 일어난다. 즉, 미토콘드리아에 의한 에너지 발생 의존도가 낮아서 이 대사 과정에서 활성산소의 발생 또한 낮다. 또 이 동물은 기본적으로 Nrf2의 발현이 높아 항산화 기전이 잘 발달되어 있다. 그리고 피부 세포에 히알루론산이 높게 발현되어 피부를 보호하며 암 발생도 억제한다. 히알루론산 발현을 억제하면 벌거숭이두더지쥐의 암에 대한 내성이 낮아진다. 벌거숭이두더지쥐의 히알루론산을 생쥐에게 발현시켰을 때 생쥐의 수명이 좀 더 늘어난 것으로 최근에 보고되었다[15](히알루론산은 8장에 자세하게 소개되어 있다).

페토의 패러독스 그리고 코끼리와 암

종의 몸 크기와 암 발생 위험 사이에 상관관계가 없는 것을 페토의 패러독스(Peto's Paradox)라고 한다. 크면 클수록 몸을 구성하는 세포 수가 많아야 하기에 세포분열이 많이 일어나고 그로 인해 암의 발생이 높아질 것 같지만 실제는 그렇지 않다는 것이다. 예를 들어, 사람보다 세포가 100배 많은 동물이 사람과 암 발생률이 같다면, 이 동물의 세포는 사람 세포보다 100배 더 효과적으로 암을 억제할 수 있는 기전을 가지고 있음을 암시한다.

코끼리의 전체 유전체를 분석한 결과, 코끼리에는 p53 유전자의 카피(copy)가 20개 있다는 것이 밝혀졌다.[16] 따라서 p53 유전자의 카피가 2개밖에 없는 사람보다 코끼리는 p53 단백질을 10배 더 만들어낼 수 있다. p53은 세포의 분열과 증식의 주요 조절 인자로, 가장 잘 알려진 종양 억제 유전자다. p53은 암 발생뿐만 아니라 산화 스트레스 반응 등에도 매우 중요한 역할을 한다.

고래

고래의 유전체를 분석한 연구에 따르면, 고래는 세포증식 및 DNA 복구를 제어하는 유전자의 돌연변이율이 훨씬 낮다. 특히 일부 염색체가 중복으로 존재하는데, 이로 인해 일부 종양 억제 유전자 같은 특정 유전자의 카피 수가 다른 종보다 많다. 예를 들어, 북극고래(bowhead whale)는 DNA 복구와 관련된 유전자인 피시엔에이(PCNA)와 엘에이엠티오알1(LAMTOR1) 카피가 4개로 중복되어 존재하고, 혹등고래(humpback whale)는 암 억제 단백질을 만드는 유전자 중 하나인 티피엠3(TPM3) 카피가 7개나 존재하여 비정상 세포증식을 조절하는 것으로 알려져 있다. 혹등고래는 사람처럼 p53 유전자 카피도 2개 가지고 있다. 다시 말해, 코끼리나 고래 등 큰 동물은 이렇듯 다양한 방법으로 암 발생을 조절하는데, 이는 페토의 패러독스를 설명하는 근거가 된다.

북극고래는 200년까지도 살 수 있어 고래 중에서도 오래 사는 것으로 알려졌다. 대왕고래(blue whale)는 90년까지 살 수 있고, 대부분의 다른 종 고래는 수명이 30~70년이므로 북극고래의 수명은 상대적으로 무척 길다. 이렇듯 차가운 바다에 사는 북극고래의 느린 대사가 긴 수명과 관련이 있다.

브란트박쥐

박쥐는 지구상에 매우 흔한 포유류로 설치류 다음으로 많다. 1300여 종의 박쥐는 포유류 종에서 약 5분의 1을 차지한다. 박쥐는 비슷한 크기의 포유류에 비해 수명이 10배 이상 길어 보통 15년 이상 사는 것으로 알려졌다. 특히 곤충을 잡아먹고 사는 브란트박쥐(Brandt's bat)는 현재까지 알려진 가장 오래 사는 박쥐로 수명이 40년을 넘는다. 브란트박쥐 성체의 몸무게는 4~8그램으로 보통 박쥐보다 작은데 이는 성체 크기와 수명이 비례한다는 이론에서 벗어나 있다.

브란트박쥐의 유전자 전체를 분석한 연구에 따르면, 초음파를 이용한 주변 인식, 동면에 관계된 대사 유전자에서 다른 박쥐들과 차별성이 있다. 브란트박쥐는 수명과 관련된 유전자인 성장호르몬 수용체에 변이가 있는데, 이는 성체의 작은 크기와 관련이 있다. 이 변이는 사람에게도 왜소증을 일으키며 당뇨병과 암에 대한 내성을 높이는 작용을 한다. 다른 특이한 변이로는 인슐린 유사 성장인자-1 수용체가 있다. 이 단백질 또한 장수와 아주 밀접하게 관련되어 있다(3장에서 자세히 다룬다). 브란트박쥐의 인슐린 유사 성장인자-1 수용체는 다른 포유류와 비교해서 세 개의 아미노산이 다른데 이 변이가 수용체 신호전달을 감소시킨다. 이러한 유전적 변이와 동면 및 낮은 번식률 등이 브란트박쥐의 긴 수명에 영향을 준다.

그린란드상어

하루살이가 수명이 짧은 생명체의 대명사라면, 척추동물 중 가장 오래 사는 것으로 알려진 그린란드상어(Greenland shark)는 500년을 넘게 산다.[17] 북극의 추운 바다에서 사는 그린란드상어는 일반적으로 대사 속도가 느리다. 그린란드상어는 오래 사는 만큼 성장기도 길어 1년에 1~2센티미터밖에 자라지 않아 성체가 되는 데 약 150년이 걸린다. 성체의 몸길이는 2.5~4.3미터, 몸무게는 700~1000킬로그램에 이르는데, 몸길이 7미터에 몸무게가 1400킬로그램이 넘는 개체도 관찰되었다. 2016년에 28마리의 그린란드상어를 조사한 결과에 따르면 가장 오래된 개체의 나이는 272년에서 512년 사이로 추정되었다. 이와 같은 그린란드상어의 긴 수명은 큰 성체의 크기와 추운 지방에 서식하는 것에 따른 낮은 대사율에 기인한다.

동면과 수명

동면은 간헐적 단식의 극단적인 예라고 할 수 있다. 장수하는 동물의 공통점은 낮은 대사율, 좋지 않은 환경에서 오는 스트레스에 효과적으로 대처할 수 있는 능력이다. 동면하는 동물은 동면하지 않는 비슷한 종의 동물에 비해 대체로 기대(최대)수명이 길다.[18] 동면 중 대사율은 동면 전 대사율의 1~5퍼센트까지 낮아지며 세포 보호 기능 또한 활성화된다. 포유류 중 동면하는 동물이 많은데, 오리너구리(단공류), 피그미포섬(설치류), 땅다람쥐(설치류), 고슴도치(식충동물), 곰(육식동물), 박쥐, 여우원숭이 등이다. 이들은 동면할 때 체온이 낮아지는데 심하게는 주변 환경 온도 수준까지 떨어지기도 한다. 여러 생리적·생화학적 조절을 통해 열 발생이 억제되기 때문이다.

또 동면 중에 활성화되는 유전자나 단백질은 수명이 긴 동물에서 보이는 것과 많은 공통점이 있다. 동면하는 동물은 극심하게 에너지를 절약해야 한다. 보통 세포 내에서 ATP를 소비하는 기전 중 큰 것은 단백질 발현과 인슐린 신호체계인데, 동면하는 동안 이 기전들이 매우 억제된다. 그리고 동면 중에는 항산화 기전(Nrf2)이 활성화되고 세포 생존 기전에 중요한 폭소 단백질과 p53의 기능도 활성화된다.

세포 대사에서도 변화를 보이는데, 동면 중에는 에너지원으로 글루코스를 덜 사용하며 지방의 사용이 증가한다. 곰은 동면 직전에 초고도비만 상태이지만 인슐린 저항성을 보이지 않아서 제2형 당뇨병의 발병이 거의 없다. 동면 직전 곰의 여러 세포를 관찰한 결과, 비대해진 지방세포에서 피티이엔(PTEN) 단백질의 발현이 낮아져 인슐린 감수성이 유지되는 것으로 알려졌다.[19]

사람에게서 PTEN의 활성도가 낮게 변이되어 비만과 인슐린 감수성이 증가하는 것을 코든 증후군(Cowden syndrome)이라고 한다. 1장에 언급했듯이 PTEN 단백질은 암 억제 기능도 가지고 있으므로 코든 증후군 증상을 보이는 사람의 여러 조직에서 양성 종양이 많이 발생한다.[20]

개의 크기, 인슐린 유사 성장인자-1과 그 수용체

현재 존재하는 다양한 품종의 개는 특정 형질을 가진 개들을 의도적으로 교배하여 얻은 것이다. 국제단체인 WCA(World Canine Association)에 따르면 약 340종의 개 품종이 존재한다. 성견의 크기 또한 다양하여 1킬로그램이 안 되는 품종에서 몇십 킬로그램에 이르는 품종까지 있다. 이런 다양한 형질은 자연적 진화 과정과는 달리 짧은 기간에 근친 교배를 통해 인위적으로 만들어낸 것이다.

유전학, 특히 유전자 서열 분석 기술의 발달로 개의 형질과 유전자의 관계가 많이 밝혀지고 있다. 그중 하나는 다양한 크기의 개 형질과 유전자의 관계인데, 성장호르몬 수용체, 인슐린 유사 성장인자-1과 그 수용체를 포함한 몇 가지 유전자가 개의 크기와 관계있다고 한다.[21] 특히 인슐린 유사 성장인자-1이 개의 크기와 연관 있는데, 인슐린 유사 성장인자-1 수용체의 변이 또한 작은 체구와 관련 있었다.[22] 약화된 인슐린 유사 성장인자-1 수용체 신호체계는 작은 개의 낮은 암 발생률과 연관 있는데, 치와와나 몰티즈는 큰 개에 비해 암 발생률이 10퍼센트 이하다. 약화된 인슐린 유사 성장인자-1 수용체 신호체계는 인슐린 저항성을 낮추어 제2형 당뇨병의 발병도 적다. 이러한 변화는 작은 개의 수명과도 관련이 깊어 10킬로그램 이하 개의 수명은 평균 11년이고, 40킬로그램 이상의 개는 8년이다. 그리고 아주 큰 개의 평균수명은 5년 이하로도 낮아진다.

다음 장에서 자세히 설명하겠지만, 인슐린 유사 성장인자-1 수용체의 돌연변이는 사람을 포함한 많은 동물의 수명과 관련이 깊다. 장수하는 것으로 잘 알려진 아슈케나즈 유대인(독일계 유대인을 가리키며, 이후 동유럽으로 이주하여 공동체를 형성) 중 100세가 넘는 사람들을 대상으로 한 조사에서 인슐린 유사 성장인자-1 수용체의 기능 감소를 일으키는 돌연변이가 관찰되었다.

라론 증후군

라론 증후군(Laron syndrome)은 성장호르몬 수용체의 변이로 나타나는 유전병이다.[23] 라론 증후군은 드문 왜소증의 하나로 세계적으로 300~400명이 앓고 있다. 라론 증후군과는 달리 왜소증 대부분은 성장호르몬의 변이에 의한 것으로 알려졌다. 라론 증후군을 앓는 사람들은 주로 이스라엘을 비롯한 중동 지역과 에콰도르에서 살며, 가족 중 일부가 왜소증을 보인다.

20년 이상 연구한 보고서에 따르면, 에콰도르의 외딴 마을에 사는 약 100명의 라론 증후군 환자의 암 발생률은 정상인과 비교했을 때 굉장히 낮았고, 비만도는 높지만 혈중 인슐린 농도가 낮았으며 제2형 당뇨병 환자는 한 사람도 없었다.[24] 라론 증후군을 일으키는 변이가 있는 성장호르몬 수용체를 생쥐에 주입한 실험에서는 이 유전자를 가진 생쥐는 정상 개체에 비해 노화 관련 질병 발생률이 훨씬 낮았고, 50퍼센트까지 오래 사는 것으로 관찰되었다.

지금까지 동물의 수명 및 장수와 노화에 관련된 기본적인 내용을 소개했다. 곰퍼츠 법칙에 따르면, 나이가 듦에 따라 사망률이 기하급수적으로 높아지는데, 이는 노화로 인해 일어나는 질병 같은 내재적 요인에 의한 것임을 설명했다. 또 대사율, 활성산소군과 항산화 기전 등을 포함하여 텔로미어, 텔로머레이스, DNA 복구 능력, 암을 촉진하거나 억제하는 인자를 살펴보았다.

그리고 수명이 긴 생물은 질병에 대한 저항 기전이 높은데 p53, 폭소 단백질, Nrf2 단백질 같은 유전자의 역할이 크다. 또 추위, 먹이 섭취, 동면 등과 같은 환경도 수명에 영향을 미친다. 이러한 비유전적 요소나 환경을 이해하면 생활 습관의 변화를 통해 질병에 대한 저항력을 높이고 노화를 늦추려는 노력에 도움이 된다.

2장은 동물들의 수명과 장수에 관련하여 생물학에 근거한 이론적인 내용이었다. 다음 장부터는 유전자, 환경, 생활 습관 등이 어떻게 노화와 장수에 영향을 미치는지 좀 더 자세히 소개하고자 한다.

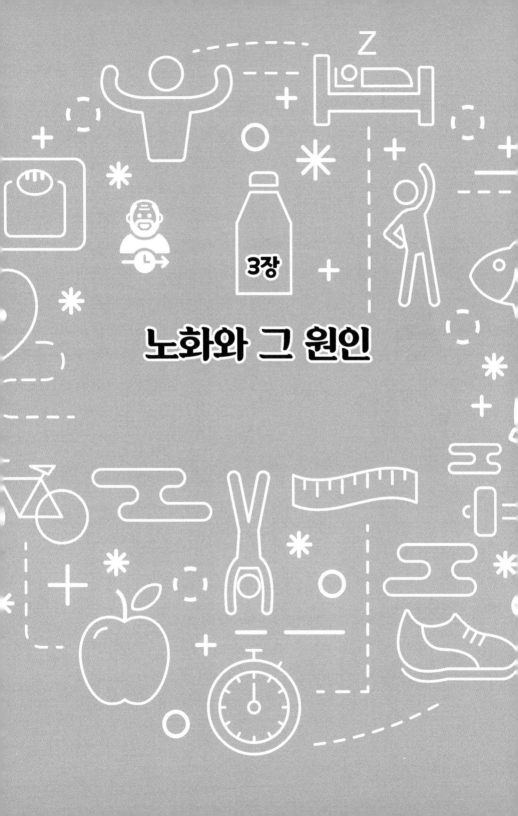

3장

노화와 그 원인

노화의 원인

피할 수 없는 자연 현상, 노화

유년기에는 대사와 에너지가 주로 성장과 발달에 이용되며 각 장기의 세포 수가 늘어나면서 신체가 성장한다. 20대가 되면 신체의 성장과 발달은 대부분 끝나며, 이후 세포의 숫자는 늘어나지 않고 각 장기의 크기도 일정하게 유지된다. 뇌를 포함한 일부 장기의 세포는 죽을 때까지 유지되지만, 다른 세포는 일정한 시간이 지난 후 죽고 성체줄기세포로부터 증식·분화된 세포로 대체된다. 즉, 세포의 자연적인 죽음과 분열 및 재생은 죽을 때까지 계속된다.

이러한 세포의 자연적인 죽음(아폽토시스)은 탐식세포 등에 의해 제거되어 재활용된다. 하지만 성체줄기세포도 영원히 증식·분열하지는 않는다. 시간이 흐르면서 점차 성체줄기세포의 증식 속도가 느려져 죽은 세포를 대체하기 어려워진다. 또 반복되는 분열과 증식 과정에서

DNA에 돌연변이가 축적되어 세포의 기능이 손상되거나 암으로 발전되기도 한다. 이러한 과정을 겪으면서 자연적으로 노화가 진행된다.

속도가 빠르든 느리든 간에 노화와 죽음은 피할 수 없는 자연 현상이다. 성장기에는 성장호르몬이 많이 생성되어 혈중농도가 높게 유지되어 장기의 성장에 영향을 미친다. 성장호르몬은 또한 영양소 대사에도 영향을 미쳐 세포 내에서 지방 분해를 유도하고 글루코스를 만들어내는 등 에너지 소비를 촉진하는데, 이는 성장기에 세포분열 등을 위해 많은 에너지가 필요하기 때문일 것이다. 하지만 성장이 끝나면 성장호르몬 생성도 낮아지고 에너지 요구가 낮아지면서 전반적으로 대사의 변화가 일어난다. 대사 속도가 느려지고 남은 에너지는 지방으로 변환되어 내장 지방이 많아질 뿐만 아니라 혈중 지방(중성지방, 지방산, 콜레스테롤)이 높아진다. 즉, 나이가 들면 똑같은 에너지를 흡수하더라도 에너지 축적이 촉진된다.

노화가 더 많이 진행되면 세포의 기능이 약화되고 전반적인 수분 함량이 줄어들며, 수용성 영양소의 흡수가 낮아지고 면역감시 기능이 떨어져 자가면역질환 또는 암 발생의 원인이 된다. 간과 신장의 기능이 약해져 독소의 해독과 배출이 낮아져 몸에 축적되고, 근육량이 줄어들고 운동성과 유연성이 감소한다. 심장과 폐의 기능이 약해지고 반응 속도와 기억력이 감소하며, 시력이나 냄새와 맛에 대한 감수성도 줄어든다. 또 전반적으로 호르몬의 양이 감소하고 골밀도가 낮아져 골절이 일어나기 쉽다.[25, 26]

이러한 모든 현상은 오랜 시간에 걸쳐 진행된다. 노화는 피할 수 없는 자연 현상이지만 그 속도는 개인마다 다르다. 개인의 유전자와 생활 습관이 노화 속도를 결정한다. 노화가 진행되면서 대사장애와 노화에 관련된 질병 발생률이 높아지고 이에 따른 사망률이 기하급수적으로 증가한다. 이는 사람뿐만 아니라 동물 대부분에서 나타나는 현상이다.

2012년《뉴잉글랜드 저널 오브 메디슨(New England Journal of Medicine)》에 실린 69세 트럭 운전사의 사진이 많은 화제를 낳았다. 사진의 주인공은 노스웨스턴 대학병원의 피부과 환자로, 28년간 트럭을 운전하면서 왼쪽 얼굴이 햇빛에 더 많이 노출되어 자외선에 의한 손상으로 오른쪽 얼굴보다 노화가 심하게 진행되어 있었다.

이 예는 환경이 어떻게 노화에 영향을 미치는지를 보여준다. 자외선에 노출된 세포가 죽거나, 죽지 않더라도 염증 유도단백질 또는 염증반응 산물을 계속 생성하고 방출하여 염증세포가 모여들게 해 피부 손상을 일으켜 노화가 촉진될 수 있다. 일란성 쌍둥이도 서로 다른 생활 습관, 특히 식습관에 따라 노화 정도가 많이 차이 나는 경우가 뉴스나 SNS 등에 등장하곤 한다. 이렇듯 외면으로 나타나는 노화 현상과 그 기전을 분자생물학적으로 설명하는 것이 이 장의 목표다.

노화는 자연적이며 피할 수 없지만 그 속도는 건강 상태, 생활 습관, 유전적 요인 등에 따라 개인차가 크다. 노화 속도를 결정하는 생활 습관을 이해한다면 노화를 최대한 늦추는 데 도움이 될 것이다.

그렇다면 무엇이 노화의 원인이며 노화 속도를 결정하는가? 다음에 서술한 각각의 요소는 독립적으로 또 복합적으로

노화 원인에 대한 몇 가지 주요 가설

① 예정된 노화: 텔로미어의 단축으로 인한 줄기세포의 고갈_헤이플릭 한계(약 72회)
② 자유 라디칼 이론: 활성산소군
③ DNA 손상에 의한 노화
④ 면역 이론: 염증이 노화의 원인
⑤ 엔에이디+(NAD+) 감소
⑥ 후성적(epigenetic) 변화
⑦ ①~⑥의 상호 복합 작용으로 노화 유발

작용하여 노화를 일으키고 촉진한다.

예정된 노화: 줄기세포의 감소

우리 몸에서 하루에도 약 500억 개의 세포가 새롭게 생성되고 또 그만큼 죽는다(몸무게 70킬로그램 성인은 대략 37조 개의 세포를 가지고 있다). 새로운 세포는 몸 안의 성체줄기세포에서 증식·분화되는데, 생성 능력은 시간이 가면서 쇠퇴한다.

세포분열은 세포가 암이 되지 않는 한 언젠가는 멈추게 되어 있어서 죽은 세포가 새로운 세포보다 많아질 때 그 조직의 기능이 떨어진다. 시험관에서 키우면서 관찰한 바에 따르면, 정상세포의 계대배양은 50~60회를 넘지 못한다. 헤이플릭이 1960년대에 발견하여 발표한 '헤이플릭 한계 또는 현상'[7]은 정상 세포가 더 분열할 수 없는 단계에까지 가는 분열 횟수인데, 현재 정상 줄기세포의 헤이플릭 한계는 근사치로 72회라고 알려졌다. 즉, 동물이나 사람의 세포는 영원히 분열과 증식을 하지 못하고 성체줄기세포는 마침내 고갈된다.

그 이유는 '텔로미어의 단축'이라고 알려져 있다. 텔로미어는 각 염색체 끝에 있는 반복된 DNA 구간으로 염색체를 보호하고 다른 염색체와 결합하는 것을 방지하는 역할을 한다. 하지만 세포를 계속 계대배양을 하면 텔로미어는 점차 짧아지고 세포는 분열 능력을 잃게 된다. 또 텔로미어가 많이 단축되면 세포는 이를 DNA 손상으로 인식하여 스트레스 반응을 일으킨다. 텔로미어가 짧아지는 것은 텔로미어를 생성하는 텔로머레이스 역전사 핵산 중합효소가 수차례 세포분열하면서 점점 줄어들기 때문이다(2009년 노벨상 수상 관련 내용).

배양된 세포에서 처음 발견된 이 현상은 우리 몸에서도 일어남이 증명되었다. 어린아이의 줄기세포는 텔로머레이스 효소의 발현이나 활성도가 좋기 때문에 텔로미어의 길이가 보존되는데, 중년이나 노년의 줄기세포에서는 이 효소의 발현이 낮고 텔로미어가 상대적으로 짧다. 실험에서 텔로머레이스 단백질의 발현을 인위적으로 증가시키면 동물이 더 오래 사는 것으로 관찰되었다. 암세포에서는 이 효소가 많이 발현되고 활성화되어 있어 끊임없는 세포분열이 가능하다.

나이가 들면서 성체줄기세포가 오랫동안 계속해서 분열하게 되면 DNA에 돌연변이가 생길 확률이 높아진다. 돌연변이가 축적되면 암이나 여러 질병을 직접 또는 간접적으로 유발할 수 있다. 돌연변이의 축적은 시험관에서 지속적으로 계대되는 배아줄기세포와 성체줄기세포에서 쉽게 관찰된다. 특히 과도한 활성산소군과 DNA 손상 같은 특정 조건에서 돌연변이의 축적이 촉진된다.

자유 라디칼 이론

활성산소군 등 세포 내의 자유 라디칼(free radical, 쌍을 이루지 못한 전자를 가진 원자, 분자 또는 이온)이 독소로 작용하여 세포가 손상되는 것이 노화의 이유라고 설명하는 이론이다. 연소 과정은 어떤 물질이 산소와 화학적으로 결합하는 것으로 산화의 일종이다. 산화는 발열 과정으로 열과 에너지를 배출한다. 세포에서도 마찬가지로 대부분의 에너지 생성은 산화 과정을 통해 이루어진다. 즉, 세포는 산소가 있을 때 탄수화물이나 지방을 연료로 사용하여 산화 과정을 통해 에너지(ATP)를 생성한다.

이 과정에서 활성산소군이 생성되며, 전체 산소 소비량의 2~5퍼센트는 활성산소군의 발생에 소모된다. 활성산소군이 축적되면 세포가 손상되어 세포가 죽거나 염증반응을 일으켜 노화가 진행된다. 특히 활성산소군은 DNA 손상을 가져와 돌연변이를 유발할 수 있다. 앞에 설명했듯이 정상 줄기세포의 헤이플릭 한계는 약 72회라고 알려졌지만, 똑같은 세포를 활성산소군이 생성될 수 있는 조건에서 계대배양한다면 헤이플릭 한계는 반 이상 낮아질 수 있다.

에너지 생성은 주로 미토콘드리아 내에서 이루어지는데, 미토콘드리아에는 자체적으로 DNA가 있고(미토콘드리아 DNA) 여기에서 발현되는 단백질이 에너지 생성에 중요하게 관여한다. 미토콘드리아 DNA는 세포핵 내의 DNA보다 돌연변이가 쉽게 일어나는데 이로 인해 에너지 생성 단백질이 변화되어 활성산소군의 생산이 증가됨에 따라 세포 손상이 일어난다.

지구상의 동물 대부분은 이러한 에너지 생성 기전을 진화적으로 보존하고 있으며, 잘 발달한 항산화 기전이 활성산소군을 대부분 중화시켜 산화-항산화 균형을 이룬다. 우리 몸에서는 여러 종류의 항산화 기전이 작동하고 있다. 전사인자인 Nrf2는 여러 항산화 단백질을 발현시킨다. 그중 가장 잘 알려진 것은 글루타티온 합성효소, 글루타티온 환원효소, 슈퍼옥시드 디스무타제 등이다. 혈중 내에도 많은 항산화 물질이 존재하는데, 비타민 C, 베타-카로틴, 요산, 빌리루빈 등이 대표적이다. 이것들은 혈류를 돌면서 세포에 영향을 미쳐 산화/항산화 균형을 이루는 데 큰 역할을 한다. 하지만 나이가 듦에 따라 그 균형이 깨지면서 활성산소군이 증가하여 노화를 촉진한다.

DNA 손상에 의한 노화

노화는 세포 내에서 발생하는 DNA 손상이 복구되지 않고 축적된 결과라고 설명하는 이론이다. DNA 손상이 세포의 기능을 방해하거나 비정상적인 세포의 죽음을 간접적으로 유발하거나 세포 노화를 일으킨다. 세포에서 DNA 손상이 일어나면 돌연변이가 생겨나고 축적될 수 있어 여러 단백질의 발현과 활성에 영향을 미치고 암으로 진행될 수 있다.

DNA 손상은 세포 외부 또는 내부 요인으로 일어날 수 있는데, 외부 요인은 방사선, 약 같은 화학물질, 독소, 바이러스 등이다. 예를 들어, 담배 연기에 존재하는 발암물질은 DNA 손상을 일으킨다. 내부 요인의 한 예인 세포 내에서 과도하게 발생한 활성산소군은 DNA 손상의 주요 유발 요인으로 잘 알려져 있다. DNA가 심하게 손상되면 세포 내에서 활성산소군이 더 많이 생성되고, 그것이 더욱더 DNA를 손상하는 악순환에 들어선다.

우리 몸에서 산화와 항산화가 균형을 이루는 것처럼, 세포에는 DNA 손상을 복구하는 기전이 잘 발달되어 있다. DNA 손상이 복구 능력을 넘어설 정도로 심하거나, 복구 기능에 문제가 있어 DNA 손상이 축적될 경우 노화가 촉진된다. DNA 손상 복구 과정에서 돌연변이가 일어날 수도 있는데 이를 통해 세포가 암으로 진행될 수 있다. 그러나

DNA 손상 복구 기전이 문제없이 원활하게 이루어진다면 세포의 손상은 최소한에 그쳐 유전적으로 이 기전이 제대로 작동하여 장수할 확률이 높다.

DNA 손상 복구 기전에 관여하는 중요 유전자는 피에이알피(PARP)와 케이유-70(Ku-70)인데, 100세 이상 장수하는 사람은 상대적으로 이 유전자들의 발현이 높다고 밝혀졌다. 생쥐에서 이 단백질들을 발현시켰을 때에도 대조군에 비해 더 오래 사는 것이 확인되었다.

면역 이론

신체의 마모, 병원미생물에 의한 지속적인 감염, 조직의 손상 등이 염증반응을 활성화하여 노화가 진행된다는 이론이다. 염증반응은 면역체계의 기본 방어 기전으로 죽은 세포나 몸 안에 들어온 미생물을 제거하는 데 큰 역할을 하지만, 이 과정에서 신체의 손상이 일어난다. 어떤 학자가 "노화는 염증반응의 결과"라고 단언할 만큼 염증반응은 노화에서 큰 비중을 차지한다. 염증을 유발하는 여러 가지 요인이 세포를 손상시키고 죽게 만들어 노화를 일으키기 때문이다. 즉, 세포 내에서 활성산소군이나 DNA 손상 등이 세포를 죽이거나 염증 유발 산물을 만들어내 염증반응이 일어나면 노화가 급격히 진행될 수 있다. 염증 유도 단백질(또는 염증 유도 사이토카인)은 염증반응의 주요 매개체다. 노화세포와 비대해진 지방세포는 염증 유도단백질을 분비하여 만성적인 염증을 일으켜 노화를 촉진할 수 있다.

앞서 소개한 노화 이론들에서 알 수 있듯이, 우리 몸에서 염증과 항염증반응은 균형을 이루는데, 지속되는 염증반응은 이 균형을 한쪽으로 치우치게 한다. 나이가 듦에 따라 이 균형이 서서히 무너지면서 염증반응이 높아져 노화를 더욱 촉진하는 결과를 낳는다. 또 노화가 진행되면서 면역감시 기능이 떨어져 자가면역반응이 일어나거나 암 발생을 초기에 억제하지 못하기도 한다(염증에 대한 자세한 설명은 7장에 나와 있다).

세포 노화와 노화세포의 축적

장기에 있는 기능성 세포는 휴지기(G_0, 분열이 정지된 상태)에 머물며 세포분열을 하지 않는다. 또 대부분의 세포는 정해진 수명이 지나면 자연스럽게 죽는다. 이렇게 죽은 세포는 탐식세포 등에 의해 제거되고 새로운 세포로 대체된다. 하지만 노화된 형태로 죽지 않고 존재하는 세포가 있는데 이를 노화세포 또는 좀비세포라고 한다.[27] 이 세포들은 DNA 손상 등으로 염증반응을 일으키는 단백질을 생산·분비한다. 따라서 이런 세포들이 지속적인 만성 염증반응을 유도하여 노화를 촉진할 수 있다.

이러한 세포의 존재는 시험관에서 처음으로 관찰되었는데, 실제 우리 몸 안에서도 노화와 비례하여 이 세포들이 늘어나는 것으로 밝혀졌다. 생쥐에서 이 세포들을 제거하자 노화 속도가 감소하고 늙은 동물도 건강을 유지하는 것이 발견되었다.[27]

NAD⁺ 감소

엔에이디⁺(NAD⁺)는 모든 살아 있는 세포에서 발견되는 물질로, 엔에이디에이치(NADH)와 전자를 주고받으며 산화–환원 반응에 관여한다. 즉, NAD⁺는 산화제로 작용하여 전자를 받아들인 후 환원 상태의 NADH가 된다. NADH는 ATP와 더불어 에너지원으로 사용되며 여러 대사에 관여하는 중요한 보조 효소다. NAD⁺는 특히 시르투인(sirtuins) 및 피에이알피(PARP) 같은 효소에 사용되는 기질이다.

앞서 설명했듯이, DNA가 손상되면 PARP가 활성화되고, 이에 따라 NAD⁺가 소비되어 세포 내 NAD⁺의 농도가 낮아진다. 이렇게 NAD⁺의 농도가 낮아지면 세포 대사에 영향을 미쳐 활성산소군의 생성이 일어나 세포의 노화를 촉진할 수 있다. 반대로 세포에서 NAD⁺의 생성을 촉진하여 적정한 농도를 유지하게 되면 수명이 연장된다는 사실이 동물 실험을 통해 밝혀지기도 했다.[28]

시르투인(SIRT1~SIRT7)은 NAD⁺ 의존 탈아세틸화 효소로서 우리 몸에 일곱 가지 형태로 존재한다. 시르투인은 다른 단백질의 아세틸화에 관여하여 활성을 조절할 수 있다. 시르투인의 잘 알려진 기질 단백질은 폭소 단백질과 DNA를 감싸고 있는 히스톤(histone) 단백질이다. 시르투인은 세포가 스트레스를 받을 때 활성화되어 폭소 단백질을 탈아세틸화·활성화함으로써 세포의 스트레스 저항을 높이고 DNA에 붙어 있는 히스톤을 탈아세틸화시켜 단백질 발현을 전반적으로 억제한다. 이리하여 세포의 저항성이 높아져 노화가 전반적으로 억제된다. 반대로 NAD⁺의 감소로 인해 시르투인의 활성도가 낮아지면 세포 손상을 막지 못해 노화가 진행되는 것으로 알려졌다.

후성적 변화

후성적(epigenetic) 변화는 유전자 변이(DNA 서열이 바뀌는 것)가 아닌 다른 요인으로 단백질(유전자) 발현이 변하여 노화를 유발한다는 이론이다. 즉, DNA의 메틸화, 히스톤의 아세틸화 변형, 염색질 재형성, 단백질로 번역되지 않는 작은 RNA(small non-coding RNA) 등이 유전자 발현을 변화시킴으로써 노화를 일으킨다는 이론이다. 전사인자가 특정 DNA 서열에 부착되면 mRNA(messenger RNA)가 합성되고 mRNA를 기반으로 단백질이 발현되는데, DNA의 메틸화, 히스톤의 아세틸화 변형, 염색질 재형성 등으로 전사인자가 정상적으로 작동되지 않아 정상적인 mRNA의 합성과 단백질의 발현을 방해한다는 것이다. 따라서 특정 단백질 발현이 높아지거나 낮아지는 결과를 낳을 수 있다.

후성적 변화 이론은 NAD^+ 감소를 포함한 여러 이론과 관련이 있는데, ① NAD^+의 감소는 여러 탈아세틸화 효소의 활성화에 영향을 미치며, ② 자유 라디칼, DNA 손상과 염증반응 등은 DNA의 메틸화, 히스톤의 아세틸화 변형, 염색질 재형성 등에 영향을 미친다고 한다. 이외에도 성장이 끝나고 나이가 들면서 몸의 항상성 기능이 약화되는데, 그 중 하나가 단백질 분해효소와 이를 억제하는 균형이 무너지면서 세포 손상과 염증을 일으켜 노화가 일어난다는 이론이 있다.

유전적 조기 노화 증후군

유전적 조기 노화(조로증)을 이해하면 노화를 더 자세히 이해할 수 있다. 조로증은 노화가 빨리 진행되는 유전병으로 여러 유형이 있는데, 활성산소군의 과도한 생성, DNA 손상 복구에 문제가 생긴 경우 등이 원인으로 알려졌다. 잘 알려진 조로증으로는 소아 조로증인 프로제리아(Progeria)와 성인 조로증인 베르너 증후군(Werner syndrome)이 있다.

프로제리아는 '허친슨-기포드 조로증'으로 알려졌다. 이 증상은 유년기에 시작되어 10세가 되기 전에 광범위한 동맥경화증과 심장질환이 발생하며 30세 이전에 대부분 사망하는데 평균 수명은 13세다. 이 증후군과 관련된 영화도 많은데, 로빈 윌리엄스가 나왔던 〈잭(Jack)〉(1996)도 그중 하나다. 이 증후군에서는 엘엠엔에이(LMNA)라는 유전자가 변이되어 정상보다 크기가 작은 라민에이(Lamin A)가 만들어진다. 핵막이 구조적으로 유지되려면 라민A가 필요한데, 돌연변이로 짧아진 라민A

(프로제린)가 발현되어 정상적인 라민A의 기능을 방해한다. 또한 프로제린은 Nrf2의 기능을 방해한다.

앞에 설명했듯이 Nrf2는 중요한 전사인자로 여러 가지 항산화 단백질의 발현을 유도하는데, 프로제린이 이 기능을 약화시킨다. 따라서 세포 내 항산화 기전이 눈에 띄게 낮아져 세포가 산화 스트레스에 계속 노출되고, 이는 체세포분열에도 문제를 일으켜 정상적인 세포분열이 일어나지 않게 된다. 프로제리아 환자의 세포에는 프로제린이 대량 축적되어 있고 핵과 염색체가 비정상적인 모습을 보인다. 이렇게 심한 스트레스에 노출된 세포는 노화가 진행되어 여러 염증 유도단백질을 발현한다. 염증 유도단백질은 광범위한 염증반응을 일으켜 동맥경화 등의 심장질환으로 이어진다.

성인 조로증인 베르너 증후군은 더블유알엔(WRN) 유전자의 변이로 생긴다. 정상적인 WRN 단백질은 DNA 손상의 예방과 복구에 중요한 역할을 한다. 하지만 이 유전자가 변이되면 DNA가 쉽게 손상되며 세포 스트레스가 일어나 프로제리아처럼 광범위한 염증반응이 나타난다. 소아기 때에는 정상인과 큰 차이를 보이지 않으나 10대에 들어서면서 증상이 점차 나타난다. 사춘기 때 성장하지 않아 키가 작고, 10대 후반에서 20대가 되면 머리카락이 변색되고 빠지며, 30대에는 백내장과 당뇨병, 골다공증 등의 질병이 발생한다. 이후 40~50대에는 사망에 이르는데, 주된 사망원인은 동맥경화증의 조기 진행으로 인한 심근경색과 암 발생인 것으로 알려졌다.

선천성 각화이상증은 텔로미어 관련 효소의 유전자에 변이가 일어나 텔로미어가 빨리 짧아져서 발생한다. 이 유전병은 100만 명당 한 명이 발생할 정도로 흔치 않다. 이 유전병을 앓는 사람은 골수 부전과 여러 가지 암의 발생 증가 등을 포함한 여러 증상이 나타나는데, 특징적으로 조기 노화 증상을 보인다. 앞에서 설명한 헤이플릭 현상이 유전적 요인으로 인해 빨리 진행되는 질병이다.

위의 조로증 외에 적어도 대여섯 종류의 급성 노화와 관련된 유전병이 있다. 이런 유전병들을 살펴보면 노화에 영향을 미치는 주요 기전을 알 수 있다. 예를 들면, 항산화 기전, DNA 손상 복구 기전, 텔로미어의 단축 속도 등이 노화에 크게 영향을 미친다. 이와 더불어 광범위한 염증 유발이 노화를 촉진한다. 즉, 세포 스트레스와 염증이 노화를 촉진하는 주요 기전임을 알 수 있다.

노화와 관련된 혈액 지표들

1장에서 소개한 혈액 지표들 외에도 건강 및 노화에 관련된 잘 알려진 중요한 지표들이 있다. 혈중 나트륨 농도는 노화 관련 질병, 특히 고혈압과 연관성이 높다. 혈중 나트륨의 정상 농도 범위는 135~145밀리몰/리터(mmol/L)이며, 최근 논문[29]에 따르면 이 수치가 142mmol/L 이상이면 노화 관련 질병의 발병 위험도가 매우 높아진다.

중년 또는 노년에서 사망 위험도와 일반적 건강상태를 예측할 수 있는 다섯 가지의 혈액 단백질 지표는 지디에프-15(GDF-15), 엔티-프로비엔피(NT-proBNP), 당화 헤모글로블린, 시알피(CRP), 시스타틴-시(cystatin-C) 등이다.[30, 31] 당화 헤모글로블린과 CRP는 각각 제2형 당뇨병과 염증의 지표다. GDF-15는 산화 스트레스, 염증, 미토콘드리아

기능 장애의 지표이며, NT-proBNP는 심장 손상, 시스타틴-C는 신장 손상의 지표다.

최근 빅데이터와 관련된 과학의 발달로 유전자와 단백질에 관해 대규모로 그리고 더욱 세밀하게 분석할 수 있게 되었다. 2021년에 발표된 한 논문[32]은 8세에서 96세에 이르는 1000명 이상의 혈액을 이용하여 노화 관련 질병 및 사망 위험과 관계 높은 단백질 지표를 딥러닝(deep learning, 컴퓨터가 외부 데이터를 조합·분석하여 학습하는 기술) 방법으로 연구했다. 이 논문에 따르면, 염증 관련 단백질인 시엑스시엘9(CXCL9)의 혈중농도가 노화 관련 질병 및 사망 위험성과 관계가 높았다. CXCL9는 염증반응을 일으키는 데 중요한 역할을 하며, 심장 손상에 따른 혈관의 재형성 및 심혈관계의 기능 저하와 관계가 깊다.

세포 스트레스와 반응

세포 스트레스가 노화에 미치는 영향이 크기 때문에 그 기전을 더 자세히 소개하고자 한다. 세포 스트레스와 그에 대한 반응은 일반적인 정신적 스트레스와는 기본적으로 다르다. 세포 스트레스는 세포 안에서 국한되어 일어나는 반응을 의미한다. 세포 스트레스는 세포가 비정상적인 상태에 노출되었을 때 일어나는 현상으로 외부적 또는 내부적 자극에 반응하는 과정이다.

세포 외부에서 오는 자극은 고온, 저온, 저산소, 비정상적 삼투압, 자외선 노출, 영양소 결핍, 독소 등이고,[33] 세포 내부에서 기인하는 자극으로는 비정상적으로 지나치게 많은 단백질 합성, DNA 손상, 활성산소군 등이 있다. 세포는 이런 스트레스에 살아남기 위해 생존 반응을 일으키며, 지나친 스트레스는 세포의 죽음으로 이어져 염증을 일으키며 노화가 촉진된다. 그러므로 세포의 생존 반응 기전이 유전적으로 높은 개체는 노화가 늦어지며 장수로 이어질 확률이 높다.

┌─────────────────────────┐
│ **세포 스트레스 반응** │
│ • 열 충격 반응 │
│ • 항산화 반응 │
│ • DNA 손상 반응 및 복구 │
└─────────────────────────┘

세포가 고온에 노출되면 세포 내의 단백질이 변형되어 세포 손상이 시작된다. 이에 대한 반응으로 세포 내에서 열충격 단백질의 활성화와 발현이 왕성해지는데, 그 기능은 세포 내 변형 단백질을 정상화하거나 제거하는 것이다. 어떤 이유로 세포 내에서 단백질 합성이 과다하게 일어나면 새롭게 합성되는 많은 단백질이 구조적으로 미성숙한 상태에 머물 수 있다. 세포가 이런 비정상 단백질을 감지하면 세포 내 단백질 합성을 줄여 세포 스트레스를 낮춘다. 그리고 세포 내 활성산소군, 독소, 자외선 등이 DNA에 손상을 입히면 DNA 복구 반응이 일어난다.

이러한 반응의 과정은 다음과 같다. 첫째, p53을 활성화하여 세포의 분열을 억제하고 아폽토시스를 통해 세포 죽음을 유도한다. 둘째, DNA-PK, Ku-70, Ku-80 등의 단백질을 활성화하여 DNA 합성을 촉진하여 손상된 부분을 복구하거나 제거하는 등의 방식으로 세포의 정상화를 촉진한다(여기에 관여하는 p53이나 Ku-70 등은 노화와 암에 미치는 영향이 크기 때문에 이 책에서 여러 번 언급했다).

항산화 반응은 대표적인 세포 스트레스 반응이다. 기본적으로 세포 내에는 활성산소군과 그것으로부터 세포를 보호하는 항산화 기전의 균형이 잘 맞춰져 있다. 항산화 단백질의 발현이 대표적인 항산화 기전인데 Nrf2가 중요한 전사인자로 작용한다. 세포 내 항산화 단백질로는 글루타티온 환원효소, 슈퍼옥시드 디스무타아제 등이 있으며, 이것들은 글루타티온 등과 같은 항산화물을 만들거나 활성산소군을 직접 중화한다. 이러한 활성산소군과 항산화 기전의 균형이 깨지면 활성산소군에 의해 세포가 손상되거나 죽을 수 있다.

활성산소군은 앞에 언급한 것과는 다른 기전으로 발생하기도 한다. 염증반응에 중요한 콕스(Cox) 시스템이 활성화되면 프로스타글란딘이나 류코트리엔이 만들어지는데 이 과정에서도 활성산소군이 발생한다. 그리고 세포 내에서 독소나 약 같은 이물질을 제거하는 기전(지노바이오틱스xenobiotics)에서 중요한 역할을 하는 사이토크롬 피(cytochrome P)450 아이소자임 효소가 활성화되면 활성산소군이 만들어진다. 활성산소 스트레스는 다른 스트레스와도 상호 반응을 한다. 예를 들어, 활성산소군은 열 충격 단백질의 발현을 유도하는데 이 단백질은 고열 외에도 다른 스트레스에 반응한다. 단백질의 과다 생성에 의한 비정상적 단백질 축적 또한 Nrf2 전사인자를 활성화하여 여러 항산화 단백질의 발현을 유도한다.

세포는 스트레스에 반응하여 회복을 유도하지만, 스트레스가 너무 심하면 세포의 자살로 이어진다. 이를 예정된 세포 사멸(아폽토시스)이라고 한다. 일반적으로 몸 안의 세포는 수명이 다하면 이런 과정을 통해 죽고, 죽은 세포는 분해되어 그 구성 요소는 재활용된다. 하지만 어떤 세포는 스트레스 반응이 높은 상태에서 죽지 않고 노화된 세포로 유지하는데 이런 세포를 노화세포(좀비세포)라고 한다. 노화세포는 염증 산물을 분비한다. 또한 세포가 심한 스트레스에 의해 아폽토시스가 아닌 네크로시스(necrosis)로 죽을 수 있는데 이 경우는 염증반응을 일으켜 노화를 촉진한다(세포의 죽음과 염증은 5장과 7장에 자세하게 설명되어 있다).

정신적 스트레스 반응

일반적으로 스트레스라고 하면 정신적 또는 심리적 스트레스를 의미하며, 이는 세포 스트레스와는 다른 개념이다. 사람을 포함한 모든 척추동물에서 정신적 스트레스 반응은 기본적인 생존 기전이며 공통으로 존재한다. 즉, 생명에 위협이 되는 상황에서 신속하게 반응하는 것이 스트레스 반응이다. 흔히 '싸우거나 도망치는' 반응이라고 하는데, 위협에 맞서 싸우거나 안전한 곳으로 도망갈 수 있게 본능적으로 빠르게 일어난다.

정신적 스트레스 반응은 뇌에서 시작된다. 명령 센터로 작동하는 시상하부는 비자발적 자율신경계를 통해 신체를 제어하는데, 호흡, 혈압, 심장박동, 주요 혈관의 확장 또는 수축을 유도한다. 자율신경계는 교감신경계와 부교감신경계로 나뉘어 서로 제어하는데, 교감신경계는 위험에 대응할 수 있도록 몸에 폭발적인 에너지를 일으키며, 부교감신경계는 위험이 지나간 후에 몸을 진정시키는 역할을 한다.

강도를 만나는 것 같은 위험한 순간에 직면하면 감각기관(눈, 귀)에서 정보를 감정 처리에 관여하는 두뇌 영역인 편도체로 보낸다. 편도체는 위험을 감지하여 즉시 시상하부에 신호를 보낸다. 조난 신호를 받은 시상하부는 교감신경계를 활성화하며 부신으로 신호를 보내 그곳에서 아드레날린(adrenalin, 또는 에피네프린epinephrine이라고도 한다)을 혈류로 분비하게 해 여러 세포를 반응하게 한다. 아드레날린은 심장을 빠르게 뛰게 하고 혈압을 높여 더 많은 혈액을 근육과 심장 및 기타 중요한 조직으로 보낸다. 또한 아드레날린은 호흡계의 근육에 작용하여 호흡수를 높여 더 많은 산소를 뇌로 공급하여 시각과 청각 등의 감각을 더욱 예민하게 만들어준다. 그뿐만 아니라 세포에 저장된 글루코스와 지방을 혈류로 방출하여 각 장기와 조직에 에너지를 공급한다. 이런 과정을 통해 신체는 위험에 빨리 대처하게 된다.

이런 초기 반응에 이어 스트레스 반응 시스템의 두 번째 구성 요소인 시상하부-뇌하수체 및 부신 네트워크가 활성화된다. 시상하부는 코티코 트로핀 방출 호르몬(CRH)을 만들어 뇌하수체로 보내 부신 자극 호르몬(ACTH)을 방출하게 한다. 이 호르몬이 부신에 작용하여 코티솔(cortisol)이라는 스테로이드를 분비한다. 스테로이드는 단기적으로 몸의 활력을 되찾게 하고 높은 경계를 유지하도록 한다. 이러한 반응은 부교감신경계(노르아드레날린)나 다른 신체의 자정 작용에 의해 정상으로 돌아온다. 스트레스 반응은 생명을 위협하지 않는 요인, 즉 지나친 불안, 분노, 걱정 등의 심리상태에서도 나올 수 있다.

스트레스는 만병의 근원이라는 말이 있다. 그리고 스트레스는 노화를 촉진하는 큰 요인이다. 앞에 설명했듯이 스트레스는 유해한 상황에 대한 신체 반응으로 정서적 또는 육체적 긴장감이라고 정의할 수 있다. 스트레스는 신체적(병, 사고, 음주, 흡연, 수면 부족 등의 불규칙한 생활 등), 정서적(공포, 분노, 애정 결핍, 적개심 등), 정신적(낮은 자존감, 감당하기 힘든 일 등), 영적(죄의식, 도덕적 갈등 등), 사회적(비웃음, 왕따, 갈등, 사회적

관계 결여 등) 요인으로 인해 일어날 수 있다. 우리 몸은 스트레스에 대한 반응으로 심박수가 증가하고 호흡이 빨라지고 근육이 긴장하며 혈압이 상승한다. 즉, 유해한 상황에서 자신을 보호하고 벗어나려는 행동을 하도록 한다. 사람마다 스트레스에 반응하는 정도는 차이가 있으며 적당한 스트레스는 일을 잘 수행하고 위험한 상황에서 벗어날 수 있도록 도움을 주기도 한다.

스트레스 대한 대표적인 신체적 반응은 스테로이드의 일종인 코티솔 또는 글루코코르티코이드(glucocorticoid)로 알려진 스트레스 호르몬을 만들어내는 것이다. 지나친 스트레스 호르몬은 몸의 항상성(균형)을 무너뜨린다. 특히 면역반응을 억제하여 질병에 대한 저항을 낮춘다. 따라서 스트레스가 만병의 근원이라는 말은 틀리지 않다. 스테로이드는 식욕을 증진시키고 전반적인 대사에 영향을 미쳐 세포 내의 지방 축적을 높인다. 스트레스에 따라 분비된 특정 신경전달물질은 암세포의 증식을 유도하거나 암의 전이를 촉진하며, 암세포에 대한 감시 면역력을 떨어뜨린다. 심한 스트레스는 세로토닌이나 도파민 같은 뇌의 신경전달물질을 낮추어 우울증을 일으킬 수 있다.

노화의 지연

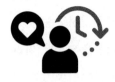

　노화의 속도에 미치는 영향은 유전적인 요소가 가장 크지만, 환경적 요인(생활 습관)에 의해서도 노화 속도에 큰 차이를 보인다. 현재까지 알려진 많은 실험과 관찰에 따르면, 좋은 생활 습관은 노화를 늦춰 수명을 최대 30퍼센트까지 연장해 준다고 한다.

　생쥐에서 한 어미당 8마리가 태어난 집단과 12마리가 태어난 집단을 비교한 결과, 새끼가 많은 집단의 동물이 약 10퍼센트 더 오래 산 것으로 관찰되었다. 각 생쥐는 젖을 뗀 다음부터 똑같은 환경(먹이 섭취 등)에서 살았으므로 수명의 차이는 젖 먹는 기간에 일시적인 영양 제한에서 기인한 것이라고 결론지었다. 동면하는 동물이 동면하지 않는 비슷한 종류의 동물에 비해 수명이 긴 것은 이와 비슷한 기전(영양 제한)에 따른 것이다. 여기서 중요한 점은 영양 제한의 적응 시간과 지속성이다.

　우리 몸이 영양 제한에 적응하는 데는 오랜 시간이 걸린다. 쉽게 술취하는 사람이 술을 조금씩 계속 마시면 알코올 관련 분해효소의 발현이 높아져 덜 취하게 된다. 이는 생쥐에서도 실험적으로 증명되었는데, 생쥐에게 알코올을 한 달 이상 계속 먹이면 알코올 분해효소가 간에서 더 많이 발현되어 알코올 대사가 더 잘 진행된다. 사람이나 동물은 이런 비유전적 적응 능력이 있으므로 좋은 생활 습관을 통해 노화를 늦추고 건강하게 살 수 있다.

소식과 간헐적 단식은 이러한 적응 능력을 의도적으로 높이는 방법이다. 즉, 소식과 단식은 지방 축적을 억제할 뿐만 아니라 세포 스트레스에 저항하는 기전을 높여 대사 관련 질병의 발생 위험을 낮출 수 있다.

소식이나 단식을 통해 몸이 일시적 영양소 부족을 인지하면 생존 반응이 일어난다. 더 나아가 소식이나 단식은 지방을 케톤체로 분해하여 에너지원으로 사용하는데, 케톤체에는 항산화, 항염증 및 심장 보호 기능이 있다. 알코올 분해효소가 발현되는 데 시간이 걸리듯, 이 생존 반응을 유도하는 데에도 시간이 필요하다. 따라서 지속성과 일관성이 필수적이다. 세포 스트레스, 노화와 장수는 이렇듯 단순하게 요약할 수있지만, 그 이면에는 복잡한 분자생물학적 기전이 존재한다.

세포를 건강하게 유지하려면 세포에 축적된 과다한 영양소 등을 수시로 청소해야 한다. 뇌 신경세포나 지방세포처럼 오래 사는 세포에서는 이러한 청소 과정이 수명이 짧은 세포에서보다 더 중요하게 작용한다. 세포 내 청소는 오토파지라는 기전을 통해 일어난다[34](이 기전의 발견으로 오스미 요시노리大隅良典는 2016년 노벨상을 받았다). 오토파지 기전은 세포가 영양소 결핍을 인지하면서 시작된다. 세포에 영양소(아미노산 또는 글루코스) 결핍이 일어나면 이를 인지한 세포는 세포 내에서 필수적으로 필요하지 않은 것들을 분해·재활용하여 에너지원으로 사용한다. 즉, 오토파지라는 소기관이 세포 내에 만들어져 세포 내 다른 소기관이나 거대분자를 흡수한 뒤 오토파지 안에 존재하는 분해효소로 그것들을 분해하여 재활용한다. 오토파지 기전은 대부분 동물에 공통으로 존재하며 세포의 생존에 매우 중요한 역할을 한다. 따라서 오토파지 기전에 문제가 있는 유전자를 가진 사람은 퇴행성 신경질환에 걸릴 가능성이 크다.

현대 사회에서 과영양은 늘 문제가 될 수밖에 없다. 대개 과영양은 중성지방으로 축적되는데, 이는 호딩(hoarding) 현상과 비슷한 결과로 이어질 수 있다. 집 안에 호딩된 물건은 위생과 건강에 큰 문제를 일으킬 수 있다. 주로 백색지방세포가 과영양의 축적과 관련되어 있다. 지방조직은 에너지를 저장하는 역할 외에도 몸의 영양상태에 반응하여 지속적으로 리모델링 하면서 호르몬, 단백질, 마이크로 RNA 등 아디포카인(adipokine, 지방조직에서 분비되는 세포신호물질)을 분비하는 내분비기관이다. 과영양상태가 지속되면 정상적인 아디포카인에 변화가 생긴다. 특히 비대해진 백색지방세포는 염증 유도단백질을 분비하여 만성 염증을 일으킬 수 있는데 만성 염증이 건강과 노화에 미치는 영향은 매우 크다.

노화를 늦추는 방법

만일 당신이 성장기를 지났고(30대 이상) 건강한 상태라는 가정 아래 노화를 늦추고 싶다면 무엇을 해야 할까? 건강검진을 정기적으로 받는 게 중요하고, 만약 고지혈증·당뇨병·고혈압 등이 있다면 의사와 상의하여 치료해야 한다. 의사는 비처방약 또는 처방약을 추천하거나 체중 조절, 음식 조절, 적당한 운동 등을 권할 것이다. 모든 처방약은 과학적 근거로 제조되고 까다로운 임상실험을 통과한 것으로 효능이나 부작용이 증명되었다. 최근 20~30여 년간 가장 많이 팔린 약에는 스타틴(statin) 종류의 고지혈증 약(나쁜 콜레스테롤을 낮추는 약), 메트포르민(metformin) 같은 제2형 당뇨병 환자를 위한 혈중 글루코스 조절제 등이 있다.

미국에서는 75세 이상 노인의 약 50퍼센트가 스타틴을 복용한다고 하며, 매년 약 1억 개의 메트포르민 처방전이 발행된다고 한다. 어떤 의사는 중년 이후에 스타틴, 메트포르민 그리고 낮은 용량의 아스피린을 복용하는 것이 노화와 수명에 도움이 된다고 주장한다. 대부분의 건강보조제는 정부 기관의 까다로운 검정을 통과하지 않아도 되기 때문에 과학적 근거가 약하다고 할 수 있다.

노화와 장수의 전문가이며 하버드대학 교수인 싱클레어(David Sinclar)가 쓴 《노화의 종말(Lifespan)》(2019)[35]에는 다음과 같은 건강한 노후를 위한 10가지 방법이 소개되어 있다. 이 방법의 이론적 근거가 무엇인지 이 책을 통해 어느 정도 이해했으면 한다.

① 매일 1그램의 엔엠엔(nicotinamide mononucleotide, NMN), 1그램의 레스베라트롤(resveratrol), 1그램의 메트포르민, 83밀리그램의 아스피린 복용

② 1일 추천량의 비타민 D, 비타민 K_2 복용

③ 탄수화물 섭취를 최대한 줄이고 후식은 먹지 않는다.

④ 하루 한 끼는 굶는다(아니면 조금 먹는다).

⑤ 3~4개월 간격으로 혈액 검사를 하면서 주요 지표를 확인하고 개선하려 노력한다.

⑥ 되도록 걷는다. 특히 계단을 이용한다. 주말에 체육관에서 운동하며 사우나와 찬물 목욕을 한다.

⑦ 채식을 많이 하고 육식은 최대한 줄인다.

⑧ 담배를 피지 않고 자외선 노출을 줄인다.

⑨ 집 안 온도를 낮게 유지한다.

⑩ 체질량지수를 23~25로 유지한다.

①과 ②를 제외하고 모두 노화의 속도를 줄일 수 있는 생활 습관과 관련 있다. 이런 생활 습관은 건강을 유지하는 데 도움이 된다고 잘 알려진 일반 상식이다. 적당한 체중을 유지하고 소식 또는 하루 한 끼를 굶는 간헐적 단식 등의 생활 습관이 어떻게 노화 및 장수와 관련 있는지를 소개하는 것이 이 책의 목적 중 하나다.

메트포르민은 이미 자세히 소개했고, NMN은 NAD^+의 전구체로 작용한다. 레스베라트롤은 항산화제로 시르투인을 활성화한다.[36] 아스피린은 엔세이드(NSAID, 비스테로이드성 항염증제)의 일종으로 항염증제로 작용한다. 사우나와 찬물 목욕은 갈색지방세포를 통한 에너지 소비와 관련이 깊다(5장에서 다시 설명할 것이다).

항산화물은 많은 음식에 존재하는데 특히 과일과 채소에 많이 함유되어 있다. 예를 들어, 사과나 양파 등에는 퀘세틴(quercetin)이라는 항산화물이 다량 존재한다. 자연에 존재하는 항산화물을 분리하여 농축시킨 제품도 많이 있으며, 항산화제는 대표적인 건강보조제로 시중에서 쉽게 구할 수 있다. 그러나 이미 우리 몸에 여러 항산화 기전이 있으므로 시판되는 농축된 항산화제를 섭취하는 것이 얼마나 더 큰 효과를 가져다줄지는 논쟁의 여지가 있다. 지금까지의 많은 임상실험에 따르면 심혈관계질환에 건강보조제 항산화제의 효과는 크지 않다고 한다. 과일과 채소는 항산화물을 함유할 뿐만 아니라 섬유질이 풍부하여 장내 건강 세균총을 촉진하여 염증반응을 낮출 수 있다.

육류는 오메가6 지방산의 함유가 높은 반면, 물고기는 오메가3 지방산 함유가 높다. 특히 청어, 참치, 연어, 고등어 등에는 오메가3 지방산이 많이 함유되어 있다. 최근 발표된 논문들에 따르면, 오메가6 지방산은 염증을 일으키는 경향이 있으나 오메가3 지방산은 염증을 억제하는 경향이 있다고 한다. 이는 생선을 많이 먹으면 건강에 도움이 되고 노화를 늦출 수 있다는 이론의 근거가 되기도 한다. 오메가3 지방산은 혈중 중성지방 농도를 낮추고 심혈관계질환의 발병 위험을 줄여준다. 오메가3 지방산이 함유된 제품은 많은 건강보조제 중 거의 유일하게 효능이 과학적으로 증명되었다.

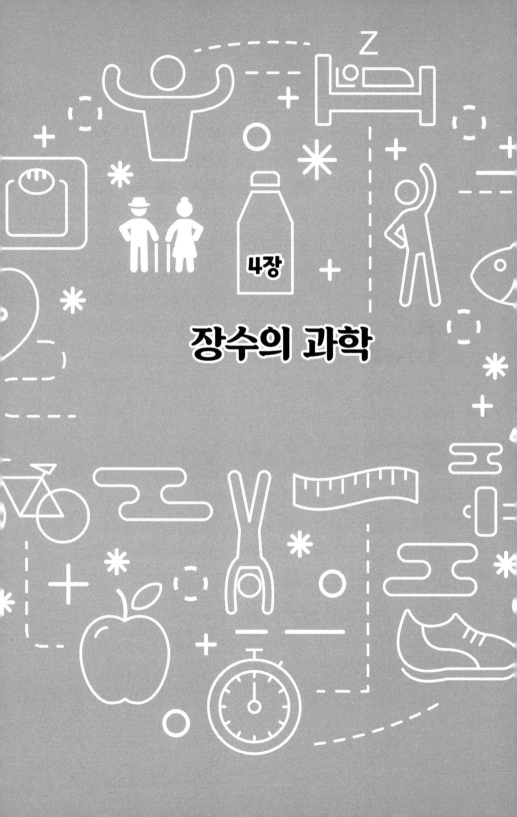

4장

장수의 과학

최대 수명과 기대수명

　최근 연구에 따르면, 척추동물 중 수명이 가장 긴 그린란드상어는 400년 이상을 살 수 있다. 잉어, 몇몇 장어, 거북, 몇몇 고래 등의 수명도 100년을 넘는다. 이 동물들의 특징은 대체로 대사 속도가 느리고 대사량이 낮다는 점이다. 사람의 최대 수명은 120세라고 알려져 있다. 많은 과학자는 유전자의 한계 때문에 유전자 조작 등을 통한 획기적인 방법이 나오지 않는 한 미래에도 사람의 수명 한계는 비슷할 것이라고 예상한다.

　지난 반세기 동안 전 세계 인구의 기대수명은 47년(1950~1955)에서 71년(2015)으로 증가했다. 1938~1948년에 출생한 한국 사람의 기대수명은 남성 44년, 여성 49년이었으나, 2023년에는 남성 81년, 여성 87년으로 높아졌다. 2016년 영국 임페리얼대학 연구자들이 예측한 모델에 따르면, 2030년 한국 여성과 남성의 기대수명은 각각 91세와 84세에 이르러 세계 최고의 장수국가가 될 것이라고 한다.
그 연구를 주도한 학자는 "한국인은 교
육과 영양의 혜택을 상대적으로 평등하
게 누리고, 고혈압을 잘 관리하고 있으

며, 비만율이 세계 최저 수준이기 때문"이라고 설명했다.

장수의 이해

건강하게 오래 사는 것은 모든 이의 꿈일 것이다. 우리 조상들은 십장생 등으로 그 꿈을 표현했다. 십장생은 오래 산다고 믿었던 열 가지로 해, 산, 물, 돌, 구름, 소나무, 불로초, 거북, 학, 사슴 등이다. 십장생은 고구려 고분벽화에서도 발견될 정도로 삼국 시대부터 시문, 그림, 조각 등의 흔한 주제였으며 이를 통해 사람들은 장수를 기원했을 것이다.

일본 오키나와 또는 루마니아의 장수 마을처럼 100세를 넘은 주민이 많이 사는 마을이 뉴스에 나오거나 다큐멘터리로 만들어지곤 한다. 그들의 유전적 요소, 생활 습관, 음식 문화 등이 장수에 영향을 많이 미친다고 하는데 그중 유전이 장수에 매우 중요하다는 것을 많은 사람(과학자든 비과학자든)이 인정하고 있다.

장수하려면 좋은 유전자를 가지고 태어나야 하며, 적당한 운동과 과식하지 않는 음식 습관이 중요하다는 것은 기본 상식이다. 채소, 과일, 생선 등을 많이 먹는 것도 중요한 요인으로 꼽히기도 한다. 하지만 이것들이 왜 중요한지 과학적으로 쉽게 설명한 책을 찾기 힘들다. 또 장수 유전자와 장수에 도움이 되는 생활 습관의 기전이 서로 연결되어 있다는 사실은 제대로 모른다. 이 장에서는 장수와 관련된 기본적인 기전들을 세포학적·분자생물학적 관점으로 설명하려 한다.

진화학에서 적자생존 또는 자연선택은 생존 및 번식 능력과 관련 있다. 대부분 동물은 번식과 후손의 양육이 끝난 뒤 사망률이 급격하게 높아진다. 그런 의미에서 장수 관련 유전자는 종의 생존에 특별히 유리하게 작용하지 않는다. 좀 더 극단적인 예로, 어떤 동물은 짝짓기하고 나면 곧 죽는다. 수컷 사마귀는 교미와 함께 암컷 사마귀의 먹이가 될 가능성이 높고, 연어가 긴 여행을 하는 목적은 산란과 수정이며 그 힘든 여정 후에 생을 마감한다. 또한 암컷 문어는 알을 낳은 뒤 아무것도 먹지 않고 새끼들을 돌보다가 생을 마감한다. 무리 지어 사는 동물 집단에서 장수하는 개체는 무리에 도움이 되기보다는 부담이 된다. 따라서 진화의 방향은 장수와는 무관한 것처럼 보인다.

2장에 소개한 곰퍼츠 법칙에 따르면, 사람을 포함하여 동물 대부분은 나이가 들면서 사망률이 기하급수적으로 높아진다. 어리거나 젊을 때는 주로 포식자, 태풍, 미생물이나 기생충 감염, 기아 또는 사고 등 외부적인 요인으로 사망한다. 하지만 나이가 들면 암이나 심혈관계질환 등과 같은 내부적인 요인으로 사망하는 비율이 눈에 띄게 높아진다.

다만, 벌거숭이두더지쥐 같은 몇몇 동물은 이 법칙을 따르지 않는데 이 동물들을 연구하면 장수와 노화를 이해하는 데 도움이 된다. 장수하는 사람과 벌거숭이두더지쥐의 공통점은 노화 관련 질병에 대한 높은 저항성과 회복력이다. 이 장의 목적은 분자생물학적인 설명을 통해 이런 기전들을 이해하는 데 있다.

세포학적 관점에서 본다면 우리 몸은 세포 단위로 이루어져 있고, 각 세포는 동일한 DNA를 지니고 있다. 세포는 특정 기능을 담당하는 단백질을 각 조직이나 장기에서 선택적으로 발현하고 서로 긴밀하게 상호 작용을 한다. 우리 몸 안의 세포는 기본적으로 외부에서 흡수한 영양소를 이용하여 생존에 필요한 영양소와 에너지를 만든다.

영양소는 세포의 형태나 기능을 담당하는 단백질과 지방 등을 만드는 데 사용되어 세포의 성장과 분열 및 증식과 유지를 가능하게 한다. 영양소 중 주로 탄수화물이 에너지로 변환되는데, 영양소가 에너지로 변환되는 에너지 대사는 산화 과정이 대부분이며, 이 과정에서 부산물로 활성산소군이 발생하여 세포에 산화 스트레스를 일으킨다. 3장에서 살펴본 바와 같이 노화는 세포 스트레스가 축적되어 나타나는 현상으로 정의할 수 있다. 세포 스트레스는 세포와 조직에 손상을 주고 손상이 축적되면 질병을 일으킬 수 있다.

그런데 세포는 손상을 최소화하기 위해 복수의 항산화 기전을 이용하여 활성산소군과 항산화 기전의 균형을 유지한다. 그러므로 항산화 기전은 세포의 보존과 유지에 큰 축을 담당하고 노화를 늦추어 장수하는 데 큰 역할을 한다. 이런 항산화 기전과 관련된 유전자의 발현이 많다면 장수할 가능성이 크다. 이 기전들은 생활 습관을 통해 어느 정도 증진될 수도 있는데, 잘못된 생활 습관은 이 기전들을 약화시킴으로써 노화를 촉진하고 조기 사망으로 이끌기도 한다.

우리 몸에서는 세포증식(성장)과 일정 세포 수의 유지(보존)가 균형을 잘 이루고 있지만, 성장기와 같은 특정한 조건에서는 성장이 더 우세하게 이루어진다. 모든 생물은 성체가 되기까지 에너지의 소모가 성장에

초점이 맞추어져 있으며, 여기에는 호르몬이 중요한 역할을 한다. 성체가 되면 성장호르몬은 줄어들지만, 세포의 분열과 증식이 끝나는 것은 아니다. 우리 몸 안에서는 무수한 세포가 자연스럽게 죽고, 성체줄기세포가 끊임없이 증식하여 죽은 세포를 대체한다.

따라서 성체가 된 후에는 세포의 증식과 보존이 적절하게 균형을 이루어야 건강이 유지되고 노화가 서서히 진행된다. 세포의 증식이 너무 빠르면 암이 발생할 수 있고 심혈관계질환도 발생하기 쉽다. 반대로 세포 보존 기전이 발달하면 이러한 질환에 대한 발병 위험도가 낮아진다.

초파리, 예쁜꼬마선충, 생쥐, 쥐, 원숭이 등을 이용한 실험에 따르면, 오래 사는 비결은 단순하다. 적게 먹는 것이다.[37] 이러한 실험에서 30퍼센트를 적게 먹으면 수명이 30퍼센트 연장되는 것을 보여주었다. 사람도 비슷하다. 소식 또는 영양소 제한이 장수와 관련 있다는 것은 너무나 잘 알려져 있다. 간헐적 단식은 꾸준한 소식과 비슷한 효과를 가져온다.

사람과 동물은 어떤 기전으로 죽는가

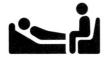

건강, 질병과 장수를 이해하려면 먼저 세포가 어떻게 죽는지를 알아야 하며, 세포의 죽음이 어떻게 사람의 죽음으로 이어지는지를 이해해야 한다. 5장에서 자세히 설명하겠지만, 우리 몸에서 매일 500억 개의 세포가 죽는다. '아폽토시스' 과정을 거쳐 자연적으로 죽은 세포는 몸 안에서 재활용된다. 문제는 세포가 외부의 요인으로 인해 죽는 경우다.

세포는 영양소 대사 및 에너지 대사를 통해 유지·생존하기 때문에 세포 대사가 일어나려면 산소와 영양소가 필요하다. 이렇듯 혈액을 통해 공급되는 산소와 영양소는 세포의 생존에 필수적이므로 산소나 영양소 결핍으로 대사가 멈추면 세포가 죽을 수 있다.

1장에서 설명했듯이, 산소나 영양소 결핍으로 죽음에 이르는 시간은 세포에 따라 차이가 있다. 뇌 신경세포가 가장 민감하여 산소 없이 1분이 지나면 세포가 죽기 시작하고, 3분이 지나면 많은 세포가 죽고, 5분이 지나면 뇌사에 이른다. 또 심한 면역반응이 세포들을 죽이기도 한다.

세스 맥팔레인이 감독과 주연을 맡은 영화 〈서부에서 죽을 수 있는 백만 가지 방법(A Million Ways to Die in the West)〉(2014)은 서부 시대의 삶, 사랑, 강도 그리고 죽음에 관한 내용을 다룬다. 이 영화 초반에는 여러 가지 사망원인(총 맞아 죽고, 칼에 찔려 죽고, 메탄가스에 질식해 죽고, 또 총 맞아 죽고, 동물에 깔려 죽고, 뱀에 물려 죽고 등)이 나오는데 그 시대 그 장소에서는 사건·사고와 굶주림이 많은 사람의 사망원인이었을 것이고 늙어서 죽는 경우는 현재보다 적었을 것이다.

"평계 없는 무덤은 없다"는 말이 있다. 이 말의 사전적 의미는 무덤의 주인은 어떤 이유 또는 원인으로 죽음에 이르렀다는 것이다. 현재 한국이나 미국에서 매년 많은 노인이 자연사하는데, 같은 미국이라도 서부 시대와는 매우 다르다는 것을 알 수 있다. 자연사의 사망원인은 외상 등의 외부 요인이 아니라 암, 심혈관계질환 또는 제2형 당뇨병 등과 같은 내부 요인이다. 때로는 취침 중에 사망하기도 하는데, 많은 경우 뇌졸중에 의한 것이다. 이때 사망원인은 뇌졸중, 사망 방식은 자연사로 기록된다. 병리학자나 의사는 사망원인과 정황에 따라 죽음을 자연사, 사고사, 자살, 살인, 미상 등 다섯 가지 사망 방식으로 분류한다.

사망원인에 대한 통계

코로나-19 팬데믹으로 2020년부터 2023년 5월까지 전 세계적으로 약 700만 명이 사망했다. 하지만 현대 사회에서는 이런 감염병보다는 대사와 관련된 질병이 사망원인에서 큰 비중을 차지한다. 미국 질병

통제예방센터의 최근 보고에 따르면, 2022년 미국에서 사망한 320만 명의 사망원인은 심장질환(22%), 암(20%), 사고(8%), 코로나-19(7.5%), 뇌졸중(뇌혈관질환, 5%), 만성 호흡기질환(4.5%), 알츠하이머병(4%), 당뇨병(3%), 만성 신장질환(2%) 등이었다.

이러한 사망원인은 코로나-19를 제외하면 그 이전과 크게 변함이 없다. 고혈압은 약 15퍼센트의 사망원인에 중요하게 작용하는 것으로 알려졌다. 2022년의 통계에 따르면, 한국에서는 암이 사망원인의 22퍼센트로 가장 높았고 심장질환(9%), 코로나-19(8.4%), 폐렴(7.2%), 뇌혈관질환(7%), 자살(3.5%), 알츠하이머병(3.1%), 당뇨병(3%), 고혈압성 질환(2.1%), 간질환(2%) 등으로 나타났다. 고혈압이나 당뇨병은 그 자체로도 사망에 이르게 하지만 더 중요한 것은 심장질환 및 혈관질환을 일으킨다는 점이다.

2021년 미국 통계에서는 성인의 약 48퍼센트와 12퍼센트가 각각 고혈압과 당뇨병을 앓고 있다고 나왔다. 같은 시기 한국 통계에서는 성인의 약 27퍼센트와 14퍼센트에서 고혈압과 당뇨병이 확인되었으며, 이 질병들은 급속한 증가 추세에 있다. 체질량지수를 기준으로 했을 때 미국과 한국에서 비만인은 전체 인구의 각각 42퍼센트와 6퍼센트다. 그리고 비만은 아니지만 과체중인 사람의 비율은 미국과 한국에서 각각 70퍼센트와 37퍼센트다. 여기에서 미국과 한국의 비만율과 고혈압을 가진 사람의 차이가 큼에도 불구하고 당뇨병이 유사한 비율로 발생하는 점이 눈에 띈다. 고탄수화물 식단은 인슐린 저항을 일으킬 가능성이 높기 때문에 주식이 쌀이라는 점이 (상대적으로 낮은 비만율과 고혈압에 비해) 상대적으로 높은 한국인의 당뇨병과 관계가 있을 것으로 추측된다.

죽는다는 것은 무엇인가

호흡(숨)이 멈추는 것(respiratory arrest), 심장이 멈추는 것(cardiac arrest) 또는 대뇌의 기능이 멈추면(뇌사) 죽음으로 이어진다. 예로부터 호흡정지, 심장정지, 동공확대의 세 가지 징후를 죽음의 판단 기준으로 보는 설이 있었다. 뇌사설은 뇌 중추부를 포함한 전뇌의 불가역적 기능 상실을 죽음으로 판단한다는 것으로 법률상 사망의 근거가 되기도 한다.

그렇다면 무엇이 숨, 심장 또는 뇌의 기능을 멈추게 하는가? 숨을 쉬고 심장을 뛰게 하는 근육은 의식으로 통제되지 않는 비자발적 반응인 자율신경계에 의해 제어된다. 호흡은 뇌간의 연수와 교뇌(pons)에서 조절하는데, 몇몇 신경세포가 연결망을 이루어 호흡근(횡격막이나 갈비뼈 사이의 근육)에 전기적 신호를 보내 들숨과 날숨을 조절한다. 이 호흡중추의 뇌 신경세포가 산소나 영양소 결핍 등의 이유로 죽게 되면 그 신호가 정지되어 호흡정지가 온다. 호흡이 막히거나 폐렴 등에 의해 산소가 유입되지 않거나 호흡근의 약화로 산소가 혈류로 공급되지 않으면 호흡중추 신경세포가 손상되거나 죽는다. 혈중 산소 포화도가 90퍼센트 이하로 떨어지면 저산소증으로 인해 신경세포가 손상될 수 있다.

심장이 멈추는 것(심장정지)은 심장 자체의 문제나 심장 외부의 문제로 시작될 수 있다. 심장 근육은 대뇌 연수에 있는 심혈관 센터에서 오는 전기적 신호로 조절된다. 만약 이 센터의 뇌 신경세포가 죽는다면 심장의 근육이 수축하지 못해 심장이 멈출 수 있다. 심장 관상동맥이 막히거나 파열되어 심장 근육세포에 산소 공급이 중단되면 심장세포의 기능이 정지되고 죽게 되어(심근경색) 심장이 멈출 수 있다. 심장에 염증이 생기거나 선천적 기형, 심장 비대증, 고혈압성 심장병 등에 의해서도 심장이 멈출 수 있다. 또 출혈로 인해 혈액이 감소하거나, 산소 부족, 산증(acidosis), 고(저)칼슘 혈증, 고(저)글루코스 혈증 등은 뇌와 심장을 포함한 전 장기에 영향을 주어 심장정지가 일어날 수 있다. 심장이 정지되어 혈류가 멈추어 뇌나 다른 장기에 산소 공급이 끊기면 세포가 손상되고 돌이킬 수 없는 상태에 이를 수 있다.

　암으로 인한 죽음도 이와 마찬가지다. 암세포가 혈관을 막거나, 혈관이 파열되어 출혈과 함께 혈액이 감소해서 산소 공급이 중단되면 뇌세포를 포함한 세포가 죽게 된다. 폐암의 경우 암세포가 기도나 폐의 일부를 막아 혈액의 산소 부족을 일으켜 뇌 신경세포가 죽게 될 수 있다. 골암의 경우 칼슘 균형에 영향을 주어 죽음으로 이어질 수 있다.

　암의 종류에 따라 여러 과정을 통해 죽음에 이른다. 세균이나 바이러스에 중요 장기인 뇌, 폐 또는 심장의 세포가 감염되어 죽거나, 이러한 병원미생물이 패혈증이나 심한 전신 염증을 유발하면 고열과 함께 염증산물이 뇌 손상과 심장정지를 일으킬 수 있다. 코로나-19의 원인인 코로나바이러스는 주로 호흡기의 세포를 감염시키는데, 심하면 폐렴을 일으켜 사망에 이르게 한다. 이 경우, 첫째 폐 기능의 상실로 산소포화도가 떨어지고, 둘째 폐의 심한 염증이 뇌세포에 영향을 미쳐 죽음으로 이어진다. 따라서 폐렴이 진행된 코로나 환자에게는 산소 호흡기를 통한 산소 공급이 필수적이다. 우리 몸의 한 조직에서 심한 염증반응이 일어나 전체 몸에 영향을 끼치는 것을 사이토카인 폭풍(cytokine storm)이라 하는데, 사이토카인은 염증 유도단백질을 지칭한다. 코로나-19 바이러스는 폐세포를 감염하여 폐기능을 약화시키고 사이토카인 폭풍을 일으켜 사망으로 이어지게 한다.

이렇듯 죽음에 이르는 과정은 여러 가지이지만 누구나 한 번 죽음을 맞이하는 것은 변할 수 없는 진실이다. 시작이 있으면 끝이 있고, 그것은 생명뿐만 아니라 무생물도 마찬가지다. 빅뱅 이후 달려온 우주도 시간이 지나면 소멸한다. 문제는 정해진 인생을 얼마나 잘 사는가다. 특히 육체적으로나 정신적으로 더 건강하게 좀 더 오래 살 수 있다면 그것이 더할 나위 없는 복이다.

가장 쉽고도 어려운 오래 사는 방법, 소식

우리 몸 안에서 일어나는 가장 기본적인 대사과정의 하나는 과식(영양의 과잉 공급) 후 남은 칼로리가 지방으로 축적되는 것이다. 축적된 지방은 내장과 피하 또는 근육 등에 저장되거나 혈중 내 중성지방의 형태로 존재한다. 지나치게 축적된 지방(비만)이 노화 관련 질병(제2형 당뇨병, 심혈관계질환)의 발생에 큰 위험 요소로 작용한다는 것은 잘 알려져 있다. 반대로, 소식하면 노화 관련 질병의 발생이 감소하고 노화가 지연되며 장수할 수 있다. 소식과 영양 결핍은 크게 다르지만 소식이 필수 영양소의 결핍으로 이어진다면 그 자체로 건강에 큰 문제가 될 수 있다. 다음은 영양소 결핍으로 이어지지 않는 소식에 대한 내용이다.

인류는 지난 100~200년 사이 엄청나게 발전해 왔는데 특히 녹색혁명을 통해 식량 생산이 획기적으로 늘어났다. 물론 아직도 많은 지역에서 정치적 또는 경제적 문제로 많은 사람이 충분한 영양을 섭취하지 못하는 것이 현실이기도 하지만, 전반적으로 이제는 식량이 남아도는 상황이 되었다. 한국의 경우 이미 과잉 영양이 문제로 대두했다. 지금과 같은 과잉 영양이 문제가 되는 시대에는 음식을 대할 때 먼저 칼로리가 얼만지를 생각하게 된다.

현재 인구수 1천만 명이 넘는 나라 가운데 기대수명이 가장 긴 나라는 일본이다(유엔 '세계인구전망 2022' 보고서 기준으로 평균 84.94세). 한 연구에 따르면 일본의 높은 기대수명은 낮은 음주율, 녹차, 낮은 비만도 등과 관련 있다고 한다. 음주율이 낮은 원인 중 하나는 일본 인구의 약 50퍼센트가 알코올 또는 아세트알데하이드 분해효소가 없어 술을 많이 마시지 못하기 때문이라고 한다.

동중국해와 태평양의 사이에 있는 오키나와는 1980년대 이전만 하더라도 세계적으로 유명한 장수 지역이었다. 1970년대 일본의 연구에 따르면, 소식이 장수의 비결이었다. 당시 오키나와에 사는 어린 학생의 칼로리 소비는 일본 권장량의 62퍼센트밖에 되지 않았고, 성인의 단백질과 지방 섭취량은 일본 평균과 비슷했으나 전체 칼로리 섭취는 약 20퍼센트 낮았다.

이렇게 섭취 칼로리가 낮은 이유는 오키나와의 전통적 식단이 지역에서 생산된 고단백질 음식 재료와 해조류, 그리고 고야라는 채소로 이루어져 전체 칼로리의 양이 낮았기 때문이다. 이로 인해 오키나와 주민의 심혈관계질환이나 암에 의한 사망률이 일본의 다른 지역 사람들보다 60퍼센트와 70퍼센트밖에 되지 않았다. 오키나와에서 다른 지역으로 이주한 사람들의 사망률은 오키나와에서 사는 사람보다 높아서 일본 평균과 비슷했다. 따라서 오키나와의 장수 현상은 유전자라기보다는 생활 습관, 특히 음식 문화와 더 관련이 있다.

그러나 제2차 세계대전 이후 미군의 주둔으로 인해 오키나와의 식단이 빠르게 서구화되었다. 미국의 패스트푸드 체인점이 일본에서 맨 처음 오키나와에 생겼고, 오키나와의 식단은 점차 서구화되어 고칼로리 식단으로 바뀌었다. 오랜 시간이 지난 현재 오키나와 주민의 비만율과 성인병(또는 노화 관련 질병) 관련 사망률은 오히려 일본 평균보다 높아졌다. 40대 남성의 절반이 비만이며 약 30퍼센트의 남성이 65세 이전에 사망하는 수준에까지 이르렀다. 이렇게 불과 몇십 년 만에 오키나와는 세계에서 유명한 장수 지역에서 비만과 성인병이 빈번한 곳으로 바뀌었다. 오키나와에서도 전통을 고수하고 서구적인 식단을 가까이하지 않는 사람이 꽤 많고, 그들은 지금도 장수하고 있다. 한국에서도 이와 비슷하게 서구화된 식단, 고칼로리 식단이 문제를 일으키고 있다.

소식과 장수의 관련성은 아주 오래전부터 과학적으로 증명되었다. 1930년대 중반 미국 코넬대학교에서 진행했던 실험 결과는 예상치 못한 것이었다. 즉, 먹이를 줄였을 때 (정상적으로 먹이를 준) 비교군의 쥐보다 더 오래 산다는 것이었다.[4] 이 결과는 '쥐의 먹이를 줄였을 때 스트레스 때문에 수명이 단축될 것'이라는 예상과는 반대되는 것이었다. 이렇듯 소식이 수명을 높이는 현상은 이후 생쥐, 물고기, 초파리, 예쁜꼬마선충, 효모 등에서도 증명되었다. 1980년대와 1990년대 위스콘신대학교에서 시작된 붉은털원숭이(rhesus monkey)를 이용한 실험의 결과도 비슷하다.[38] 더 나아가 먹이를 덜 주었을 때 동물은 더 오래 살 뿐만 아니라 고령임에도 건강했다.

소식은 어떤 기전으로 장수로 이어지나

이 기전을 분자생물학적 관점에서 설명하고 이해하려면 세포 및 대사와 관련된 유전자를 알아야 한다. 소식이 수명을 높이려면 여러 기전이 복합적으로 작용해야 하기 때문이다. 가장 많이 연구된 기전 중 하나는 소식에 의해 영양소의 공급이 제한되어 대사가 줄어들고, 이에 활성산소군의 생성이 낮아져서 세포 스트레스가 감소하여 노화를 늦춘다는 것이다.[39]

사람을 대상으로 한 1950년대의 실험에 따르면, 24주 동안 50퍼센트로 소식했을 때 기초대사율은 20~30퍼센트 줄어들었고, 이렇게 낮아진 대사율로 인해 체온이 낮아지는 등의 실제적인 대사 적응으로 이어졌다. 다른 실험에서는 소식이 대사율과 활성산소군에 의한 세포 스트레스를 낮추고 인슐린 감수성을 유지하면서 신경내분비계와 교감신경계 기능을 변화시켰다.

> **소식의 영향**
> • 기초대사율 감소
> • 인슐린 감수성 유지
> • 노화 관련 질병 발생 위험 감소

소식이 대사율에 영향을 미쳐 산화 스트레스를 낮추는 것은 포유류를 포함한 많은 동물에서 증명되었다. 사람이나 동물의 노화 과정에서 단백질 발현의 변화가 나타나는데, 노년에서는 산화 스트레스 관련 단백질과 염증 관련 단백질이 더 많이 발현되며, 소식은 이 단백질의 발현을 낮춘다.

소식과 인슐린 저항성

혈중 글루코스 농도는 인슐린에 의해 조절된다. 혈중 글루코스 농도가 높으면 인슐린이 췌장의 베타세포에서 혈중으로 분비되어 글루코스가 간세포·지방세포·근육세포 등에 흡수되도록 혈중 글루코스 농도를 적절하게 유지한다. 혈중 글루코스 농도가 낮아지면 혈중 인슐린 농도도 낮아진다. 혈중에 인슐린이 있지만 혈중 글루코스 농도가 떨어지지 않는 현상을 '인슐린 저항'이라고 한다. 글루코스 내성은 혈중 글루코스가 비정상적으로 높게 유지되는 상태다. 따라서 인슐린 저항은 글루코스 내성을 일으키는 대표적인 원인이라 할 수 있다.

인슐린 저항 상태에서는 높은 혈중 글루코스 농도로 인해 인슐린의 분비가 계속되는데, 이에 따라 혈중 인슐린 농도가 함께 높아질 수 있다. 이 상태가 지속되면 췌장 베타세포에서의 인슐린 생성 또는 분비 능력이 손상되어 제2형 당뇨병이 올 수 있다. 노년에는 여러 가지 복합적인 요인으로 인슐린 감수성이 낮아지는(또는 인슐린 저항이 높아지는) 경향이 있다.

원숭이와 생쥐를 이용한 실험에서 소식은 인슐린 감수성을 낮춰 혈중 글루코스와 인슐린의 감소를 가져오는 것으로 관찰되었다.[40] 사람도 비슷하다. 비만과 제2형 당뇨병 환자가 소식으로 체중을 감량하면 혈중 글루코스 농도가 낮아지는데 이는 인슐린 감수성이 높아져서 일어나는 일이다. 원숭이를 이용한 실험에서는 계속 소식을 시켰을 때 노화로 인한 인슐린 저항이 낮아졌다. 9년 정도 지속한 실험에서는 소식을 한 동물은 그렇지 않은 동물에 비해 인슐린 감수성이 높아서 그에 따라 혈중 글루코스가 감소되었다.

소식은 체중이 정상인 동물의 인슐린 감수성도 개선한다고 한다. 영양 과다로 비대해진 지방세포는 염증 유도단백질을 분비하여 인슐린 감수성에 영향을 미친다. 소식은 지방세포를 정상 크기로 만들며 이는 인슐린 감수성의 상승으로 이어진다. 또 소식은 신경내분비계에 영향을 준다. 사람이 소식하면 갑상선호르몬인 트리아이도타이로닌을 낮추고 콩팥의 부신피질에서 분비되는 스트레스 호르몬인 코르티솔의 분비를 높일 수 있다. 지속적인 소식은 생쥐의 렙틴 및 생식선과 갑상선 관련 호르몬을 낮추었고, 대신 부신의 기능을 높였다.

사람과 원숭이를 이용한 실험에서 나타나는 '소식에 의한 노화의 지연'은 낮은 체온, 높은 인슐린 감수성, 그리고 성호르몬의 일종인 디에이치이에이에스(DHEAS)의 혈중농도와 관계 있다.[41] 나이가 들면서 이 호르몬의 혈중농도가 낮아지는데, 30퍼센트 소식한 사람과 원숭이에서 호르몬 혈중농도가 정상군에 비해 높게 나타났다. 따라서 이 세 가지(체온, 혈중 인슐린, DHEAS)는 지속적인 소식의 영향을 보여주는 혈중 지표로 이용될 수 있다.

반대로 비만은 노화를 촉진하고 기대수명을 떨어뜨리는 결과를 낳는다. 내장과 근육에 비대해진 지방세포는 인슐린 저항과 노화 관련 질병을 촉진한다. 이는 비대해진 지방세포가 여러 종류의 염증 유도단백질을 분비하여 만성 염증을 일으키기 때문이다(이 내용은 7장에서 자세히 다루기로 한다).

장수와 관련된 유전자

　장수와 관련된 세포의 신호전달체계 중 몇 가지 잘 알려진 것들을 여기에 소개한다. 인슐린 신호 관련 신호체계, 폭소 전사인자 및 티오 알(target of rapamycin, TOR) 관련 유전자들이 장수와 관련된 대표적인 것들이다.

인슐린과 인슐린 유사 성장인자 및 그 수용체의 신호체계

　2장에서 브란트박쥐와 개의 형질을 살펴보면서 잠시 언급했듯이, 인슐린 유사 성장인자-1 수용체의 신호체계는 장수와 관련된 것으로 매우 잘 알려져 있다. 인슐린 유사 성장인자-1은 간세포에서 발현되어 혈중으로 분비된다. 이 단백질은 인슐린과 단백질 서열이 50퍼센트 동일하며 글루코스 조절에도 인슐린과 비슷한 역할을 한다. 인슐린 유

장수와 관련된 주요 유전자 체계
• 인슐린 유사 성장인자 수용체 신호체계
• 폭소 관련 전사인자
• TOR 신호체계_억제 요인
• AMP 키네이스
• 에너지 저장 및 소비 체계
• Nrf2 관련 항산화 유전자

사 성장인자-1 수용체는 간세포를 제외한 대부분 세포에 발현되는데 인슐린과 인슐린 유사 성장인자-1 모두를 인식한다.

이 신호체계는 이름에서 알 수 있듯이 두 가지 의미가 있다. 즉, 인슐린 기능과 성장인자 역할이다. 이 단백질은 오래된 생물부터 사람에 이르기까지 공통으로 존재하는데, 영양소 대사가 어떻게 성장과 관련이 있는지를 보여준다. 인슐린 유사 성장인자-1 수용체에 돌연변이가 생겨 기능이 감소하면 제2형 당뇨병을 포함한 대사질환 및 암의 발생 가능성이 낮아지고 노화를 지연시켜 장수하는 것으로 알려졌다.

예쁜꼬마선충에서 배운 교훈

무척추동물의 일종인 예쁜꼬마선충(*Caenorhabditis elegans*)은 부화 후 네 단계의 연속적인 애벌레 단계를 거쳐 성체(자웅동체)로 발달한다. 실험실에서 좋은 환경을 제공해 주면 이 과정은 3주 정도 걸린다. 하지만 자연적인 환경에서는 영양소, 온도, 산소, 에탄올 농도, 경쟁자의 존재 등을 포함한 여러 환경 조건에 따라 발달 단계에 많은 변동이 있다. 환경이 적합하지 않으면 세 번째 애벌레 단계 이후에 정상적인 발달 단계에서 벗어나 다우어(dauer, 번데기) 단계로 넘어갈 수 있다. 다우어는 스트레스에 저항력이 높아 먹이가 없어도 생존이 가능한 형태이며, 환경이 좋아지면 다시 정상 단계로 발달할 수 있다. 자연 상태에서 발견된 예쁜꼬마선충 애벌레는 대부분 다우어 형태라 이런 다우어 형성이 자연에서 흔하다는 것을 알 수 있다. 다우어는 실험실 조건에서 정상 애벌레보다 최대 8배 더 오래 생존할 수 있다.

1980년대에 다우어 형성에 결함이 있는 돌연변이체를 연구하는 과정에서 여러 종류의 돌연변이가 확인되었는데, 어떤 돌연변이체는 영구히 다우어 상태에서 벗어나지 못했다.[42] 다우어 상태에서 성체로 성장한 돌연변이체 중 일부는 정상 성체보다 훨씬 더 오래 살았다.[43] 이 돌연변이체는 기본 대사가 달라져 스트레스에 대한 저항력이 컸으며, 오래 살 뿐만 아니라 나이를 먹어도 젊고 건강하게 보였다. 이후 1990~2000년대에 걸쳐 발달한 분자생물학 및 유전자 서열 검사로 돌연변이가 일어난 곳이 디에이에프-2(DAF-2)라는 단백질을 발현하는 유전자임이 밝혀졌다.[44]

예쁜꼬마선충과 포유동물의 인슐린 및 인슐린 유사 성장인자 신호체계

예쁜꼬마선충과 포유류의 인슐린 관련 기전은 기본적으로 비슷하다. 예쁜꼬마선충은 인스(INS)라는 작은 단백질이 인슐린 역할을 한다. 약 40개의 인스(INS1~40)는 음식을 섭취할 때 분비되는데, 그 수용체는 DAF-2다. 즉, DAF-2는 포유류의 인슐린 수용체 및 인슐린 유사 성장인자-1 수용체와 같은 역할을 하는 이종상동체(ortholog, 다른 종들 간에 존재하는 같은 기능을 가진 유전자 또는 단백질. 동원체라고도 한다)다. DAF-2는 인스와 반응하면 활성화(인산화)되어 신호를 다른 단백질로 전달한다. 이 신호전달 과정도 포유류와 비슷하며 신호전달의 결과로 발현되는 단백질이 에너지 대사, 세포의 증식·분열, 세포 스트레스 저항 조절 등의 여러 역할을 한다.

앞에서 설명한 DAF-2 돌연변이에 따라 장수하는 예쁜꼬마선충에서는 약화된 DAF-2 기능이 DAF-16이라는 전사인자의 활성도를 높이는 현상이 나타난다.[45] DAF-16과 포유류의 폭소 전사인자는 이종 상동체다. 2장에서 소개했듯이 폭소 전사인자는 히드라의 긴 수명(또는 불멸)과 관련 있다. 포유류의 폭소 전사인자는 여러 유전자를 발현시키는데, 세포 내 지방 형성(리포제네시스), 열 충격 관련 단백질, 항산화 스트레스 관련 유전자 등이 대표적이다. 이것들은 세포 내 스트레스를 감소시키고 세포를 보호하는 역할을 한다.[46]

포유류에는 인슐린 외에 두 개의 인슐린 유사 성장인자(인슐린 유사 성장인자-1, -2)가 있고, 그에 따른 세 개의 수용체(인슐린 수용체, 인슐린 유사 성장인자-1 수용체, 오판 인슐린 관련 수용체)가 존재한다. 이 수용체는 형태와 기능이 유사하여 인슐린, 인슐린 유사 성장인자-1과 -2 모두를 인식할 수 있다. 세포막에 있는 수용체가 인슐린이나 인슐린 유사 성장인자와 반응하면 수용체는 인산화(활성화)되어 신호를 전달하게 되는데, 포유류에서는 혈중 글루코스 농도가 낮아지거나 세포의 분열·증식이 촉진된다.

여기에 관여하는 신호전달체계는 피아이3케이(PI3K)와 에이케이티(Akt)인데 인슐린이 세포막에 있는 인슐린 수용체와 반응하면 PI3K와 Akt가 차례로 활성화된다. 활성화된 Akt는 TOR 신호체계를 통해 세포의 성장과 증식을 유도한다. 또 Akt는 세포 내에서 글루코스 수용체를 세포막으로 이동시켜 글루코스를 세포 내로 흡수시킨다. 세포 안으로 들어온 글루코스는 글리코겐으로 변환이 되거나 분해되고 지방으로 변한다.

이렇게 Akt가 활성화되면 핵 내에 있는 폭소 전사인자(폭소1A, 3A, 4 그리고 6)가 세포질로 이동하여 전사인자 기능이 약화되면 세포 저항력이 감소한다. 즉, 인슐린과 인슐린 유사 성장인자는 이 신호체계를 통해 세포의 유지보다는 성장을 촉진한다.

인슐린은 나이에 상관없이 혈중 글루코스 등에 반응하여 췌장의 베타세포에서 엄격한 통제하에 발현하고 분비된다. 하지만 인슐린 유사 성장인자-1과 -2는 간세포에서 발현되고 성장호르몬에 의해 발현이 조절된다. 따라서 인슐린 유사 성장인자-1과 -2는 성장기에는 발현이 높고 나이 들면서 발현이 낮아진다. 그러므로 나이 들어서 혈중 글루코스 조절 능력이 떨어지는 이유 하나로 이 단백질의 혈중농도가 낮아지는 것에 있다.

생쥐에서 인슐린 유사 성장인자-1 수용체를 모두 없애면 새끼들이 생존하지 못한다. 하지만 이 수용체 유전자를 반으로 줄인 동물은 대조군에 비해 26퍼센트 오래 살았고, 특히 암컷은 33퍼센트 더 오래 살았다.[47] 또한 이 생쥐들은 정상 크기로 성장했고 에너지 대사와 생식 능력 등이 대조군과 크게 다르지 않았다. 하지만 이 동물에서 분리한 세포는 산화 스트레스에 대한 저항력이 높았다.

생쥐를 이용한 다른 실험에서는 동물의 지방세포에서 인슐린 수용체의 발현을 억제했을 때 생쥐는 성별에 관계없이 대조군보다 18퍼센트 더 오래 살았다.[48] 그리고 칼로리가 높은 먹이를 먹어도 체형이 날렵했고 인슐린 감수성이 높았다. 인슐린 수용체가 글루코스를 지방세포로 흡수하여 지방으로 변환·축적하는 기전이 사라졌기 때문이다.

소식과 인슐린 및 인슐린 유사 성장인자-1 신호체계

소식에 따른 영양소의 감소가 장수로 이어지는 것이 인슐린 및 인슐린 유사 성장인자-1 신호체계와 관련이 있다는 것은 잘 알려졌다. 인슐린 및 인슐린 유사 성장인자-1 신호체계의 주요 목적은 혈중 글루코스를 조절하고 세포의 성장을 촉진하는 것이다. 따라서 소식을 통해 혈중 글루코스가 낮게 유지되면 인슐린 감수성의 유지와 암 발생률의 감소로 이어진다. 이 현상은 예쁜꼬마선충, 초파리, 생쥐 등에서 실험적으로 증명되었다.

흥미롭게도 예쁜꼬마선충에서는 탄수화물 함유량이 높은 먹이(2% 글루코스)를 주면 인슐린 유사 성장인자-1 수용체에 돌연변이가 생겨도 수명이 연장되지 않았다. 생쥐에서는 인슐린 및 인슐린 유사 성장인자-1 신호체계를 유전적으로 변화시켜 수명이 짧아진 개체에 소식 또는 혈중 글루코스 지수가 낮은 먹이를 주었을 때 수명이 더 연장되는 것이 확인되었다.

100세 이상 장수하는 사람을 대상으로 한 통계 역학적 조사에서도 인슐린 유사 성장인자-1 신호체계 관련 유전자가 장수 유전자로 확인되었다. 유전자 조사 결과에 따르면, 장수하는 아슈케나즈 유대인은 변이된 인슐린 유사 성장인자-1 수용체를 가지고 있었다.

폭소 전사인자

예쁜꼬마선충에서 인슐린 유사 성장인자-1 신호체계의 돌연변이에 의한 장수에는 폭소 단백질이 크게 관여한다.[49] 인슐린 관련 신호체계는 Akt를 활성화시키고 폭소 전사인자의 기능을 억제한다. 오래 사는 예쁜꼬마선충 돌연변이는 Akt의 활성화가 낮고 폭소 관련 단백질의 발현이 높은 특징이 있었다. 폭소 전사인자는 췌장, 간, 근육, 지방세포 등 인슐린에 반응하는 조직과 세포에 많이 발현되어 있어 글루코스 대사에 중요한 역할을 한다.

췌장 베타세포에서 폭소 전사인자가 활성화되면 인슐린의 발현이 억제되며, 베타세포의 증식 억제와 항산화 단백질의 발현 등을 통해 세포 생존 기전이 향상된다. 간세포에서는 지방대사가 촉진되고, 근육세포에서는 글루코스가 분해되어 ATP 생성을 통한 에너지 소비가 촉진된다. 폭소 전사인자는 백색지방세포에서는 에너지 축적을 통해 에너지와 영양소의 항상성을 유지하고 갈색지방세포에서는 에너지 소비가 일어난다.

장수하는 사람을 대상으로 한 통계 역학적 조사에서도 폭소 관련 단백질의 유전적 변이가 확인되었다. 폭소 전사인자 중 하나인 폭소3에이(FoxO3A)의 변이는 일본계 하와이, 이탈리아, 캘리포니아, 뉴잉글랜드, 독일, 중국 등에 거주하는 장수인과 아슈케나즈 유대인에서 발견되었다. 변이로 인해 활성도가 높아진 폭소3A가 앞에서 설명한 기전을 통해 질병 발생률을 낮춰 수명이 길어졌을 가능성이 크다.

포유동물의 TOR 신호체계

TOR 신호체계는 세포 대사, 성장과 보존 등에 중요한 역할을 한다. 인슐린과 인슐린 유사 성장인자뿐만 아니라, 성장호르몬 그리고 여러 성장인자가 PI3K와 Akt를 통해 TOR 체계를 활성화한다.[50] 이 체계는 라파마이신이라는 항균제를 연구하면서 밝혀졌는데, 라파마이신은 세균의 일종인 스트렙토마이세스 하이그로피쿠스에서 1972년에 분리되어 항진균제로 개발된 후 나중에 면역과 세포증식을 억제하는 기능이 있음이 발견되어 면역억제제로도 개발되었다. 세포에서 라파마이신이 어떻게 작용하는지를 연구하는 과정에서 이 물질이 특정 신호체계를 억제하는 것을 알아내어 그것을 포유동물의 라파마이신 표적(target of rapamycin, TOR)이라고 명명했다.

이 신호체계에서 중요한 역할을 하는 매개체는 TOR 키네이스(키나아제)로, 이 효소는 아미노산(특히 메티오닌) 및 영양소를 감지하여 성장과 오토파지 형성에 관여한다. 세포 내 메티오닌이 많으면 TOR 키네이스는 이를 인식하여 S6 키네이스를 활성화해 여러 단백질을 발현시켜 세포의 성장을 유도한다. 반대로 라파마이신 같은 억제제가 있거나 세포 내 메티오닌이 충분하지 않아 이 신호체계가 덜 활성화되면, 단백질 발현이 전반적으로 낮아지고 세포 저항 관련 단백질이 발현되거나 활성화된다. 또한 세포 내 메티오닌이 낮으면 오토파지가 활성화된다.

TOR 체계를 억제할 경우 수명이 연장되는 것은 효모에서 생쥐까지 여러 생명체에서 증명되었다. 특히 라파마이신을 동물에게 투여했을 때 수명이 연장되는 것은 잘 알려져 있다.[51] 예쁜꼬마선충에서 TOR 체계를 억제하면 PHA-4(PHA-4, 포유류의 폭스에이 같은 단백질) 전사

인자가 활성화되어 수명이 연장된다. 또
TOR 체계에 관련된 S6 키네이스만을 억
제했을 때도 효모, 예쁜꼬마선충, 초파리,
생쥐 등에서 수명이 연장되었다. S6 키네
이스가 활성화되면 단백질 발현이 높아
지고 세포 성장으로 이어지는데, 이를 억
제함으로써 수명이 연장되는 것으로 알
려졌다.

> **성장·분열·증식과 보존·유지**
> • 인체의 성장: 주로 세포 내 PI3K·
>   Akt·TOR 신호전달_세포 안과 밖의
>   영양소와 성장인자가 주요 유도 요인
>   으로 작용
> • 세포의 보호와 안정: 폭소 신호전달
>   에 의해 조절_세포 스트레스와 낮은
>   영양소가 주요 유도 요인
> • 성장과 보호의 균형이 장수와 깊게
>   관련되어 있다.

TOR 체계의 활성화는 영양소를 인식하는 데서 시작되기 때문에 이
체계는 소식 또는 간헐적 단식과 밀접하게 관련되어 있다. S6 키네이스
에 특정 변이가 생긴 생쥐는 오래 사는데, 이때 나타나는 유전자의 발
현 경향은 소식에 의해 나타나는 유전자의 발현 경향과 비슷하다. 메티
오닌의 농도가 TOR 체계에 중요하기 때문에 메티오닌의 세포 내 농도
를 낮춘다면 수명이 연장될 수 있다. 즉, 단백질 음식 중에서 메티오닌
의 함량이 상대적으로 낮은 음식은 TOR 체계를 낮게 유지하게 할 수
있다.[52] 식물성 단백질은 동물성 단백질에 비해 메티오닌 함량이 낮다.
붉은살 고기는 흰살 고기에 비해 메티오닌의 함량이 낮고 우유나 달걀
또한 메티오닌의 함량이 상대적으로 낮다.

AMP 키네이스

TOR 키네이스처럼 에이엠피(AMP) 키네이스(또는 AMPK)는 세포
내의 영양과 에너지를 인식하는 감지기다.[53] AMP는 ATP보다 인산이

두 개 적은, 인산기가 하나다. ATP(인산기 3개)는 효소 작용 등에 이용되면서 ADP(인산기 2개)와 AMP(인산기 1개)로 차례로 변환된다. 반대로 AMP와 ADP는 에너지 생성 과정을 거쳐 ATP로 변환된다. AMP 키네이스는 AMP와 ATP의 비율과 관계있는데, AMP 비율이 높아지면 활성화되어 세포 내 에너지인 ATP 생성을 유도한다.

AMP 키네이스가 활성화되면 혈중 글루코스가 세포 내로 흡수되어 혈중 글루코스가 낮아지며, 세포 내에서 지방산의 산화 같은 에너지 생성 과정을 높이고 단백질 및 지방의 합성을 낮춘다. 유전자 조작을 통해 예쁜꼬마선충에서 AMP 키네이스를 높게 발현시키면 생명이 연장된다. 또한 AMP 키네이스를 활성화하는 약물인 메트포르민을 생쥐에게 투여하면 생명 연장이 일어난다.[54] 메트포르민은 혈중 글루코스를 낮추기 위해 제2형 당뇨병 환자에게 사용되는데, 2021년 기준으로 미국에서 매년 약 2000만의 환자에게 처방되고 있다(여덟 번째로 많이 처방되는 약). 메트포르민은 일부 나라(미국과 한국 제외)에서는 처방 없이도 구입할 수 있다.

소식이나 간헐적 단식을 통한 에너지 제한으로 AMP 키네이스를 활성화할 수 있다. 유산소운동을 통해 근육세포 내의 ATP를 소모하면 세포 내의 AMP와 ATP 비율이 높아져 AMP 키네이스가 활성화된다. 즉, 소식과 운동은 AMP 키네이스를 활성화하는데, 이는 메트포르민의 효과와 동일하다. 따라서 소식, 간헐적 단식 그리고 지속적이고 적당한 운동이 건강과 장수에 영향을 미치는 것은 AMP 키네이스와 관련 있다고 할 수 있다.

시르투인

레스베라트롤은 뽕나무, 땅콩, 포도 등 다양한 식물에 있는 폴리페놀 물질로 지난 20~30년간 장수 및 노화 관련 질병에 미치는 효과에 관해 많은 연구가 진행되었다.[55] 레스베라트롤은 식물이 스트레스 환경에 처해 있을 때 특히 더 많이 생성된다. 많은 동물이 레스베라트롤을 섭취할 때 수명이 연장되었고 이는 심혈관계질환 같은 대사질환, 신경 퇴화 질환 그리고 암 발생과 관련 있는 것으로 나타났다.

일부에서는 레스베라트롤이 '프렌치 패러독스'의 원인이라고 주장하기도 한다. 프렌치 패러독스는 포화지방이 높은 고칼로리 음식을 많이 소비하는 프랑스인에게 심혈관계질환의 발병률이 상대적으로 낮은 현상을 말한다. 적포도주에는 레스베라트롤이 많이 함유되어 있으므로 포도주를 많이 소비하는 프랑스의 음식 문화로 프렌치 패러독스를 설명하는 것이다.

최근 연구에 따르면, 레스베라트롤이 노화 관련 질병에 미치는 다양한 효과는 세포 내 시르투인(sirtuin) 그리고 AMP 키네이스와 밀접하게 연관되어 있다. 시르투인은 NAD^+ 의존 탈아세틸화 효소다. 이 단백질이 높게 발현된 효모, 예쁜꼬마선충, 초파리 등에서 수명연장이 나타난다고 보고되었다. 시르투인이 높게 발현된 예쁜꼬마선충은 DAF-16이 활성화되어 수명이 길어진다고 알려졌다.

포유동물에서 시르투인은 폭소 단백질을 탈에세틸화·활성화시켜 활성산소군에 의한 스트레스에 효과적으로 대응할 수 있게 한다. 또한 DNA를 감싸고 있는 단백질인 히스톤을 탈아세틸화할 수 있는데, 이를 통해 단백질 발현을 억제한다. 단백질 발현이 낮아지면 대사가 느려지고 세포 스트레스가 감소하기 때문에 장수하는 결과로 이어진다.

혈중 NAD^+ 농도는 나이가 들면 낮아지는 경향이 있는데, 동물에게 NAD^+의 전구체인 NAD 모노누클레로타이드나 NAD 리보사이드를 먹였을 때 시르투인이 활성화되었고, 이는 수명 연장으로 이어졌다. NAD 합성에는 NAMPT라는 효소 단백질이 관여한다. 이 효소는 나이가 들수록 발현이 낮아지고, 비만이나 만성 염증이 있을 때 활성도가 낮아진다. 그 결과 몸 안의 NAD^+가 낮아지고 시르투인의 활성도도 낮아진다. 반대로 단식이나 적당한 운동을 통해 NAMPT를 활성화할 수 있으며, 이는 NAD^+ 농도를 높여 폭소 단백질이나 시르투인의 활성도가 높아지게 된다.

아포E

지방은 수용성이 아니므로 체액에서는 특정 단백질과 결합한 형태로 존재한다. 이런 단백질을 지단백질이라고 한다. 아포이(ApoE)도 그중 하나로 체액에서 지방을 운반하는 데 중요한 역할을 한다. 혈중 내 지방은 중성지방과 콜레스테롤이 대부분을 차지하는데, 지단백질인 아포E는 이것들의 이동에 중요하다. 따라서 아포E 단백질의 양과 활성화 정도가 혈중 중성지방과 콜레스테롤의 농도에 큰 영향을 미친다. 생쥐에 아포E의 발현을 막으면 혈중 중성지방과 콜레스테롤 농도가 높아지고 동맥경화증 등 심혈관계질환이 발생한다.

사람에게는 적어도 네 가지 형태의 유전적으로 변이된 아포E(1, 2, 3, 4)가 존재하는데, 아포E4는 나이가 들어 동맥경화증이나 알츠하이머병으로 진행될 가능성을 다른 형태의 아포E보다 상당히 높인다.[56] 이는 아포E4가 혈중 지방을 세포로 전달하는 능력이 다른 형태의 아포E보다 매우 낮기 때문이다. 마블 영화에서 토르(Thor)를 연기하여 잘 알려진 크리스 헴스워스가 2022년 11월, 유전자 검사로 자신이 아포E4를 가지고 있다는 걸 알았다고 밝혀 화제가 된 바 있다. 그는 할아버지가 알츠하이머병을 앓고 있고 자신 또한 이 병에 걸릴 확률이 일반인보다 8~10배 높다고 말했다.

콜레스테롤 대사에 관련된 유전자는 노화와 장수에 큰 영향을 끼치는데, 특히 좋은 콜레스테롤 HDL의 혈중농도를 높게 유지하는 데 관여하는 유전자는 장수와 관련이 깊다. 혈중에 좋은 콜레스테롤이 높으면 탐식세포 및 말초 장기의 콜레스테롤이 혈류를 통해 원활히 간으로 이동하는데, 이에 관련된 유전자는 모두 장수와 관련 있다(이 내용은 8장에서 더 자세히 소개하기로 한다).

오토파지 기전

오토파지는 세포 내 영양소가 부족함을 인지하여 세포 안에 존재하는 작은 소기관 등을 분해하여 재활용하는 과정이다. 오스미 요시노리는 오토파지 기전을 발견하여 2016년에 노벨 의학/생리학상을 받았다. 또한 오토파지는 스트레스를 받아 손상된 세포를 청소하여 더 건강한 세포로 만드는 기능이 있다. 따라서 오토파지 기능이 왕성하면 세포가 스트레스에 더 잘 대처할 수 있으며, 이는 노화를 지연시키고 장수하게 하는 것과 관련이 깊다.

특히 뇌세포에서 오토파지는 뇌신경 퇴행을 일으키는 아밀로이드 베타(β)와 타우(τ) 같은 독성 단백질의 축적을 방지하고 제거할 수 있다. 소식이나 간헐적 단식은 세포에 공급되는 영양소를 제한함으로써 오토파지 형성으로 이끌 수 있다.

Nrf2 관련 항산화 유전자

Nrf2는 항산화 단백질을 발현시키는 전사인자로 세포 보호에 중요한 역할을 한다.[13] 1장과 2장에서 이 전사인자를 자세하게 소개했다. 이 전사인자는 글루타티온 환원효소와 슈퍼옥시드 디스무타아제 등 잘 알려진 항산화 단백질을 발현시킨다. 따라서 Nrf2 전사인자는 세포 보호에 중요한 역할을 하여 건강을 유지하고 노화와 장수에 영향을 크게 미친다.

노화를 늦추고 장수에 좋은 음식

2023년 《미국의학잡지(The Journal of the American Medical Association)》에 발표된 논문에는 12만 명이 넘는 의학 전문인을 30년 넘게 관찰한 결과가 실렸는데,[57] 좋은 음식 섭취 습관이 인종에 상관없이 사망 위험도를 낮춘다는 것이 결론이다. 특히 가공되지 않은 곡물, 과일, 채소, 견과류 및 콩류를 더 많이 섭취한 사람이 노화 진행이 느리고 더 오래 살았다.

이 결과는 예상과 틀리지 않았는데 이 음식들은 칼로리가 낮거나 가공되지 않아서 분해하는 데 많은 에너지가 소비되고 섬유질 함량이 높다. 섬유질은 장내 미생물총(미생물의 총합, 미생물 집단)을 증진시켜 건강에 큰 영향을 미친다. 이 논문에서는 전체 칼로리 섭취량을 조사하지는 않았지만, 이런 음식들을 많이 섭취하면 전체 음식 칼로리는 상대적으로 낮을 것이라 추측된다(슈퍼 건강식품 또는 건강에 좋은 음식은 6장에서 자세히 다룬다).

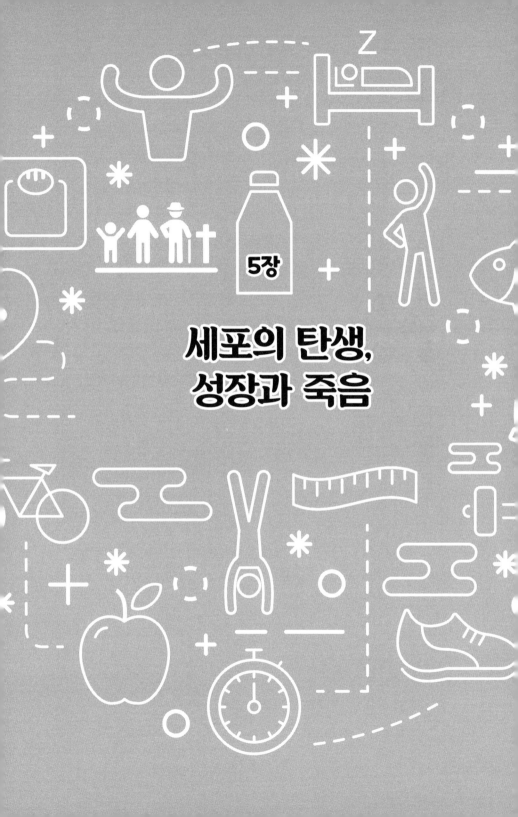

5장

세포의 탄생,
성장과 죽음

세포의 탄생

  1965년에 노벨상을 받은 물리학자 파인만(Richard Feynman)은 "세상이 멸망하고 모든 지식이 사라졌을 때 가장 중요한 한 문장만을 다음 세대에게 남긴다면 무엇을 전하겠느냐?"는 질문에 "'모든 물질은 원자로 이루어져 있다'를 전하겠다"라고 했다.

  지구상에는 118개의 원자가 있고 그중 94개는 자연적으로 존재한다. 사람과 동물도 원자로 이루어져 있다. 사람의 몸은 산소(65%), 탄소(18.5%), 수소(9.5%), 질소(3.2%), 칼슘(1.5%), 인(1%) 그리고 칼륨, 황, 나트륨, 클로린, 마그네슘 등으로 이루어져 있다. 이 원자들은 사람 몸의 약 60~70퍼센트를 차지하는 물을 이루거나 단백질, 지방, 탄수화물, 핵산(DNA와 RNA 등), 그 밖에 거대분자를 구성한다. 그리고 거대분자는 세포를 구성한다.

  사람과 동물의 기본 단위는 세포다. 세포는 구조적·기능적·생물학적 단위로 하나의 세포는 100조(10^{15}) 개의 원자로 이루어져 있다. 체중 70 킬로그램인 어른의 몸에는 약 37조 개의 세포가 있다. 세포의 수는 출생 후 성장기를 거쳐 어른이 되는 동안 늘어나지만 성장이 끝나면 일정하게 유지된다.

건강과 질병 그리고 노화와 장수를 제대로 이해하려면 세포를 잘 알아야 한다. 우리 몸의 세포는 하나의 세포(수정된 난자)에서 시작하여 증식했기 때문에 동일한 DNA를 가지고 있다. 그러나 이렇듯 동일한 DNA를 가진 세포는 각 장기에 적합한 단백질을 발현하여 다양한 형태를 갖추고 기능한다. 즉, 우리 몸을 이루는 약 37조 개의 세포는 공동 운명체이면서 독립적인 운명을 지니고 있다.

우리 몸의 세포는 독립적으로 대사하고 성장하고 늙고 죽으며, 죽은 세포는 새로운 세포로 대체된다. 또한 다른 세포와 끊임없이 물리적, 화학적 그리고 전기적 상호작용을 한다.

세포분열의 시작

우리 몸은 하나의 세포에서 시작된다. 난자와 정자의 수정으로 시작된 수정란이 2배수로 계속 분열하여 태아로 발달하고 독립된 개체로 태어난다. 분화되기 전의 태아기 세포는 다양한 세포로 분화될 가능성을 가진 세포로 배아줄기세포라고 한다. 태아가 발달하면서 배아줄기세포는 환경에 따라 각 장기나 조직의 기능과 형태에 맞는 세포로 분화한다. 갓 태어난 아이에게는 약 2조 개의 세포가 있는데 이는 처음 하나의 세포가 약 40회 분열(2^{40})한 것이다.

성인이 될 때까지 성장호르몬 등의 영향으로 세포가 증식하여 몸이 커지게 된다. 성장이 끝난 성인의 몸(70킬로그램)에는 약 37조 개의 세포가 있다. 세포는 혈관에서 자유롭게 돌아다니거나 다른 세포와 조직이나 장기를 이룬다. 어떤 세포는 장기의 주요 기능을 담당하며, 어떤 세포는 그러한 기능 세포를 옆에서 지원한다. 예를 들어, 뇌에는 뇌 기능에 직접 역할을 하는 뇌 신경세포가 있고 이를 지원하는 신경교세포가 있다. 신경교세포에는 성상세포, 올리고덴드라이트, 상뇌세포, 슈반세포, 소신경교세포, 위성세포 등이 있다. 신경교세포는 뇌 신경세포를 지원·보호하는 중요한 역할을 하는데, 평균 1.5킬로그램이 되는 성인 남성의 두뇌에 866억 개의 신경세포와 850억 개의 신경교세포가 있다.[58] 뇌에는 지원하는 세포가 다른 기관에 비해서 굉장히 많은데, 이는 뇌 신경세포가 우리 몸에서 가장 중요한 세포이기 때문이다.

세포의 수명

어떤 세포는 오랜 기간 살지만, 어떤 세포는 3~4일 후에 자연적으로 죽기도 한다. 수명을 다한 세포는 몸 안의 성체줄기세포에서 증식한 동일한 세포로 대체된다. 매일 우리 몸에서는 500억 개의 세포가 죽고 또 생성된다. 죽은 세포 대부분을 탐식세포가 흡수·소화하여 재활용한다. 가장 수명이 짧은 세포는 소장 상피세포로 3~4일 만에 새로운 세포로 대체된다. 피부세포는 2~4주, 적혈구는 100~120일, T-림프구는 6개월~1년, 활성화된 T-림프구는 1~2주, B-림프구는 6개월~1년(반감기 5~6주), 메모리 B-림프구 또는 T-림프구는 수년간 살 수 있다. 간세포는 1~2년, 근육세포는 10~15년, 췌장 베타세포는 20년 넘게 산다. 뇌 신경세포는 일정한 수명이 없고, 이론상 우리 몸보다 더 오래 사는 것으로 알려져 있다.

하지만 죽고 나면 대체가 안 되거나 어려운 세포도 있다. 예를 들어 말초 신경세포는 재생하지만 뇌와 척수 신경세포는 재생되지 않는다. 심장, 췌장, 신장 등은 구조가 복잡하고 기능이 뚜렷한 세포로 이루어졌는데, 이런 세포가 죽게 되면 일반적으로 대체가 어렵거나 오래 걸린다. 죽을 때까지 많은 세포가 매일 죽고 대체되지만, 노화와 함께 자연스럽게 재생 능력이 떨어진다.

배아줄기세포

난자와 정자는 수정된 후 세포증식을 통해 4~5일 동안 50~150개의 세포로 구성된 배반포를 형성하는데, 이것이 어떤 세포로도 분화가 가능한 만능 줄기세포다. 이 세포는 세포의 분열과 분화를 거쳐 혈액, 뼈, 피부, 간 등의 장기를 이룬다.

성체줄기세포

우리 몸에서 성체줄기세포는 계속해서 새로운 세포를 만들어낸다. 성체줄기세포는 성장인자의 영향으로 복제와 증식을 통해 일정한 수를 유지하며 각 조직의 기능 또는 지원 세포로 분화한다. 성체줄기세포는 뇌, 골수, 말초 혈액, 혈관, 골격근, 피부, 치아, 심장, 소장, 대장, 간, 난소 상피 및 고환 등 우리 몸의 대부분 장기에서 발견된다.

성체줄기세포는 각 조직의 줄기세포 틈새(niche)에 머물러 있는 것으로 알려져 있다. 조직 내 혈관의 외층에 있는 페리사이트(pericyte)가 성체줄기세포라고 알려져 있다. 이 성체줄기세포는 각 장기에 맞는 세포로 증식·분화한다. 조직의 손상으로 갑자기 세포가 죽게 되면 줄기세포는 더 빨리 증식하여 기능 세포로 분화하기도 한다. 줄기세포의 수는 각 조직마다 다른데, 대부분 조직에서는 줄기세포의 수가 많지 않고 분열 능력이 제한되어 있다. 뇌 안에 있는 줄기세포는 신경교세포로 분화할 수 있지만 뇌 신경세포로는 분화하지 않는다.

골수는 조혈세포를 평생 끊임없이 만들어내는 곳이기 때문에 골수 기질에는 다량의 줄기세포가 존재한다. 이 줄기세포는 여느 조직의 성체줄기세포와는 다르게 적혈구, 백혈구, 혈소판 등의 조혈세포뿐만 아니라 어떤 세포로도 분화할 수 있다. 따라서 이 세포를 분리하여 시험관에서 증식시켜 손상된 조직에 이식하면 그 조직의 기능에 맞는 세포로 분화될 수 있다.

세포의 구조

클로드(Albert Claude), 드뒤브(Christian de Duve), 펄레이드(George Palade)는 세포의 구조 및 기능에 관한 연구로 1974년에 노벨상을 받았다(《부록 3》참조). 세포는 매우 작아 현미경으로만 관찰할 수 있다. 세포의 기본적인 특성을 간단히 살펴보자.

지방(인지방)으로 이루어진 세포막이 세포를 둘러싸서 주위 환경으로부터 세포를 보호한다. 세포막은 두 겹의 지방층으로 이루어져 있고, 콜레스테롤이 함유되어 있어 형태가 안정적으로 유지된다. 세포막은 반투과성 막으로 아주 작은 물질(분자량이 500 이하인 것)은 상대적으로 쉽게 투과되며 큰 물질도 세포막과의 상호작용을 통해 세포 안으로 들어갈 수 있다.

예를 들어 물 분자는 작아서 수동적으로 세포막을 통과할 수 있지만, 세포막에 있는 물 펌프가 필요에 따라 능동적으로 물 분자를 세포 안이나 밖으로 이동시킨다. 크기가 큰 일부 단백질은 세포막의 특정 수용체와 반응하여 엔도시토시스(endocytosis, 세포 밖의 물질이 세포막과 만나 막으로 싸여 세포 안으로 들어오는 작용. 내포 작용이라고도 한다) 과정을 통해 세포 안으로 이동하기도 한다.

모든 세포의 세포막에는 여러 종류의 이온 펌프가 존재한다. 이 펌프들은 특히 뇌 신경세포나 근육세포의 기능에 매우 중요한데, 특정한 음이온이나 양이온을 세포 안이나 밖으로 운반하여 세포막의 안과 밖에서 이온의 농도 차이를 만든다. 이러한 세포막 안과 밖의 이온 농도 차이는 전기적인 흥분을 일으켜 세포가 상호작용을 하게 한다. 또한 세포 안과 밖의 이온이나 고분자의 농도 차이로 인해 물이 세포막을 통

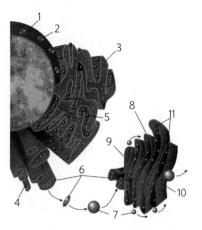

세포핵, 소포체, 골지장치

1. 세포핵
2. 핵공
3. 조면소포체
4. 활면소포체
5. 조면소포체상의 리보솜
6. 운반된 단백질
7. 운반 소포
8. 골지체
9. 골지체의 형성면
10. 골지체의 성숙면
11. 골지체의 시스테나

(출처: https://commons.wikimedia.org, Pbroks13)

해 배출되거나 흡수되는데, 이는 특히 신장세포와 장 상피세포의 기능에 중요하다.

세포막에서 일어나는 중요한 일 중 하나는 신호전달이다. 이 경우에는 신호를 일으키는 단백질이나 고분자가 (세포 안으로 들어가지 않고) 세포막에 있는 단백질 수용체와 반응하여 특정한 신호를 만들어내고 그 신호가 세포 안으로 전달된다. 대부분의 단백질 호르몬은 이러한 방식으로, 즉 세포막에 있는 각자의 수용체와 반응하여 세포에 영향을 미친다(이 부분은 뒤에서 더 자세히 설명한다).

세포는 세포골격으로 형태와 기능이 유지된다. 세포골격은 세포 내의 소기관을 지탱하고, 세포 안으로 흡수되는 물질을 분리·정리하기도 한다. 또한 세포의 분열과 이동에도 큰 역할을 한다. 세포골격은 액틴, 튜불린 등의 단백질로 구성된 필라멘트와 마이크로튜불로 이루어진다.

세포핵은 중앙 정보장치라고 할 수 있다. 유전정보는 염색체에 있는 DNA에 저장되어 있고, 전사라고 하는 mRNA의 생성을 통해 그 정보를 단백질로 발현한다. 세포핵은 둥근 핵막으로 싸여 있으며 핵막은 세포막과 비슷하게 이중 막으로 이루어져 있다. 핵막이 염색체를 보호하며, 핵막에 있는 특정 구조물을 통해 RNA나 단백질이 세포질로 이동한다. 또한 세포질 내의 단백질이 핵막에 있는 구멍을 통해 핵 안으로 이동하기도 한다. 핵막을 통과하여 세포질로 이동하는 중요한 물질 중 하나는 전사 과정에서 만들어진 mRNA이다.

소포체는 막으로 둘러싸인 관상 터널처럼 생겼으며 여기에서 단백질이 합성되고 성숙된다. 이렇게 생성된 단백질은 소포체를 떠나 필요한 곳으로 이동한다. 소포체는 표면에 리보솜(ribosome)이 붙어 있어 거칠게 보이는 거친면 소포체(조면소포체)와 표면에 리보솜이 없는 매끄러운 매끈면 소포체(활면소포체)로 나뉜다.

골지체는 당단백질이나 지단백질이 만들어지는 곳으로 여기서 만들어진 단백질은 세포막으로 이동하거나 세포 밖으로 배출된다.

미토콘드리아는 에너지 생성 기관으로, 세포 안에 존재하는 독립기관이다. 미토콘드리아 안에는 약 50여 개의 크고 작은 단백질과 조절 RNA를 만들어내는 DNA(mtDNA)가 있다. 미토콘드리아는 독립적으로 분열할 수 있고 RNA 전사와 단백질 발현 등도 독립적으로 일어난다. 여기서 만들어지는 단백질 대부분은 세포호흡에 관여하고 이를 통해 에너지(ATP)가 생성되어 세포에 공급된다(6장에서 자세히 다룬다). 미토콘드리아는 독특하게 모계로만 유전되며 세포핵의 염색체와는 유래가 다르다. 미토콘드리아는 최초의 진핵생물에서 공생관계로 존재하던 세균에서 유래되었다는 설이 인정받고 있다.

리소좀(lysosome, 또는 라이소좀) 안에는 높은 농도의 단백질 분해효소가 있어 필요 없는 단백질이나 소기관 그리고 미생물을 분해한다. 분해된 물질은 재활용되어 세포가 다시 이용한다.

단백질 합성

각 세포가 형태를 유지하고 기능을 발휘하려면 새로운 단백질이 계속해서 합성되어야 한다. 단백질은 아미노산이 긴 사슬을 이룬 것으로, DNA나 RNA에 저장된 유전자 정보에 기초하여 아미노산이 연속적으로 길게 사슬을 만들어내는 것을 단백질 합성이라고 한다.

먼저 DNA로부터 mRNA가 만들어지는 과정을 '전사(transcription)'라고 하며, 이는 전사인자 단백질이 DNA의 특정 부위를 인식하여 시작된다. 전사인자는 세포질에서 비활성 상태로 유지되다가 어떤 신호에 의해 활성화되면 핵막을 통해 핵으로 이동하여 염색체 DNA의 특정 부위에 부착하면서 mRNA의 생성을 시작한다.

생성된 mRNA는 핵막을 통해 세포질을 거쳐 소포체 막에 붙어 있는 리보솜으로 이동하는데, 그곳에서 mRNA에 기초하여 단백질이 만들어지는 과정을 '번역(translation)'이라고 한다. 이렇게 만들어진 단백질은 다듬어져서 복잡한 3차원 구조를 가진 단백질로 성숙된다.

단백질의 운명

많은 단백질은 효소 작용을 하므로 잘못된 장소에서 아무 때나 그 기능을 발휘한다면 해가 될 수 있다. 따라서 많은 단백질은 전구체 형태로 존재하여 특정 장소에서 필요할 때 단백질 분해효소에 의해 작게 잘리면서 활성화된다.

사람 유전자의 약 3퍼센트가 단백질 분해효소와 관련될 정도로 단백질의 활성을 적절하게 조절하는 것이 중요하다. 단백질 분해효소 역시 잠재적으로 세포 손상을 일으킬 수 있어 이를 억제하는 단백질 또한 많이 존재한다. 단백질 분해효소가 지나치게 활성화되어 이러한 균형이 무너지면 세포와 조직이 손상되어 노화가 일어난다는 이론을 3장에서 소개했다.

세포 안과 밖에 존재하는 단백질은 시간이 지나면 분해되거나 기능을 잃어 새로운 단백질로 교체된다. 단백질의 수명은 짧게는 20분에서 길게는 몇 주로 다양하다. 세포 안에는 유비퀴틴(ubiquitin)이라는 작은 단백질이 있는데, 유비퀴틴이 단백질에 달라붙으면 프로테아솜(proteasome)이라는 단백질 분해체로 이동하여 단백질 분해가 일어난다.

앞에 설명했듯이, 단백질의 활성도는 인산화와 탈인산화 또는 아세틸화와 탈아세틸화 등을 통해 조절되는데, 이에 문제가 생기면 암이 발생할 수도 있고 수명을 다한 단백질이 제거되지 못하면 독소로 작용할 수 있으며, 서로 뭉쳐져서 커지게 되면 알츠하이머병 등을 일으킬 수 있다.

신호전달을 통한 세포의 상호작용

세포 간의 상호작용이나 세포와 환경 간의 상호작용은 끊임없이 일어난다. 이는 주로 수용체를 통한 인식, 신호전달, 그리고 전사인자의 활성화를 통한 단백질 발현의 과정으로 이루어진다. 세포와 세포의 통신(상호작용)은 어떻게 이루어질까?

대부분의 통신은 신호전달체계를 이용한다. 세포가 단백질 같은 거대분자를 분비하면 그것을 인식하는 수용체를 가진 세포가 반응한다. 분비한 세포 자체에 수용체가 있어 스스로 반응할 수도 있고, 가까운 주위 세포나 멀리 있는 세포가 수용체를 가지고 있을 수 있다. 어떤 신호전달 단백질은 분비량과 반감기가 짧아 가까운 주위 세포에만 영향을 미치고, 또 어떤 호르몬 단백질은 혈류를 타고 다른 조직의 세포에까지 영향을 미친다. 신호전달 단백질은 대부분 세포막에 있는 수용체와 반응하며 세포 안에는 들어가지 않는데, 스테로이드 같은 작은 분자는 세포 안으로 들어가서 세포질 안에 있는 수용체와 반응하여 신호를 전달하기도 한다.

이런 신호전달체계의 장점은 다음과 같다. ① 특정 수용체를 가진 세포에만 반응을 일으키고, ② 작은 신호라도 신호 반응이 증폭되어 상대 세포에 반응을 일으킬 수 있고, ③ 신호가 없어지면 그 작용도 없어진다. 또한 신호가 전달되는 과정에서 네거티브 피드백(negative feedback)이 작동하여 신호가 지나치게 커지지 않도록 조절한다.

예를 들어 성장호르몬은 약 200개의 아미노산으로 이루어진 단백질인데, 뇌하수체 전엽의 세포에서 합성되어 혈류를 따라 온몸으로 이동한다. 세포의 세포막에는 대부분 성장호르몬 수용체가 있는데, 세포막에서 성장호르몬이 수용체에 붙으면 수용체에서 발생한 신호가 여러 단백질을 통해 세포 내로 전달되어 전사인자를 활성화시킨다. 활성화된 전사인자는 핵 안으로 들어가 여러 단백질을 합성하며, 이러한 단백질은 DNA 복제와 세포의 증식을 유도한다. 특히 온몸에 분포한 성체 줄기세포가 성장호르몬에 의해 분열과 증식을 하게 되어 세포의 수가 늘어나고 각 장기가 커지면서 몸이 성장한다. 이렇게 성장호르몬에 의해 사람과 동물은 성장한다. 그리고 성체가 되면 뇌하수체에서의 성장호르몬 합성이 낮아진다.

성장호르몬이 몸 안의 대부분 세포에 영향을 미친다면, 여러 성장인자는 각 장기에 있는 세포에 영향을 미친다.[59] 코언(Stanley Cohen)과 레비몬탈치니(Rita Levi-Montalcini)는 세포 성장을 촉진하는 성장인자의 발견으로 1986년에 노벨상을 받았다. 성장호르몬과 같이 성장인자도 특정 세포의 세포막에 존재하는 특정 수용체와 특이적으로 반응한다. 성장인자는 여러 가지이며, 어느 세포에서 분비되는지와 어떤 세포에 작용하는지에 따라 이름이 다르다. 예를 들어, 혈관 내피 성장인자(VEGF), 표피 성장인자(EGF), 인슐린 유사 성장인자(IGF), 섬유아세포 성장인자(FGF), 간세포 성장인자(HGF), 전환 성장인자-α(TGF-α) 등이 있다. 이들은 각 장기에서 성체줄기세포가 복제·증식되도록 하여 아폽토시스로 죽은 세포를 대체하게 한다. 성장호르몬과 성장인자는 각자의 수용체와 특이적으로 반응하지만, 그로 인해 발생하는 신호가 전달되는 체계에는 공통점이 많다.

앞에서 언급한 신호와 신호전달은 여러 개의 신호전달 단백질이 인산화를 통해 차례로 활성화됨으로써 이루어진다. 즉, 세포막의 수용체는 비활성화 상태로 존재하다가 성장호르몬과 반응하면 활성화(인산화)된다. 수용체가 활성화되면 세포 내의 다른 신호전달 단백질이 단계적으로 활성화(인산화)된다(1992년 노벨상 수상 내용). 예를 들어, 수용체에 있는 타이로신(아미노산의 일종)에 타이로신 키네이스가 인산을 붙여 (인산화)활성화시킨다. 이렇게 활성화된 수용체는 신호전달체계의 다음 단계에 있는 단백질인 지알비2/에스오에스(Grb2/SOS)를 활성화한다. 그렇게 10개 정도의 단백질이 차례로 활성화되어 최종적으로 전사인자가 활성화된다. 이러한 전사인자의 예로는 엠와이시(Myc), 에프오에스(Fos), 제이유엔(Jun) 등이 있다. 활성화된 전사인자는 핵으로 이동하여 mRNA 합성을 유도하며 단백질 발현을 이끌어낸다.

앞에 열거한 각 성장인자는 이렇게 발현된 단백질을 통해 각 조직에 있는 성체줄기세포의 복제 및 증식을 유도한다(다음 항목 참조). 만일 이 신호전달 과정에 있는 단백질 중 하나가 비정상적으로 계속 활성화되면 그 자체만으로도 세포가 암세포화될 수 있다. 어떤 유전자는 비정상적으로 활성화되었을 때 무분별한 세포증식을 유도하여 암을 일으킬 가능성이 큰데, 이러한 유전자를 종양유전자 또는 온코진(oncogene)이라 한다. 비정상적으로 활성화된 성장인자 수용체가 대표적인 예라고 할 수 있다. 따라서 이들에 대한 항암제가 많이 개발되어 있다(〈부록 2〉 참조).

또 다른 신호전달체계는 G-단백질 결합 수용체(GPCR)를 포함한다(1994년 노벨상 수상 내용). 특정 수용체에 반응(결합)하는 단백질을 리간드(ligand)라고 하는데, 다양한 리간드에 반응하는 다양한 종류의 G-단백질 결합 수용체가 존재한다. 많은 호르몬, 사이토카인, 신경전달물질 등은 각자의 특정 G-단백질 결합 수용체와 반응하여, 앞에서 언급한 신호전달체계와 비슷한 과정을 통해 세포의 반응을 유도한다.

성장인자 수용체와는 달리 G-단백질 결합 수용체는 아데닐레이트

사이클레이스라는 효소를 활성화시켜 cAMP(전달물질)를 만들어낸다. 이렇게 증가된 cAMP는 단백질에이키네이스(PKA)를 활성화하고, 이어 시알이비(CREB)라는 전사인자를 활성화하여 특정 단백질 합성을 유도한다. 이 신호체계를 통해 발현되는 단백질은 특정 대사나 단백질의 분비 등에 관여한다.

세포의 성장

세포의 증식과 분열 주기

세포의 분열과 증식은 우리 몸에서 끊임없이 일어난다. 세포의 증식과 분열 주기를 알면 왜 어떤 세포가 암이 되는지도 쉽게 이해할 수 있다. 배아줄기세포와 성체줄기세포의 세포분열은 세포가 G_1-S-G_2-M의 단계를 거쳐 한 세포가 두 개의 세포로 나뉘는 과정이다. 세포의 분열과 증식은 외부(또는 내부)로부터의 신호로 시작된다. 즉, 성장호르몬이나 특정한 성장인자 등이 세포막에 있는 특정 수용체에 분열·증식 신호를 보내어 특정 단백질이 발현함으로써 세포의 증식이 시작된다.

세포분열의 각 단계

G_1 단계에서는 성장호르몬이나 특정 성장인자에 반응하여 에너지

대사에 관련된 여러 단백질이 만들어지는데, 그다음의 S 단계에서 많은 에너지(ATP)가 필요하기 때문이다. S 단계에서는 DNA의 복제가 일어난다. G_2 단계에서는 세포가 성장하고 다음의 M 단계에서 두 개의 세포로 나뉘는 데 필요한 단백질들이 만들어진다. 마지막으로 M 단계에서는 새롭게 만들어진 염색체가 두 개의 핵으로 분리되고 세포 또한 두 개로 나뉜다. 세포분열은 이렇게 복잡한 단계를 거치는데, 세포 주기 조절 단백질에 의해 다음 단계로 진행될지 안 될지가 결정된다. 즉, 단계마다 시디케이(CDK)라는 단백질이 세포분열 조절 단백질인 사이클린(cyclins)과 결합함으로써 다음 단계로 넘어갈지를 조절한다(2001년 노벨상 수상 관련 내용).

G_1에서는 세포 안이나 밖의 환경에 따라 휴지기인 G_0 또는 S 단계로 진행할지가 결정되는데, 이것은 사이클린-CDK 결합체에 의해 조절된다. G_1 단계에서는 전사 억제 단백질인 pRb가 전사인자인 이2에프(E2F)와 결합하여 E2F를 억제하는데, 성장인자로 발현된 단백질 중 사이클린 디(cyclin D)의 농도가 높아져 시디케이4와 6이 활성화되면 pRb와 붙어 있던 E2F가 떨어져 나와 핵으로 이동한다. 핵 안으로 들어간 E2F 전사인자가 사이클린 이(cyclin E)를 발현시키면 사이클린 E가 CDK2와 결합하는데 이것이 세포를 S 단계로 넘어가게 한다. 〈부록 2〉에 소개한 팔보사이클립은 CDK4와 6을 억제하는 기전을 가지고 있는 특정 유방암의 치료에 이용되는 항암제다.

S 단계에서는 사람의 경우 46개 염색체의 합성(DNA의 자기복제)이 일어난다. G_2 단계에는 합성된 염색체에 오류가 있는지를 검사하고 복구하는 과정이 포함되어 있다. 특히 p53 단백질이 중요한 역할을 하는

데, 만일 DNA 합성에 문제가 있으면 p53이 세포가 다음 단계로 진행되는 것을 막는다. 마지막으로 M 단계에서는 하나의 세포가 두 개의 세포로 나뉜다. G_0 단계는 세포가 분열·증식하지 않는 휴지기이며, 대부분 기능세포는 이 단계에 있다.

인슐린 신호체계

여러 종류의 세포가 인슐린에 반응하는데, 인슐린은 글루코스가 세포 안으로 흡수되도록 하는 작용 이외에도 단백질 합성과 세포증식을 유도한다. 인슐린의 신호체계는 4장·5장과도 관련이 깊고 8장 당뇨병 부분에도 소개가 되어 있다. 이 장에서는 인슐린이 어떤 신호체계를 거쳐 여러 세포에 작용하는지 간략하게 소개한다.

인슐린은 췌장 내 베타세포에서 만들어지는 작은 단백질(50여 개의 아미노산으로 구성) 호르몬이며 생체에서 가장 중요한 대사 호르몬 중 하나다. 췌장 베타세포의 인슐린 합성과 분비는 혈중 글루코스 농도에 의해 조절된다. 혈중 글루코스 농도가 높아지면 이를 인지한 베타세포에서 여러 전사인자가 활성화되어 인슐린 mRNA가 만들어지고 인슐린의 합성이 일어난다.

이렇게 생성된 인슐린은 베타세포에 저장되어 있다가 혈류로 분비된다. 인슐린 분비를 일으키는 물질을 인크레틴(incretin)이라고 하는데, 지엘피-1(GLP-1)·지아이피(GIP) 등이 있다. 인크레틴 또한 글루코스 농도에 따라 발현과 기능이 조절된다. GLP-1은 췌장 내 알파세포, 장세포 그리고 뇌 신경세포에서 발현되고 분비된다. GLP-1은 전구체 형태로 발현되어 디피피-4(DPP-4)라는 단백질 분해효소에 의해 활성화가 되면 인크레틴으로서 작용하게 된다.

인슐린 수용체는 모든 세포의 세포막에 존재한다. 인슐린 수용체는 인슐린 외에도 인슐린 유사 성장인자-1과 -2에 반응한다. 인슐린이 수용체에 결합하면 인슐린 수용체가 인산화를 통해 활성화된다. 이어서 인슐린 수용체 기질-1(IRS-1)이 인산화를 통해 활성화되면 PI3K 신호체계에서 Akt(단백질키네이스 B라고도 한다)가 활성화된다. 활성화된 Akt는 글루코스 수용체를 세포막으로 이동시켜 글루코스를 흡수하게 하고, 이때 흡수한 글루코스는 글리코겐이나 지방산으로도 변환하여 축적되며, 글루코스의 이화를 촉진하여 에너지 발생을 유도한다.

인슐린 신호전달체계는 세포 내 에너지 항상성 및 단백질 합성, 글루코스 및 지방대사, 세포의 증식과 복제, 오토파지 등에 영향을 미친다. 이 모든 것은 인슐린 수용체를 통한 신호의 전달로 발생한다. 세포에 미치는 인슐린의 결과는 세포의 영양 수준과 관련 있는데, 4장에서 설명한 것처럼 세포 내 영양이 풍부하면 Akt와 TOR을 통해 세포증식이 유도되고, 영양이 안 좋으면 폭소 관련 단백질이 활성화되어 세포생존 반응이 유도된다.

인슐린에 의한 세포의 증식은 암 발생과도 관계가 깊다. 혈중 인슐린 농도가 지속적으로 높으면 적어도 13가지 종류의 암 발병 확률이 높아진다.[60] 인슐린과 그 수용체에 의한 신호전달체계가 당뇨병, 암 등의 노화 관련 질병과 장수에 관련이 깊은 이유를 쉽게 이해할 수 있다.

세포의 죽음

아폽토시스와 네크로시스

앞에서 설명했듯이 세포는 무수히 증식하지만 또 그만큼 죽고 새로운 세포로 대체된다. 태아의 장기나 신체가 제대로 성장하려면 태아의 발달 과정에서 불필요한 세포 제거가 반드시 필요하다. 그 과정에서 많은 세포가 죽어도 우리 몸에는 아무런 문제가 일어나지 않는데, 이는 세포가 아폽토시스 과정을 거쳐 죽기 때문이다.

아폽토시스 개념이 처음 등장한 것은 19세기 중반이었지만, 1965년에 처음으로 동물의 간에서 네크로시스와는 다른 형태로 죽은 세포가 전자현미경으로 관찰되었고, 이후 1970년대 초에 아폽토시스라는 명칭과 개념이 확립되었다. 2002년 브레너(Sydney Brenner), 설스턴(John Sulston), 호비츠(Robert Horvitz)는 아폽토시스와 관련한 발견으로 노벨 의학/생리학상을 받았다.

피부세포는 특히 수명이 짧으며 주로 아폽토시스로 죽는데, 이 현상은 피부의 형태학적 구조와 연관 있다. 8장에서 더 자세히 설명하겠지만, 피부는 몇 개

의 층으로 이루어져 있으며 바깥층으로 갈수록 혈액의 공급이 낮아지면서 세포가 아폽토시스로 죽는다. 맨 바깥층은 죽은 세포가 몇 겹으로 쌓여 있다(각질층). 혈액이 공급되지 않으면 산소와 영양분뿐만 아니라 성장인자도 세포에 공급되지 않는다. 그러면 미토콘드리아에서 사이토크롬 시(cytochrome c)가 세포질로 분비되면서 여러 단백질 분해효소가 차례로 활성화되어 세포 형태가 변화되고 아폽토시스가 일어난다.

아폽토시스로 죽은 세포는 형태학적으로도 확연한 특징을 보이는데, 죽은 세포가 터지지 않고 작게 위축된 형태로 변하고, 더 진행되면 여러 개의 작은 알갱이 형태만 남는다. 이렇게 죽은 세포는 탐식세포에 의해 제거된다. 소장과 대장의 장 상피세포는 주로 아폽토시스로 죽어 내용물이 재활용된다. 우리 몸에서 많게는 30퍼센트의 에너지가 이렇게 재활용되는 세포에서 나온다. 하지만 세포가 외상으로 죽으면(네크로시스), 세포 안의 물질이 세포 밖으로 흘러나오고 그 물질이 위험 인자로 인식되어 염증반응을 일으킨다(7장에서 자세히 다룬다).

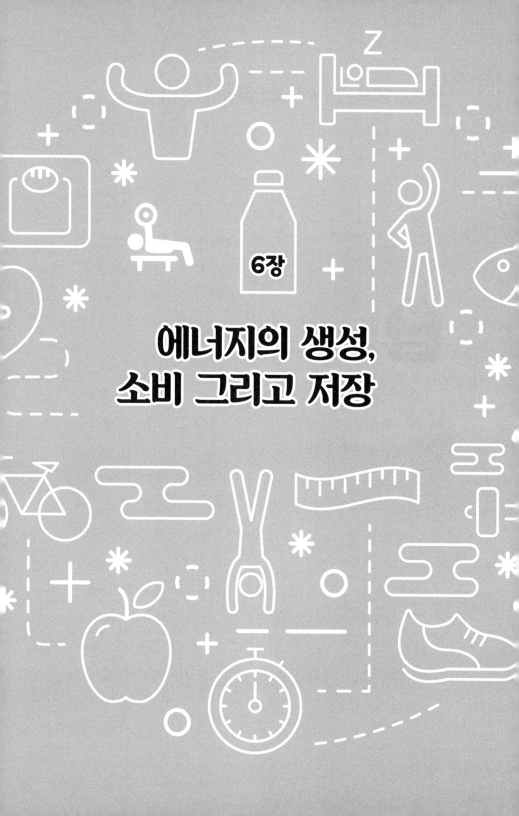

6장

에너지의 생성,
소비 그리고 저장

음식, 칼로리 그리고 에너지 소비

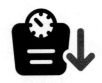

1칼로리(calorie)는 물 1그램의 온도를 1도 올리기 위해 필요한 열량이다. 1킬로칼로리는 1000칼로리로, 1킬로그램의 물 온도를 1도 올릴 수 있는 열량인데, 우리가 흔히 쓰는 칼로리는 첫 글자를 대문자로 표기한 Calorie로 킬로칼로리를 의미한다. 칼로리는 음식의 열량 계산에도 쓰이는데, 탄수화물 1그램에서 4칼로리, 단백질 1그램에서 4칼로리, 지방 1그램에서 9칼로리, 알코올 1그램에서 7칼로리의 에너지가 나온다.

탄수화물은 주로 에너지원으로 사용되지만, 모든 영양소가 에너지원으로만 쓰이는 것은 아니다. 지방과 단백질은 세포의 형태를 구성하는 필수 요소로서 지방산과 아미노산으로 분해되어 재구성된 후 새로운 세포를 만드는 데 기본 재료로 쓰인다. 지방은 세포막의 기본 성분이고 여러 호르몬의 재료로 이용되며, 아미노산은 대부분 단백질 합성에 쓰인다. 몸에서 탄수화물이 소진되면 지방과 아미노산도 에너지원으로 사용될 수 있다.

음식은 소화를 거쳐 각 조직의 세포에서 적당한 용도로 쓰인다. 전체 에너지 소비는 기초신진대사 또는 기초대사율(55~65%), 음식의 열 효과(약 10%), 활동량(25~35%) 등을 합친 양이다. 이 외에도 갑상선호르몬과 아드레날린의 영향으로 에너지 소비가

증가하거나 갈색지방세포에서 일어나는 열 발생 등에도 에너지가 소비된다. 이런 부수적인 에너지 소비는 전체의 에너지 출력량에서 큰 비중을 차지하지는 않지만, 에너지 출력량이 고정된 상태에서는 장기적으로 전체 에너지 소비에 영향을 미칠 수도 있다.

기초대사율

기초대사율(basal metabolic rate)은 정상적인 신체 기능을 유지·보전하는 데 필요한 에너지량이다. 예를 들어 생존에 필요한 뇌 기능, 심장, 호흡 등의 활동에 소비되는 것이 기초대사율인데, 개인에 따라 차이가 크다. 기초대사율 중 뇌에서 쓰는 에너지 소비가 전체의 20~30퍼센트라고 하는데, 경우에 따라서 50퍼센트까지 차지한다. 사람의 뇌에는 약 800억 개의 뇌 신경세포가 있으며 하루에 300~500칼로리가 넘는 에너지를 사용한다.

근육의 양과 신체 크기에 따라 개인별로 기초대사율이 다를 수 있다. 근육세포는 운동하지 않을 때라도 심장박동과 호흡에 관여하고 체온

을 유지해야 하므로 기초대사의 20~30퍼센트를 소비한다. 호르몬이나 영양상태에 따라서도 기초대사율에 차이가 있다. 갑상선호르몬·남성호르몬·성장호르몬은 기초대사율을 증가시키며, 수면과 영양의 부족은 기초대사율을 감소시킬 수 있다.

음식의 열 효과

음식의 열 효과(thermal effects of food)는 음식이 분해·소화되고 변환하는 데 필요한 에너지량을 의미한다. 이것은 음식의 종류에 따라 다르며, 음식 총열량의 3~30퍼센트(평균 10%)에 이른다. 보통 단백질 음식이 열 효과가 높고 탄수화물과 지방은 비교적 낮다. 가공되지 않은 연어, 참치, 칠면조, 두부, 달걀, 요구르트, 코티지 치즈 등은 소화되는 과정에서 음식 칼로리의 30퍼센트가 열 효과로 소비된다. 가공되지 않은 탄수화물, 특히 섬유소를 함유한 탄수화물은 음식 칼로리의 20퍼센트가 열 효과로 쓰인다. 시금치, 브로콜리, 아스파라거스, 사과, 콩, 현미 등의 소화에는 음식 열량의 20퍼센트가 소비된다. 그러나 밀가루나 설탕 등 정제된 탄수화물은 3퍼센트의 열량만 열 효과에 소비된다. 이렇듯 탄산음료와 정제된 탄수화물이 많이 포함된 음식은 음식의 열 효과가 낮아 전체 에너지 균형에 크게 영향을 미칠 수 있다.

활동 및 운동에 의한 열 효과

활동 및 운동에 의한 열 효과(thermic effect of exercise)는 기본적인 신

체활동과 운동에 소비되는 열량이다. 신체활동이나 운동은 골격근육을 수축·이완하는 과정인데, 근육세포의 수축에 ATP를 연료로 사용한다. 따라서 근육세포에서 ATP를 지속적으로 생산해야 한다. ATP는 근육세포에 저장된 크레아틴인산이 크레아틴으로 변환되거나 글리코겐이 글루코스로 분해되는 과정을 거쳐 생성된다. 그러나 ATP 대부분은 글루코스나 지방산이 산화되는 과정에서 생성된다. 또한 운동하지 않는 상태에서도 근육의 긴장과 자세를 유지하기 위한 ATP가 필요한데, 이런 비운동적인 활동이 전체 에너지 소비의 7퍼센트가량을 차지한다.

운동을 포함한 신체활동으로 소비되는 에너지량은 전체 에너지 소비량의 25~35퍼센트다. 운동으로 체중 감소하기가 어려운 이유 중 하나는 이렇듯 신체활동으로 소비되는 에너지량이 평균 30퍼센트 정도이기 때문이다. 사무직이나 학생처럼 주로 앉아서 일하는 경우 신체활동으로 하루에 소비되는 열량은 보통 250~480칼로리다. 영업직이나 헤어디자이너 등은 500~950칼로리, 목공수나 제빵사 등은 950~1400칼로리, 벽돌공이나 댄서 등은 1400~1900칼로리, 프로 운동선수는 보통 2000칼로리 이상을 신체활동으로 소비한다.

한 시간 단위로 활동량을 계산하면, 약 9킬로미터의 달리기는 570칼로리, 춤은 350칼로리, 자전거 타기는 290칼로리, 걷기는 140칼로리, 글쓰기는 28칼로리, 텔레비전 보기는 5칼로리를 소비한다. 하루에 필요한 칼로리는 성인 남성 2000~2500칼로리, 성인 여성 1800~2000칼로리이지만, 직업과 활동량 등에 따라 편차가 심하다.

효율적인 에너지를 관리하려면 먼저 하루에 먹는 음식의 칼로리를 계산해야 하는데, 이 계산이 그리 쉽지 않다. 어느 연구에 따르면, 전문 영양학자도 완성된 음식의 칼로리 계산에서 300퍼센트의 편차를 보일 정도라고 한다. 이렇듯 음식의 칼로리 계산이 쉽지 않고 개인의 에너지 소비에 편차가 크기 때문에 경험적 실험을 통해 음식 칼로리의 입력과 출력을 계산해 볼 필요가 있다. 예를 들어, 평소에 먹는 음식량보다 적게 또는 많이 1~2주 동안 섭취했을 때 체중에 어떤 변화가 있는지 실험하고 기록하는 것이다. 소식의 개념이 개인마다 편차가 있으므로 스스로 경험하여 자신에게 필요한 음식량(에너지량)을 알아내는 것이 소식을 실천하는 데 필수적이다.

세포 내 에너지 발생

세포에서 에너지가 발생하는 것은 자동차 엔진에서 가솔린을 이용해 힘을 발생시키는 것과 유사하다. 연료 탱크에서 가솔린이 연료관을 통해 엔진으로 이동하여 엔진의 실린더 내에서 발화(산화)되면서 에너지를 발생시킨다. 가솔린은 작고 가벼운 탄화수소(4~12 탄소 분자)의 혼합물인데, 탄화수소가 산소와 결합하여 물과 이산화탄소로 변환되면서 에너지가 발생하는 것이 연소 과정이다. 우리 몸에서는 혈관이 연료관의 역할을 하며 각 세포가 독립적인 엔진으로 작용한다.

가솔린 엔진에서처럼 세포 내 산화 과정을 통해 영양소가 에너지로 변환되는데, 이런 산화 과정은 세포 내의 효소 단백질에 의해서 일어난다. 효소의 산화 과정을 발견한 공로로 센트죄르지(Albert Szent-Györgyi)와 테오렐(Hugo Theorell)이 각각 1937년과 1955년에 노벨상

166

을 받았다. 세포는 영양소의 산화 과정에서 나온 에너지를 농축된 형태 (ATP, NADH, FAHD2)로 만들어 몸 안에 일어나는 모든 대사와 화학 작용의 촉매로 이용한다.

ATP는 질산 베이스, 5-탄소당과 세 개의 인산으로 이루어져 있다. ATP의 3개 인산은 연달아 달려 있는데, 세 번째 인산이 떨어져 나가면 2개 인산이 달린 ADP가 되며 이 과정에서 에너지가 발생한다. ATP는 세 가지의 주요 경로로 만들어진다. 첫 번째 ATP 생산 과정은 글라이코라이시스(glycolysis, 또는 글리콜리시스, 당 분해)다. 글라이코라이시스는 세포질에서 일어나며 산소가 필요하지 않다. 이 과정에서 하나의 글루코스(6-탄소)가 2개의 피루베이트(3-탄소)로 변환되면서 2개의 ATP와 2개의 NADH가 생성된다.

피루베이트에서 시작되는 두 번째 주요 ATP 생산 경로는 산소 유무에 따라 다른데, 산소가 없으면 세포질에서 완전 산화가 일어나지 않고 여러 가지의 중간 산물이 축적되는데 그중 하나가 젖산이다. 효모 세포는 이 과정을 통해 알코올을 만든다. 산소가 있으면 피루베이트가 미토콘드리아 내부로 이동하여 2-탄소물인 아세틸-코에이로 변환된다. 이때 탄소 하나는 산소에 반응하여 이산화탄소가 되고 NADH를 만들어낸다. 아세틸-코에이는 미토콘드리아에 있는 에너지 생성 회로인 티시에이 회로(TCA cycle, citric acid cycle 또는 Krebs 회로라고도 한다)로 유입되어(1953년 노벨상 수상 내용) 하나의 아세틸-코에이가 1개의 ATP, 3개의 NADH, 1개의 FADH2를 만들어낸다.

미토콘드리아는 두 겹의 막으로 둘러싸여 있는데 두 막 사이에 있는 공간이 마지막 에너지 생산 단계에서 중요한 역할을 한다. 세 번째 생산 단계에서는 미토콘드리아 내막에 있는 여러 단백질 복합체를 통해 전자 수송 사슬의 연쇄 반응이 일어난다. 즉, TCA 회로를 통해 생성된 NADH와 FADH2로부터 전자들이 전자 수송 사슬에 주입되어 연쇄 반응이 일어난다. 이 연쇄 반응 과정에서 생긴 양성자는 두 막 사이로 배출되며, 미토콘드리아의 두 막 사이에 농축된 양성자가 내막에 있는 ATP 생성 효소를 활성화하여 ATP가 만들어진다. 전자 수송 사슬과 ATP 생성 효소가 관여하는 이 과정에서 하나의 글루코스는 약 32개의 ATP를 생성한다. 세 가지 과정을 모두 합쳐 하나의 글루코스는 6개의 산소, 6개의 이산화탄소, 6개의 물, 약 36개의 ATP를 만들어낸다. 이 과정에서 활성산소군이 부산물로 생긴다.

식욕 조절

　음식 섭취의 중요한 동기는 식욕이기 때문에 식욕은 전체 에너지 균형을 결정하는 가장 중요한 요소다. 따라서 식욕은 복수의 기전을 통해 조절된다. 첫 번째 기전은 뇌 시상하부에서 신경세포가 몸의 영양소 농도, 즉 혈중 글루코스와 지방산을 감지하여 식욕을 조절하는 것이다. 말로닐-코에이(malonyl-coA)는 지방 합성의 중간 산물로서 2-탄소물인 아세틸-코에이로부터 생성되는데, 혈중 글루코스와 지방산 농도가 세포 내 말로닐-코에이 농도를 결정한다. 세포 내 말로닐-코에이 농도가 낮으면 식욕 조절 신경세포는 식욕을 증가시키는 오렉신(orexin)을 혈중으로 분비한다.

뇌의 보상회로를 통한 식욕 조절

사람의 뇌는 생존 본능을 유지하고 발휘하는 중앙 제어 장치다. 두 뇌의 보상회로는 그 생존 본능의 핵심이라고 할 수 있다. 예를 들어, 배고플 때는 식욕이 늘어나고 음식을 먹었을 때는 특정 신경세포가 도파민을 분비하여 즐거움(쾌락)으로 보상한다. 음식 섭취 직후 포만감(배부름)도 이와 관련 있다. 반대로 식욕(또는 허기)은 음식을 먹어야 한다는 욕망이다. 배고픔을 느끼는 것은 중요한데 얼마나 자주 또는 심하게 느끼는가에 따라 음식 섭취량이 정해지기 때문이다. 식욕은 생존에 필수적이고 과체중·비만과도 깊은 연관이 있다.

식욕을 증진시키는 단백질은 뇌의 시상하부에서 분비되는 오렉신과 멜라닌 축적 호르몬(MCH)이다. 이 단백질은 배고픔을 느낄 때 여러 기전을 통해 뇌에서 발현·분비되어 식욕을 느끼게 만든다. 식욕을 조절하는 단백질로는 렙틴(leptin)과 그렐린(ghrelin)이 잘 알려져 있다. 렙틴은 식욕 억제 호르몬이고 그렐린은 식욕 증진 호르몬이다.

렙틴은 1994년에 발견되었는데, 식욕을 이해하는 데 큰 도움이 된다. 음식을 섭취하면 지방세포가 렙틴을 혈류로 방출하고 혈중 렙틴 농도가 높아지면 뇌의 시상하부 신경세포의 렙틴 수용체와 반응하여 뉴로펩타이드 와이(neuropeptide Y)의 방출을 억제하여 오렉신의 분비를 막음으로써 식욕을 억제한다. 렙틴은 지방에서 생성되어 식욕을 억제하기 때문에 지방의 과도한 축적을 막기 위한 중요한 조절 기전으로 작용한다. 렙틴 외에도 아밀린, 인슐린, 글루카곤-유사 펩타이드, GLP-1, 콜레시스토키닌 등이 음식 섭취 후에 여러 조직에서 분비되어 식욕을 억제한다.

음식 섭취 후 몇 시간이 지나서 혈중 렙틴이 낮아지고 위가 비게 되면 위에서 그렐린이 방출된다. 그렐린 수용체는 몸 전체에 존재하고 특히 시상하부의 뇌 신경세포에도 존재하여 뉴로펩타이드 Y를 분비케 하여 오렉신과 멜라닌 축적 호르몬 분비를 촉진한다. 대장에서 나오는 인슐린 유사 펩타이드-5도 비슷한 기전으로 식욕을 증진시킨다.

렙틴은 식욕 이외에도 심장박동을 높이고, 골밀도를 조절하며, 식욕을 통해 대사와 에너지를 조절하고, 부신 호르몬 합성을 조절하며, 글루코스 농도에 따른 인슐린 분비를 억제하는 기능도 있다. 비만인 사람은 인슐린 저항처럼 렙틴에 대해서도 감수성이 낮아질 수 있는데, 이를 렙틴 저항이라 한다. 렙틴의 혈중농도가 높은데도 불구하고 식욕 억제가 안 되고 포만감이 낮아지는 현상을 보인다.

도파민 보상회로

음식 섭취로 위장이 팽창하면 미주신경(vagus nerve)을 통해 뇌의 고립로핵(nucleus tractus solitarius, NTS)으로 신호가 가서 도파민, 엔도칸나비노이드, 세로토닌 등이 뇌에서 분비되어 즐거움이라는 보상이 주어진다. 탄수화물 섭취로 장에서 도파민이 분비되어 뇌의 보상경로를 자극하는데 이는 탄수화물 중독의 기전이다.

두뇌의 보상회로는 생존에 중요하여 배가 고플 때는 식욕을 증진시키고, 유전자의 생존을 위해 성욕을 일으킨다. 그리고 음식을 먹거나 성교를 했을 때 뇌는 즐거움(쾌락)으로 보상한다. 뇌의 보상회로에는 도파민이 중요한데, 도파민이 즐거움을 느끼게 하기 때문이다. 즐거운 느낌은 똑같은 행동을 반복하게 하며 더 나아가 음식이나 성교를 생각만 했을 때도 즐거움을 느끼게 한다. 즐거움과 보상에 관계된 이런 회로는 뇌의 메소림빅(mesolimbic) 경로의 일부로, 기본적 생존 본능과 관련된 뇌간에서 일어난다. 메소림빅 경로는 뇌의 도파민 경로라고도 하는데, 중뇌의 벤트럴 테그멘탈 영역(ventral tegmental area, VTA)에 있는 뇌 신경세포에서 배출된 도파민이 앞뇌의 뉴클리어스 어컴벤스(nucleus accumbens)에 도달하면 즐거움을 느끼게 되고, 즐거움을 느끼는 행위를 반복하도록 한다. 따라서 도파민은 행복을 추구하는 물질 또는 동기부여 물질이라고 할 수 있다. 이러한 동기부여는 중독과도 밀접하게 관련 있다.

인류가 급속하게 발전한 이유 중 하나는 음식 조리의 발달이다. 조리 과정, 특히 불을 이용한 조리를 통해 인류는 영양소를 작은 부피로 농축시킬 수 있었다. 그 가운데 수용성인 탄수화물은 어렵지 않게 농축할 수 있어서 사람이 하루에 필요한 칼로리(2000칼로리 내외)를 두세 번의 식사로 섭취할 수 있게 되었다. 이런 영양소 농축 과정이 없었다면 사람도 유인원이나 다른 동물처럼 필요한 칼로리를 섭취하는 데 오랜 시간이 필요했을 것이다.

소량의 음식에 담긴 높은 칼로리는 정상적인 에너지 대사 조절에 혼란을 가져온다. 소량의 음식이라도 쉽게 1000칼로리가 넘지만 양이 적어서 위에 팽만감을 주지 않기 때문에 식욕 억제 효과가 낮아 더 많은 칼로리를 섭취하게 되어 자연스럽게 과영양상태와 비만으로 이어진다.

식욕 증진제와 억제제

우리 몸에 자연적으로 존재하는 그렐린, 오렉신, 뉴로펩타이드 Y 등과 같은 기능이 있는 약이 식욕 증진제로 개발되었다. 이 약들은 원래 항우울제나 항정신제로 개발되었지만, 식욕 증진 작용이 있다는 것이 나중에 알려졌다. 그 밖에도 식욕 증진제로 쓰이는 약에는 트리(또는 테트라) 사이클릭 항우울제, 카나비노이드(자연 추출 또는 합성), 여러 안티히스타민제, 스테로이드 호르몬 등이 있다. 반대로 체중 감량에 사용되는 약은 일부 항정신성 의약품, 장의 지방 분해를 방해해서 지방 흡수를 막거나(오르리스타트orlistat), 뇌에서 세로토닌 수용체를 활성화하는 약물 등이다.

이외에도 GLP-1 수용체 작용제(상품명 위고비Wegovy)는 GLP-1 효과가 있는 생물학적 제제로 제2형 당뇨병 약으로 개발되었는데, 2021년 체중 감량 목적으로도 미국 식품의약품안전청의 승인을 받았다. 식욕 증진제와 억제제는 원래 다른 목적으로 개발된 것이 많아 부작용이 나타날 수 있다.

비만을 일으키는 유전자

많은 과학자가 비만은 유전이라고 주장하지만 생활 습관이 비만의 주요 이유라고 주장하는 과학자도 있다. 비만을 일으키는 몇몇 유전자가 알려져 있는데, 주로 식욕과 관련되어 있다. 렙틴과 렙틴 수용체의 돌연변이에 의해 식욕 억제에 문제가 생기는 유전병이 있다. 또 멜라닌 축적 호르몬과 그 수용체의 유전적 변이로 인해 비만을 일으킨 사례도 보고되었다. 앞에서 설명한 코든 증후군은 비만과 밀접한 관계가 있는데, 지방세포가 혈중 글루코스를 더 많이 흡수하여 중성지방으로 변환시키기 때문이다.

비만을 일으키는 바이러스

여러 바이러스가 동물과 사람에게서 비만을 일으킬 수 있다는 것은 오래전부터 알려졌다. 몇몇 바이러스에 뇌가 감염되면 비만을 일으킬 수 있다는 보고가 있는데, 개 디스템퍼바이러스, 라우스 관련 바이러스, 보르나바이러스 등이다. 뇌 신경세포가 개 디스템퍼바이러스에 감염되면 렙틴 수용체 발현이 억제되고, 그 결과 식욕이 증가하여 비만을 일으킨다고 한다.

여러 아데노바이러스는 지방세포에 영향을 미쳐 비만을 일으킬 수 있다. 에스엠에이엠-1(SMAM-1)이라는 조류 아데노바이러스는 1980년대 초 인도에서 닭들에게 많은 문제를 일으켰다. 이 바이러스를 어린 닭에 인공 감염시키면 혈중 지방이 줄어들고 많은 내장지방이 형성되어 체지방률이 증가한다. 다른 조직에서도 지방 침윤이 일어나 간과 신장이 비대해지고 여러 조직에서 염증을 일으킨다.

아데노바이러스36은 사람에게서 비만을 일으키는 지금까지 알려진 유일한 바이러스다. 이 바이러스를 닭, 생쥐, 쥐 등에게 감염시키면 감염된 개체는 대조군보다 체중이 늘어나는데, 이는 지방조직이 커지기 때문으로 확인되었다. 원숭이도 이 바이러스에 감염될 수 있는데, 자연적으로 감염된 원숭이는 체중이 15퍼센트 증가했지만 혈중 콜레스테롤 수치는 29퍼센트 감소한 것으로 나타났다.

아데노바이러스36을 원숭이에 실험적으로 감염시킨 결과, 감염된 개체는 체중이 대조군보다 거의 4배, 체지방은 58퍼센트 증가했다. 이 현상은 지방세포에 감염된 아데노바이러스36이 특정 단백질을 발현시켜 지방세포의 분화를 촉진하고 혈중 글루코스를 흡수하여 중성지방을 축적하기 때문이라고 알려졌다.

아데노바이러스36을 지방세포 또는 근육세포에 감염시키면, PI3K와 Akt의 기능이 높아져 세포막에 글루코스 수용체가 증가하여 글루코스가 세포 내로 흡수된다. 따라서 이 바이러스에 감염되면 체지방이 늘어나고 인슐린 감수성이 높아진다. 아데노바이러스36은 지방세포에서 아디포넥틴 발현을 촉진하여 혈중으로 아디포넥틴이 분비된다. 이 단백질은 간세포나 근육세포에서 AMP 키네이스를 활성화시켜 세포 내 글루코스 합성을 낮추고 에너지 소모를 촉진한다. 사람의 경우 비만인의 30퍼센트, 그리고 정상인의 15퍼센트가 아데노바이러스36에 대한 항체를 가지고 있는 것으로 조사되었다.

정신적 스트레스와 식욕

일반적으로 정신적 스트레스에 대한 단기적 반응은 식욕 감퇴로, 장기적 반응은 식욕 증진으로 나타난다. 스트레스는 뇌를 자극하여 부신에서 아드레날린이 분비되도록 하는데, 이 호르몬은 몸을 긴장 상태로 유지하게 하여 식욕을 억제하는 결과를 낳는다. 만성 스트레스를 받으면 고탄수화물과 고지방 음식에 대한 욕구가 높아지는데, 이는 뇌에서 만족감을 일으켜 스트레스를 완화하려는 보상체계의 하나다.

스트레스로 인해 혈중 스테로이드(코르티솔)가 높아지고 당 섭취로 혈중 인슐린이 높아지면 식욕이 더 늘어날 수 있다. 만성 스트레스는 위에서 그렐린을 분비하도록 하여 혈중농도를 높여 식욕을 증진시키는 것으로 알려졌다.

에너지 저장: 지방세포의 이해

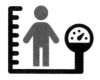

지방조직의 주요 기능은 남은 에너지를 중성지방으로 저장하고 식욕을 조절하며, 체온 조절 및 완충제로 작용하여 장기를 보호하는 것이다. 지방조직은 지방세포와 보조 세포로 이루어져 있는데 모든 포유동물과 많은 비포유동물에 존재한다.

지방세포의 평균 수명은 약 10년이며, 매년 약 10퍼센트의 지방세포가 죽고 새로운 세포로 교체된다. 지방세포는 흰색·갈색·베이지색의 세 가지 유형이 있으며, 구조와 몸 안의 분포 및 기능이 다르다. 지방조직은 백색지방세포와 베이지색지방세포로 구성된 백색지방조직과 갈색지방세포로 구성된 갈색지방조직으로 나뉘는데, 우리 몸의 지방조직은 대부분 백색지방조직이다.

백색지방조직은 주로 피부 아래(피하지방), 내장 주변(내장지방, 뱃살) 그리고 뼈의 공동(골수지방)에 존재하며 그 외에도 몸의 다양한 곳에 존재한다.[61] 갈색지방조직은 주로 태아와 영아에 존재하는데, 등 상부, 쇄골 위, 척추 주위 및 종격동(종격장)에 있다. 갈색지방세포는 미토콘드리아 함량이 높으며, 주요 역할은 열을 생성하여 체온을 유지하는 것이다. 예전에는 갈색지방조직이 나이가 들면서 없어진다고 알려졌지만, 최근 연구에 따르면 성인이 되어도 갈색지방조직이 몸의 여러 곳에 흩어져 존재하는 것으로 확인되었고, 열 발생 등을 통한 에너지 소모에 큰 역할을 하는 것으로 알려졌다.

정상 체지방량
남성: 체중의 9~18%
여성: 체중의 14~28%

비만 체지방량
남성: 체중의 22% 초과
여성: 체중의 32% 초과

백색지방조직의 양은 개인마다 매우 다를 수 있으며 체지방률은 개인에 따라 5퍼센트 이하에서 70퍼센트 이상이 될 수 있다. 운동선수 중에는 체지방률이 체중의 2~3퍼센트밖에 안 되는 사람도 있지만, 고도비만인 사람은 체중의 60~70퍼센트에 이르기도 한다. 정상 수치의 체지방률은 남성이 체중의 9~18퍼센트, 여성은 체중의 14~28퍼센트다. 남성과 여성의 체중에서 체지방률이 각각 22퍼센트와 32퍼센트를 초과하면 비만이다.

과도한 체지방이 만성 질환과 관련 있다는 것은 명백하게 증명되었다. 다시 말해 고지혈증, 고혈압, 인슐린 저항성, 제2형 당뇨병, 동맥경화증, 암, 퇴행성 관절염, 불임 등이 과도한 체지방과 관련이 높다는 것은 수많은 연구를 통해 증명되었다. 따라서 체지방 감소는 만성 질환의 위험도를 낮추고 사망률을 낮출 수 있다. 하지만 체중 감량과 지속적인 유지는 쉽지 않다. 연구에 따르면, 체중 감량을 시도한 사람 중 성공적인 감량과 유지에 성공하는 사람은 10퍼센트도 되지 않는다.

그러면 어떻게 체지방이 증가하는 것일까? 체지방은 지방세포의 수가 늘거나 지방세포의 크기가 커져서 증가한다. 성인은 지방세포가 250~350억 개 있고, 고도비만인 사람은 지방세포가 1000~1500억 개까지도 늘어날 수 있다. 지방세포의 수가 늘어나는 시기는 12~18개월의 유아기, 12~16세의 청소년기, 임신 기간이며, 그리고 체지방률이 60퍼센트가 넘는 고도비만 성인의 지방세포 수도 늘어난다. 이를 제외하면 성인의 지방세포 수는 일정하게 유지된다.[61]

지방세포의 크기를 보면, 사람의 백색지방세포는 지름이 약 20~300 마이크론미터다.[62] 이를 근거로 계산하면 지방조직 하나가 지방세포의 크기에 따라 천 배의 부피로 변화할 수 있다. 지방세포의 크기가 커지는 것은 중성지방이 축적되기 때문이다.

체중 감량이 어려운 이유 중 하나는 지방세포의 크기는 줄일 수 있지만 지방세포의 수는 줄이기 어렵기 때문이다. 이런 이유로 지방세포 수가 늘어나는 소아 또는 청소년의 비만 그리고 고도비만의 경우에는 체중 감량이 더더욱 어렵다.

내분비기관으로서의 지방조직

지방조직은 일종의 내분비기관으로 아디포넥틴을 비롯한 여러 아디포카인, 렙틴, 염증 유도단백질과 지방산을 분비하여 탄수화물과 지방 대사 외에도 많은 역할을 한다. 특히 아디포넥틴은 항염증 및 항산화 기능을 지닌 매우 중요한 항상성 관련 단백질이다. 하지만 비만으로 비대해진 지방세포에서는 아디포넥틴의 발현이 낮아진다.

사람과 설치류에 관한 연구들에 따르면, 아디포넥틴 단백질을 투여하면 인슐린 감수성이 높아지고 동맥경화증 및 염증이 낮아졌으며, 특정한 환경에서는 체중도 감소했다. 따라서 아디포넥틴을 이용한 비만, 제2형 당뇨병 및 동맥경화증의 치료 방법이 연구되고 있다. 비대해진 지방세포는 아디포넥틴을 적게 분비할 뿐만 아니라 염증 유도단백질을 분비하여, 전반적인 건강과 노화 관련 질환의 발생 등에 큰 영향을 끼친다. 염증 유도단백질이 분비되면 탐식세포 같은 염증 관련 세포가 모여들어 만성 염증으로 진행된다.

갈색지방조직과 갑상선호르몬을 통한 에너지 소비

갈색지방조직은 미토콘드리아를 다량 함유하는데, 주요 역할은 열을 생성하여 체온을 유지하는 것이다. 그러므로 갈색지방조직은 열 발생 등을 통한 에너지를 소모하는 역할을 한다. 갑상선호르몬은 에너지 대사에 큰 영향을 미치는데 그중 하나가 트라이아이오도티로닌(T3)이 갈색지방조직에서 세포 내 지방을 분해하여 열이 발생하도록 유도하는 것이다.

동물 실험에 따르면, 갈색지방조직이 더 많거나 하루에 몇 시간씩 지속적으로 추위에 노출된 개체는 비만, 제2형 당뇨병, 알츠하이머병 등 노화 관련 질병의 발병률이 비교군보다 더 낮았다. 이 현상은 유시피(UCP) 단백질이 활성화되어 ATP 생성 효소가 관여하지 않은 상태에서 에너지를 소비함으로써 나온 결과였다. 생쥐를 이용한 실험에서 생쥐에게 UCP를 더 많이 발현하게 하자 열 생산이 높아지고 ATP 발생은 낮아졌다.[63] 또한 이 동물은 대조군보다 12~20퍼센트 더 오래 살았다.

사람도 시원하거나 낮은 온도에 몸을 자주 노출하면 갈색지방세포가 활성화되어 에너지 소비가 일어난다. 몇몇 연구에 따르면, 매일 섭씨 19도 정도의 온도에 2시간만 몸을 노출해도 지방세포가 활성화되고 더 나아가 백색지방세포가 갈색지방세포로 변환된다. 정기적이고 지속적인 찬물 샤워나 얼음 목욕 또한 비슷한 효과가 있다. 적포도주·양배추·베리·시금치 등에서 발견되는 폴리페놀 화합물인 레스베라트롤, 고추의 매운 성분인 캡사이신, 마늘의 알리신, 강황의 성분인 커큐민 등이 갈색지방세포를 통한 에너지 소비와 지방세포의 분화를 일으킨다고 보고되었다.

예를 들어, 캡사이신을 섭취하거나 저온에 일정 시간 노출되면 지방조직의 교감신경 활동성이 증가한다. 즉, 교감신경이 활성화되어 분비된 노르아드레날린이 지방세포의 베타2 아드레너직 수용체에 반응하여 중성지방의 분해가 시작되고 이를 통해 생성된 지방산은 UCP를 활성화시킨다. 그리고 활성화된 UCP는 열을 발생시킨다.

이렇듯 지속적인 교감신경 활성화는 갈색지방세포의 증식을 일으킬 뿐만 아니라 백색지방세포의 에너지 소비를 늘리고 체지방을 줄인다. 이 과정에서 소비되는 에너지는 전체 에너지 소비량의 5퍼센트 미만으로 낮다. 하지만 교감신경 활성화가 에너지 소비를 통해 체지방 감소로 이어질 수 있다.

슈퍼 건강식품 또는 건강에 좋은 음식

장수와 건강에 좋은 음식이나 슈퍼 건강식품이 따로 있을까? 어려서부터 내가 배운 가장 기본적인 음식 습관은 '편식하지 마라'와 '과일과 채소를 많이 먹어라'였다. 옛날 어느 의원은 많은 환자에게 똑같이 간단한 처방을 했는데 그 처방전은 고기나 기름기 있는 음식들이었다고 한다. 예전에는 많은 환자가 영양실조나 영양결핍에서 비롯된 병을 앓고 있었기 때문이다. 물론 환자가 처방된 음식을 살 형편이 되는가는 다른 문제이긴 하지만, 그것이 죽고 사는 문제라면 환자는 모든 것을 희생하고서라도 처방에 따랐을 것이다. 현재는 그 처방이 '소식 또는 단식'으로 바뀌었을 정도로 많은 것이 달라졌다.

슈퍼 건강식품은 시대나 상황에 따라 의미가 매우 다르다. 영양 부족일 때는 칼로리가 높은 음식이 슈퍼 건강식품일 것이고, 대사 증후군이 있는 사람에게는 칼로리가 낮으면서 에너지 소비를 촉진하거나 대사장애의 개선에 도움이 되는 음식이 슈퍼 건강식품일 것이다.

혈중 글루코스를 빠르게 올리는 탄수화물을 많이 함유한 음식은 인슐린을 분비하는 베타세포의 과로를 일으킬 수 있다. 따라서 탄수화물의 비율이 낮은 음식이 오늘날의 슈퍼 건강식품이다. 설탕이 많이 든 후식, 탄산음료, 과자 등이 아닌 오이, 당근 또는 설탕이 들어 있지 않은 차가 건강한 식품이라고 할 수 있다.

케토제닉 다이어트

케토제닉 다이어트(ketogenic diet, 또는 케톤 생성 다이어트)는 우리 몸이 탄수화물보다 지방을 분해하여 에너지원으로 쓰도록 유도하는 방법으로 고지방, 저탄수화물, 적정한 양의 단백질을 중심으로 하는 다이어트다. 일반적인 식단에서는 탄수화물이 1일 총칼로리의 45~65퍼센트를 차지하도록 권장하지만, 케토제닉 다이어트는 탄수화물 5~10퍼센트, 지방 70~80퍼센트, 단백질 10~20퍼센트로 구성된다. 이러한 식단은 포만감을 높이고 그렐린 같은 식욕 증진 호르몬을 낮춰서 식욕을 감퇴시킨다.

혈중 케톤체는 뇌에서 배고픔을 억제하는 기능도 있다. 탄수화물 대신 지방과 단백질이 글루코스로 변환되어야 하는데 이 과정에서 칼로리 소비가 증가한다. 이런 과정을 통해 케토제닉 다이어트는 효과적으로 체중 감소를 유도할 수 있다. 쌀밥을 주식으로 하는 한국인의 식단은 탄수화물의 비율이 높을 수밖에 없다. 케토제닉 다이어트가 아니더라도 식단에서 탄수화물의 비율을 낮추는 것이 체중 감소 및 건강에 중요할 수 있다.

케토제닉 다이어트는 어린 불응성 간질 환자의 치료에 오랫동안 사용되어 왔다. 단식이나 특정 다이어트가 간질에 미치는 영향은 고대 그리스 때부터 기록되어 있다. 20세기 초 이후의 현대 과학은 단식이 간질에 효과가 있다는 것을 보여주었고, 단식과 녹말이나 설탕이 없는 음식으로 간질이 효과적으로 치료되었다는 보고가 나오기 시작했다. 혈중 케톤체가 높아지면 간질 발작의 빈도가 낮아지는데, 특히 어린이와 청소년 환자에게 단식이나 케토제닉 다이어트의 효과가 있어 발작 횟수를 절반 이상 줄일 수 있다고 한다.

어린 환자보다는 덜 하지만 성인에게도 효과가 있다. 케토제닉 다이어트의 부작용으로는 변비, 고콜레스테롤증, 성장 둔화, 산증, 신장 결석 등이 있을 수 있다.

기본적으로 케토제닉 다이어트는 혈중 글루코스를 감소시키고 인슐린 감수성을 높이기 때문에 제2형 당뇨병 등의 대사 질환에 효과가 있다. 그 밖에도 케토제닉 다이어트는 알츠하이머병과 파킨슨병 같은 신경 퇴행성 질환, 수면장애, 자폐증 등에도 효과가 있는 것으로 알려졌다. 4장에서 언급했듯이 가공되지 않은 곡물, 과일, 채소, 견과류 및 콩류를 더 많이 섭취한 사람들이 노화 진행이 느리고 더 오래 산다고 하는 보고가 있다. 이 음식들은 칼로리가 낮거나 가공되지 않아서 음식의 열 효과가 높고 섬유질 함량이 많다.

프로바이오틱스와 프리바이오틱스

사람의 대장에 존재하는 미생물총은 밀도가 높고 생태계가 복잡하다. 초식동물이 먹는 일반적인 풀은 필수 영양소의 함량이 낮다. 초식동물이 섭취한 풀(또는 섬유질)은 장내 미생물총에 의해 발효되어 작은 지방산으로 되고 장에서 흡수된 지방산은 간으로 이동한다. 이렇게 생성된 작은 지방산은 주요 에너지원으로 쓰이며 간에서 글루코스 등으로 변환된다. 즉, 초식동물은 탄수화물 및 지방과 단백질이 낮은 풀을 섭취하지만, 위에서 미생물 발효 과정을 통해 필요한 영양소와 에너지를 얻는다. 이와 비슷한 기전이 사람에게도 있다.

사람의 대장에는 그램당 200~500억 개의 미생물(대부분 박테리아)이 있다. 정상 미생물총을 구성하는 미생물 대부분은 산소가 필요하지 않는 절대 혐기성 미생물인 세균, 아키아(Archaea), 효모로 이루어져 있다. 이 미생물은 수명이 다해 떨어져 나온 장세포와 식물의 섬유질 그리고 담즙염을 영양분으로 이용하여 우리 몸의 전체 칼로리 중에서 약 10퍼센트에 해당하는 작은 지방산(아세테이트, 프로피오네이트, 부티레이트 등)을 생성한다.

부티레이트는 대장세포의 중요한 에너지원이자 대장세포의 분열을 조절한다. 또한 이런 작은 지방산은 염증반응을 낮출 수 있어 대장 건강에 매우 중요하게 영향을 미친다. 일부 작은 지방산은 혈류로 들어가 건강 전반에 큰 영향을 미칠 수 있다. 이것들에는 앞에서 설명한 케톤체와 사촌격인 물질로 항염증과 항산화 기능이 있다.

프로바이오틱스는 정상 미생물총을 개선하기 위해 살아 있는 좋은 미생물을 함유한 식품 또는 건강보조제다. 프로바이오틱스 제품이 아니더라도 요구르트, 김치, 소금에 절인 양배추 등과 같은 발효식품은 좋은 미생물을 많이 함유하고 있다.

프리바이오틱스는 장에서 좋은 미생물총이 유지되도록 하는 식품이며, 일반적으로 고섬유질 식품을 의미한다. 채소를 많이 먹었을 때도 정상 미생물총이 더 향상될 수 있다.

한 연구에 따르면, 섬유질을 하루에 45그램 이상 3주 이상 먹었을 때 건강한 미생물총이 잘 발달하여 건강지표들이 개선되었다. 김치 같은 발효식품은 프로바이오틱스와 프리바이오틱스 역할을 동시에 한다. 특히 김치에는 여러 비타민(비타민 B와 비타민 K 포함)이 있고, 마늘에 함유된 알리신과 고추에 함유된 캡사이신은 항산화제 역할을 하여 갈색지방세포에서 에너지 소비를 촉진할 수 있다. 즉, 김치는 슈퍼 건강식품 중 하나라고 할 수 있다.

지난 10~20여 년 동안 가장 많이 연구된 분야 중 하나는 마이크로바이옴(microbiome)이다. 마이크로바이옴은 우리 몸에 존재하는 미생물총으로 세균, 바이러스, 진균 등으로 이루어져 있다. 이것들이 어떻게 건강에 영향을 미치는지 알아내어 질병의 예방과 치료에 이용하고자 하는 연구가 많이 진행되어 왔다. 특히 항생제 남용 등으로 미생물총에 변화가 생기면 장염이나 더 심각한 질환을 일으킬 수 있다.[64] 앞에서 언급했듯이, 건강한 장내 미생물총은 항산화 및 항염증 물질을 분비하여 장의 건강 유지에 중요한 역할을 한다.

2022년 11월 미국 식품의약품안전청은 분변에 있는 미생물총(상품명 레비오타Rebyota)의 사용을 재발성 클로스트리디오이데스 디피실(Clostridioides difficile)의 감염 치료에 승인했는데, 이것은 미생물총을 특정 질환의 치료에 사용하는, 최초로 승인된 생물학적 제제다.[65] 레비오타는 선별된 사람이 기증한 분변으로 제조된 분변이식제품인데, 환자의 기존 장내 세균총을 높은 농도의 항생제로 제거한 후 레비오타를 주입하여 좋은 세균총을 이식함으로써 특정 병원성 세균의 증식을 억제한 것이다. 최근에 많은 병원에서 실험적으로 분변이식을 시행해 왔지만, 이 제품은 엄격한 임상시험을 거쳐 안정성과 재발성 클로스트리디오이데스 디피실에 대한 임상효과를 검증했다.

에너지 대사 균형의 억제 피드백

　우리 몸에서는 여러 기전의 적절한 피드백을 통해 영양소 또는 에너지 대사의 균형이 이루어진다. 식욕은 에너지 균형의 대표적인 조절인자로 뇌를 통해 조절된다. 몸의 영양소가 낮아지고 위가 비게 되면 배고픔이 일어나고 뇌에서 오렉신이 합성·분비되어 식욕이 증진한다. 음식을 먹으면 뇌에서 도파민이 분비되어 즐거움(쾌락)이 주어진다. 한편, 음식을 먹어 위가 팽만해지고 혈중 영양소가 높아지면 식욕을 억제하는 인자가 증가한다. 지방세포에서 분비되는 렙틴이 대표적인 식욕 억제 피드백이다.

　에너지 소비와 저장은 인슐린 신호체계를 통해서 일어난다. 인슐린은 세포에 필요한 글루코스를 흡수하여 소비하도록 한다. 남은 글루코스는 글리코겐이나 지방으로 변환하여 세포 내에 저장되도록 한다. 특히 지방세포에는 중성지방의 형태로 저장된다. 인슐린 저항은 일종의 에너지 저장에 대한 억제 피드백(네거티브 피드백negative feedback, 또는 음성 되먹임)이다.[66] 세포 내 에너지의 저장이 한계에 도달하면 억제 피드백이 작동되어 에너지 흡수를 막아야 하는데, 인슐린 저항이 그런 역할을 한다.

인슐린 저항이 일어나지 않고 세포가 계속해서 글루코스(영양소)를 흡수·축적한다면 초고도비만으로 이어질 수 있다. 초고도비만이 되면 특정 질병이 없다 해도 활동이 어려워져 생존이 위협받을 것이다. 에너지 소비는 활동량과 운동 등에 의해 조절되는데, 너무 높은 활동량 또는 운동은 피로감 등을 일으켜 에너지 소비를 억제한다.

이런 에너지 대사의 조절, 특히 억제 피드백에 문제가 생기면 질병이 생길 수 있다. 비대해진 지방세포는 렙틴 저항성이 높아져 정상적인 식욕 억제 기전을 무너뜨린다. 인슐린 저항이 지속되면 췌장의 베타세포에 문제가 발생해 제2형 당뇨병을 일으킨다. 또 심각한 정신적 스트레스는 여러 조절인자에 영향을 미쳐 에너지 균형을 깨뜨리는 대표적 요인이다. 따라서 충분한 수면, 취미생활, 운동 등으로 정신적 스트레스를 줄이는 것도 에너지 대사 균형에 크게 도움이 될 수 있다.

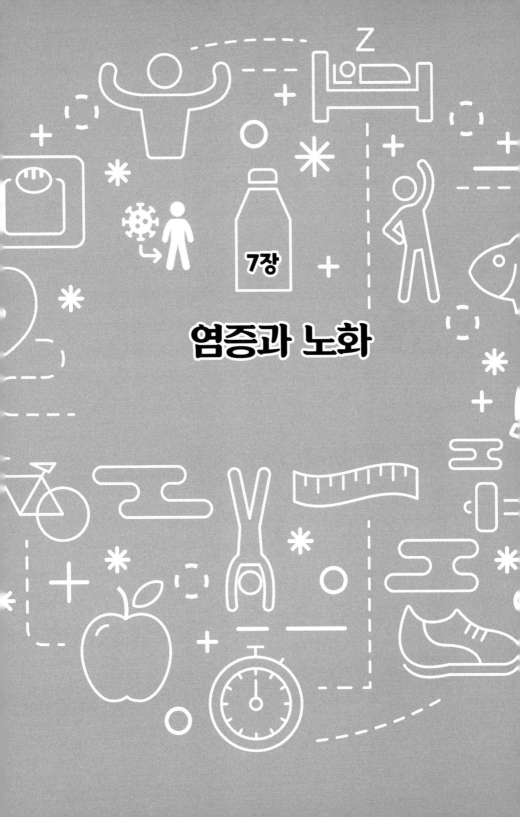

7장

염증과 노화

현대 의학의 중요한 주제, 염증반응

요즘 주위에서 많이 듣는 말 중 하나는 "면역력을 높여야 건강해지고 낮은 면역력은 많은 질병의 원인이다"라는 것이다. 면역 증강 제품이 만병통치약처럼 느껴지는 광고도 많다. 그러나 면역력이 지나치게 높아지는 것은 오히려 건강에 해를 끼칠 수 있다. 면역력이 높으면 감염의 예방과 극복에 좋다는 점에서 이를 높이는 것은 좋지만, 심한 면역반응이나 염증반응은 질병으로 이어질 수 있다.

미생물에 대한 이해, 위생의 향상, 항생제와 백신 등의 발달로 병원 미생물의 감염 문제는 예전보다 크게 줄었다. 현재는 감염보다 대사나 면역 불균형에 의한 질병이 더 많은 문제를 일으키고 있다. 염증반응은 선천적 면역의 대표적인 것으로 노화 관련 질환이나 자가면역질환, 아토피 등 많은 현대 질병이 염증과 밀접한 관계가 있다. 노화 관련 질환을 성인병, 대사 증후군, 생활 습관 증후군 또는 염증 증후군이라고 한다. 이렇듯 면역반응에서 중요한 한 축을 이루는 염증반응은 현대 의학에서 중요한 주제다.

흑사병은 페스트균(Yersinia pestis)이 일으키는 급성 감염병으로 1346~1353년 영국을 포함한 유럽, 유럽 인근 아시아와 북부 아프리카에서 발생했다. 당시 런던 인구의 50퍼센트, 유럽 인구 전체의 30~60퍼센트가 흑사병으로 죽었다고 추정되며, 이는 인류 역사상 가장 끔찍한 팬데믹으로 기록되고 있다. 2022년 《네이처》에 발표된 논문[67]은 런던 공동묘지에 묻힌 흑사병 사망자의 유골과 흑사병에서 살아남았던 사람의 유골 유전자를 비교 분석하면서 흑사병에 살아남았던 사람의 유전자 중 생존에 가장 도움을 준 유전자는 이알에이피2(ERAP2)라고 추측했다.

사망자와 생존자의 ERAP2에서 세 가지 변이가 발견되었는데 특정 변이가 있는 사람이 흑사병에 의한 사망률이 낮은 것으로 나타났다. ERAP2는 면역에 관여하는데, 이 특정 변이를 가진 단백질은 탐식세포로 하여금 페스트균을 더 잘 제거하게 하는 것으로 확인되었다. 즉, 이 변이 유전자가 있는 사람은 흑사병 감염 시 생존 확률이 높기 때문에 이 유전자가 후손에게 유전되어(긍정 선택되어) 현대 유럽인까지 내려왔다.

이 변이는 페스트균 같은 병원미생물에는 저항력뿐만 아니라 자가면역을 일으킬 수 있는 확률 또한 높이는 것으로 나타났다. 현대 유럽인은 다른 지역 사람에 비해 자가면역성 질환에 더 취약한데, 이 특이 유전자의 긍정 선택이 이와 관련 있을 것으로 이 논문은 결론을 내렸다. 이는 높은 면역이 무조건 좋은 것만은 아니라는 것을 보여주는 예이다.

면역은 기본적으로 선천성 면역과 적응 면역으로 나뉜다. 선천성 면역은 초기에 일어나는 불특정반응으로 염증반응이 대표적인 선천성 면역반응이다. 우리 몸이 조직(세포)의 손상이나 미생물 또는 외부 물질을 인식하면 선천성 면역이 작동한다. 반면, 적응 면역은 미생물이나 외부 물질에 대한 특이 반응으로 최소 3~7일이 걸리며 특이 항체를 만들어내거나 특이 면역세포를 활성화하여 미생물이나 외부 물질을 제거한다. 적응 면역의 중요한 점은 기억 반응으로, 이로 인해 다음에 같은 미생물이나 외부 물질이 침입했을 때 더 빠르게 이것들을 제거할 수 있다. 백신의 주요 효과는 이 적응 면역을 높이는 것이다. 선천성 면역과 적응 면역은 밀접한 관계가 있는데 적응 면역이 높아지려면 선천성 면역(염증반응)이 높아야 하기 때문이다.

모든 사람은 염증을 수시로 경험한다. 예를 들어 여드름이나 크고 작은 피부 염증은 쉽게 생기고 금방 사라지기도 한다. 간염, 심장염, 신우염, 뇌염 등 여러 장기에서도 염증이 발생한다. 장기의 염증은 세균, 바이러스 또는 독소 같은 원인체가 장기의 세포를 감염시키거나 손상했을 때 생긴다. 장기에 대사산물이 많이 축적되어도 세포에 영향을 미쳐 염증이 일어날 수 있다.

대개 바이러스는 특정 장기의 세포에 감염되는데 바이러스에 감염된 세포는 기능이 손상되거나 죽을 수 있다. 예를 들어 C형 간염 바이러스는 주로 간세포에 감염되어 간염을 일으킨다. 감기도 마찬가지다. 라이노바이러스나 코로나바이러스 같은 감기 바이러스가 코나 후두 등 호흡계의 상피세포에 감염되어 세포를 죽이거나 손상을 주어 염증반응이 시작된다.

염증반응은 바이러스에 의한 감염과 싸우고, 죽은 세포를 처리하고, 새로운 세포로 교체되는 과정이다. 염증반응이 없다면 병원균이 제거되지 못하고, 죽은 세포가 처리되지 않으며, 상처는 낫지 않을 것이다. 염증의 원인과 염증이 일어나는 세포는 다양하지만, 염증의 기전, 진행 과정과 회복반응은 동일하다. 염증반응 자체는 비특이적인 반응이지만, 염증은 적응 면역이 잘 일어나도록 하는 데 중요한 역할을 한다.

따라서 많은 백신은 보통 어주번트(adjuvants)라는 염증반응을 일으키는 물질을 포함하고 있다. 코로나-19의 백신이나 RNA 백신에도 어주번트로 작용하는 요인들이 들어간다. 어주번트는 염증을 일으켜 적응 면역이 잘 일어나도록(백신의 효과가 잘 나타나도록) 돕지만, 백신 부작용은 어주번트에 의한 경우가 많다.

염증반응은 고열, 식욕 감퇴, 염증세포의 침윤으로 인한 부종 형성, 통증 등의 여러 불쾌한 반응을 일으킨다. 우리가 흔히 겪는 독감 증상은 독감 바이러스에 의해 일어나는 급성 염증 증상이다. 염증반응은 여러 세포의 상호작용으로 일어나며 많은 거대분자(단백질, 지방 등)가 염증반응에 관여한다. 대부분의 염증반응은 국소 조직에 제한적으로 일어나지만, 염증의 정도에 따라 다른 장기나 온몸으로 확산되기도 한다.

염증의 시작

세포가 네크로시스로 죽으면 염증이 시작된다. 피부에 상처가 나거나 화상을 입으면 염증반응으로 죽은 세포가 처리되기 때문이다. 4장에서 살펴보았듯이 우리 몸의 수많은 세포는 염증반응을 일으키지 않고 아폽토시스를 거쳐 죽는다. 아폽토시스는 배아 발달 과정이나 세포가 수명을 다해 자연적으로 죽는 형태이며 예정된 죽음이라고 할 수 있다. 아폽토시스로 죽은 세포는 탐식세포가 처리하여 염증반응 없이 재활용한다. 세포가 손상, 미생물 감염, 독소, 산소 결핍 등으로 죽을 때는 네크로시스로 죽게 되며, 이때 세포막이 터져 세포 내 내용물이 주위로 흘러나오고 탐식세포가 염증반응을 통해 이것들을 처리한다.

염증이 시작되는 다른 이유 중 하나는 병원미생물의 감염이다. 병원미생물을 탐식세포가 인지하면 염증반응이 시작될 수 있다. 이러한 반응은 병원미생물에 대한 숙주의 저항 기전의 하나로, 오랫동안 숙주와 미생물이 함께 진화하는 과정에서 생긴 것이다.

염증을 분자생물학적으로 이해하는 데 중요한 몇 가지 용어가 있다. 위험 연관 분자 유형(Damage-Associated Molecular Patterns, DAMP), 병원성 관련 분자 유형(Pathogen-Associated Molecular Patterns, PAMP), 그리고 이들을 인식하는 톨-라이크 수용체(Toll-like receptors) 등이다. 톨-라이크 수용체를 통한 선천적 면역반응을 밝힌 업적으로 보이틀러(Bruce Beutler), 호프만(Jules Hoffmann), 스타인먼(Ralph Steinman)이 2011년에 노벨상을 받았다.

염증은 우리 몸이 위험을 감지했을 때 그 위험 요소를 신속하게 제거하려는 목적에서 시작되는데, 주로 장기나 각 조직에 분포한 조직 탐식세포로부터 시작한다. 즉, 톨-라이크 수용체가 위험 연관 분자 유형이나 병원성 관련 분자 유형을 인식하면 세포 안의 신호전달체계를 통해 엔에프-카파비(NF-kB)라는 전사인자가 활성화되어 염증 유도단백질이 발현된다.

이 염증 유도단백질은 세포 밖으로 배출되어 주변의 탐식세포를 활성화하는 등의 여러 가지 방어 기전을 작동시킨다. 위험 연관 분자 유형의 예로는 DNA, RNA, ATP, HSP70, HSP90 등이 있다.[68] 이것들이 세포 안 원래의 자리에 있을 때는 톨-라이크 수용체에 노출되지 않기 때문에 염증이 일어나지 않는다. 하지만 이것들이 세포 밖으로 유출되어 탐식세포에 있는 톨-라이크 수용체에 인식되면 염증반응이 시작된다. 탐식세포에서 발현되는 아이엘-1(IL-1)이나 티엔에프-알파(TNF-α)

가 대표적인 염증 유도단백질인데 이 단백질들은 많은 세포에 영향을 미치므로 사이토카인이라고도 한다.

병원성 관련 분자 유형에서는 탐식세포의 톨-라이크 수용체가 세균이나 바이러스의 일부분을 인식하면서 염증 유도단백질을 발현하여 염증이 시작된다. 예를 들어, 그램 음성 세균의 외벽을 이루는 주요 성분인 엘피에스(LPS)를 탐식세포의 톨-라이크 수용체4가 인식하면 염증 유도단백질이 발현된다. 패혈성 쇼크는 톨-라이크 수용체4가 혈중에 존재하는 다량의 그램 음성 세균의 LPS를 인식하여 생명을 위협할 정도로 심하게 일어나는 전신 염증반응이다.

노드-라이크 수용체 그리고 세포 내 염증체

앞에 다룬 염증 말고도 여러 가지 염증 원인이 있다. 탐식세포의 미토콘드리아의 대사이상(metabolic disorder, 또는 대사장애)으로 활성산소군이 과다하게 형성되거나 리소좀에 콜레스테롤이 과다하게 침착되어 크리스털(crystal)이 형성되면, 노드-라이크 수용체(NLRs, NOD-like receptors)가 활성화되어 염증 유도단백질인 IL-1을 활성화한다. IL-1은 세포 밖으로 배출되어 염증반응을 일으킨다.[69-71]

6장에서 설명했듯이 세포가 늙어서 더는 증식하지도 죽지도 않는 노화세포 상태에 이르기도 하는데, 이런 세포의 특징 중 하나가 세포 내 염증 복합체의 형성과 염증 유도단백질의 배출이다. 탐식세포뿐만 아니라 어떤 세포도 노화세포가 될 수 있다.

노화세포 외에도 비대해진 지방세포 또한 염증 유도단백질을 배출할 수 있다. 염증의 원인과는 상관없이 염증 유도단백질이 생성되어 세포 밖으로 분비되면 뒤이어 일어나는 연쇄 반응이 염증을 일으킨다.

염증 유도단백질로 인한 연쇄 반응

염증 유도단백질이 세포에서 배출되면 이 단백질에 특이적인 수용체를 가진 주위 세포들이 반응한다. 예를 들면, IL-1이 배출되면 IL-1 수용체를 가진 탐식세포가 반응하여 더 많은 염증 유도단백질(TNF-α, IL-1, IL-8) 등을 발현하여 배출한다. 또한 이런 염증 유도단백질은 여러 세포에서 콕스 시스템을 활성화하여 지방성 염증 유도 매개체인 에이코사노이드(eicosanoids)를 생성케 한다. 탐식세포와 내피세포를 포함한 많은 세포에서 콕스 시스템이 활성화되면 에이코사노이드인 프로스타글란딘, 트롬복세인, 류코트리엔이 생성된다(1982년 노벨상 관련 내용).

염증 유도단백질에 의해 생성되는 또 다른 염증 유도 매개체는 산화질소 가스다. 이런 물질에 의해 염증반응이 본격적으로 시작되어 병원미생물과 죽은 세포를 제거하고 조직의 손상을 복구한다. 혈액에서는 염증 유도단백질이 키닌 시스템을 활성화하여 브레드키닌을 생성하고, 출혈이

염증 유도단백질로 인한 연쇄 반응

- 탐식세포_더 많은 염증 유도단백질의 발현과 배출
- 콕스 시스템 활성화
- 키닌 시스템 활성화
- 컴플리먼트 시스템 활성화
  ↓
① 모세혈관 확장으로 혈류 증가
② 조직의 홍조 및 발열
③ 부종 발생
④ 혈액 응고 반응 시작
⑤ 혈액에서 면역 관련 세포들이 염증이 일어난 조직으로 침윤
⑥ 위험 연관 분자 유형 및 병원성 관련 분자 유형으로 염증 시작
⑦ 고열, 식욕 감퇴, 피곤증 유발
⑧ 염증반응 종료

있다면 이를 막기 위해 혈중 응고 시스템을 활성화한다. 또 혈중의 컴플리먼트(complement) 시스템을 활성화하여 염증반응을 더 유도한다. 이것들은 보통 혈중에서 순환하는 단백질인데 보통 비활성 상태로 있다가 염증반응의 하나로 활성화되어 여러 반응을 유도한다.

이런 염증 산물, 특히 혈액 내 활성화된 염증 산물로 혈액의 흐름이 느려지고 백혈구나 혈중 단백질이 혈관에서 나와 염증 부위로 이동한다. 이렇게 염증 부위로 몰려든 염증 담당 세포(주로 백혈구와 호중구)가 미생물, 이물질, 죽은 세포 등을 제거한다. 백혈구의 일종인 단핵구는 염증 부위로 이동하여 탐식세포로 분화되는데, 탐식 활동 외에도 IL-1, IL-6, TNF-α 같은 염증 유도단백질을 분비하고, 그중 일부는 혈액을 통해 대뇌에 영향을 끼쳐 고열, 식욕 감퇴, 피곤을 일으킨다.

이러한 기전으로 염증의 다음과 같은 특징적인 반응이 일어난다. ① 모세혈관의 확장으로 혈류 증가, ② 염증 부위의 홍조 및 발열, ③ 혈관 투과성이 증가하여 혈장이 조직으로 누출되어 부종 발생, ④ 혈액 응고 반응 시작, ⑤ 혈관에 있는 면역 관련 세포들이 염증 부위로 이동.

콕스 시스템과 염증

염증이 일어난 조직의 세포에서는 포스포리파아제(phospholipase, PLA)라는 효소가 활성화되어 세포막에 있는 아라키도닉산(arachidonic acid, 또는 아라키돈산)이 세포질로 방출된다. 주로 염증 유도단백질이 포스포리파아제를 활성화시킨다. 아라키도닉산은 지방산으로 사이클로옥시게나아제2(콕스2)라는 효소에 의해 에이코사노이드인 프로스타

글란딘, 트롬복세인, 류코트리엔으로 변환하여 염증반응을 일으키는 데 중요한 역할을 한다.[72]

이것들이 혈관을 확장하고 체온 조절에 영향을 미쳐 고열이 발생할 수 있다. 또한 이것들로 인해 혈관에 있는 브레디키닌이 활성화되면 혈관이 확장되고 혈관 투과성이 증가하여 혈액 내 세포가 혈관 밖으로 빠져나가 염증 부위로 이동한다. 브레디키닌이 활성화되면 그 부위에서 통증이 일어난다.

급성 염증반응 단백질이 주로 간에서 TNF-α 같은 염증 유도단백질에 의해 발현되어 혈중으로 나와 온몸을 순환한다. 이와 같은 염증 유도단백질의 혈중농도는 정상보다 1000배까지 증가할 수 있다. 시알피(CRP)는 대표적 염증반응 단백질로 CRP의 혈중농도가 증가하면 탐식세포가 병원균이나 손상 세포를 빠르게 처리한다. 이러한 급성 반응 단백질 수치를 혈액 검사로 알아내면 몸의 염증 정도를 알 수 있다.

염증 원인의 규모가 커서 염증 유도단백질이 많이 나오면 염증이 심하고, 조직의 손상이 계속되거나 병원미생물이 제거되지 않는다면 염증반응도 지속된다. 염증반응은 생존에 필수적인 반응이지만 그 자체가 몸에 해로울 수 있다. 예컨대 염증반응이 너무 심하면 죽음의 원인이 될 수도 있다. 패혈증이 그런 사례다. 따라서 우리 몸에서는 염증반응과 항염증반응이 서로 조절하여 균형을 이룬다.

항염증반응

염증반응의 조절에는 여러 기전이 관여한다. 염증 산물은 수명이 짧아서 활성화된 후 새로운 염증 산물이 계속 만들어지지 않으면 염증반응이 낮아진다. 항염증반응을 유도하는 중요한 물질은 스테로이드의 일종인 글루코코르티코이드다. 염증 유도단백질은 염증을 유도함과 동시에 항염증반응을 유도하는데, 예를 들어 TNfF-α는 뇌 신경세포를 자극하여 시상하부-뇌하수체 및 부신 네트워크에서 글루코코르티코이드가 생성되도록 한다.

이렇게 생성된 글루코코르티코이드는 혈중으로 분비되어 온몸의 세포에 영향을 미친다. 글루코코르티코이드는 탐식세포를 포함한 여러 세포에서 NF-카파비 전사인자를 억제하여 염증 유도단백질이나 콕스2의 발현을 억제한다. 또한 아넥신-A라는 단백질 발현을 유도하여 프로스타글란딘의 생성과 혈관의 투과성을 억제하여 면역세포의 이동을 막는다.

염증이 진행되면 항염증 단백질이 발현되는데 IL-10이 대표적인 항염증 단백질이다. IL-10도 NF-카파비 전사인자를 억제하여 염증을 낮춘다. 콕스 시스템에서도 항염증 물질이 생성되어 염증을 억제한다. 그러므로 NF-카파비 전사인자와 콕스2 시스템이 염증반응에 결정적인 역할을 한다는 것을 알 수 있다. 우리가 흔히 먹는 합성 비스테로이드 소염제(NSAIDs)인 아스피린이나 타이레놀 등은 콕스2 효소를 억제하여 염증반응을 낮추는 기전이 있다.

교감신경계와 염증

교감신경은 체내에서 다양한 기능을 하는데, 주로 아드레날린과 노르아드레날린을 신경전달물질로 이용한다. 교감신경은 정신적 스트레스 반응에 크게 관여한다. 교감신경계는 면역계에도 중요하게 작용하는데, 주로 염증반응의 감소에 관여한다. 아드레날린과 노르아드레날린의 수용체는 알파와 베타로 나뉘는데 여러 조직의 세포가 이 수용체를 자극한다. 이 수용체들은 G-단백질 수용체로 cAMP를 2차 매개체로 이용하여 세포 내에서 여러 단백질을 발현시킨다.

교감신경계의 신경세포는 여러 림프기관에 분포하며, 톨-라이크 수용체를 통해 병원미생물이나 위험신호인자를 인식하여 노르아드레날린을 분비한다. 많은 면역 관련 세포는 베타2 아드레너직(adrenergic, 아드레날린성) 수용체를 가지고 있어 노르아드레날린에 반응한다.

베타2 아드레너직 수용체는 주로 면역억제와 관련 있다. 이는 스테로이드의 기능과 비슷하다. 예를 들어 세균의 LPS로 인해 염증반응이 일어나면 신경세포는 노르아드레날린을 분비한다. 노르아드레날린은 염증세포에서 베타2 아드레너직 수용체를 통해 $TNF-\alpha$의 분비를 억제하고 항염증 단백질인 IL-10 합성과 분비를 유도한다.

운동과 항염증의 관계

운동은 대표적인 에너지 소비 과정으로 비만이나 과체중을 조절할 수 있다. 비만으로 비대해진 지방세포는 염증 유도단백질을 분비할 수 있으므로 운동을 통해 이를 개선할 수 있다. 심한 운동 후에 단기적으로 혈중에 $TNF-\alpha$ 같은 염증 유도단백질의 농도가 올라간다. 하지만 장기적으로는 혈중 항염증 단백질인 IL-10의 농도가 오랫동안 높게 지속된다.

적당한 운동은 혈중의 염증 유도단백질을 낮춘다고 알려져 있다. 적당한 운동으로 교감신경을 자극하여 노르아드레날린이 분비되어 베타2 아드레너직 수용체를 자극하면 지방세포에서 에너지 소비가 촉진되고 탐식세포로 인한 염증반응을 억제할 수 있다. 따라서 적당한 운동은 여러 기전으로 염증을 억제할 수 있다.

염증의 종료

염증의 원인이 제거되면 앞에서 열거한 여러 기전으로 염증이 해소되고 이어서 조직의 수리와 복구가 일어난다. 성체줄기세포로부터 새로운 세포가 만들어지고 조직이 리모델링 되어 회복된다. 이 과정에서 단백질 분해효소와 세포 성장인자가 큰 역할을 하며, 비타민 C는 조직의 재생과 성장에 깊이 관여한다. 건강상태, 재감염과 재손상 여부 등에 따라 염증의 해소 속도가 결정되는데, 건강한 성인이라면 작은 상처에 의한 염증은 시작에서 복구까지 2주 정도 걸린다.

만성 염증

염증반응과 항염증반응은 균형을 이루어야 하는데, 어떤 이유로 염증반응이 지속적으로 우세하면 만성 염증으로 진행된다. 특히 어떤 이

유로 세포가 염증 유도단백질을 계속해서 분비하면 만성 염증이 생길 수 있다. 예를 들어 ① 만성 감염 등에 의해 병원성 관련 분자 유형이나 위험 연관 분자 유형이 계속 생성되거나, ② 자가 단백질을 외부 물질로 인식하여 자가면역질환이 일어나거나, ③ 지방세포에서 지속적인 염증 유도단백질이 생성 분비되거나, ④ 축적된 노화세포가 염증 유도단백질을 계속 분비하는 경우에 만성 염증이 일어난다.

염증이 조절되지 않으면 노화 관련 질병이 일어나기 쉽다. 당뇨병이나 심혈관계질환은 염증반응에서 시작되거나 염증반응으로 악화될 수 있다. 염증반응은 치매나 파킨슨 증후군 같은 퇴행성 뇌질환에도 중요한 기전과 요인으로 역할을 하는 것으로 알려졌다.

항염증제의 발달

1805년 세르튀르너(Friedrich Sertürner)는 양귀비에서 강력한 진통 효과가 있는 알칼로이드성 화합물인 모르핀을 추출했는데 이는 최초로 약용식물에서 특정

항염증제
- 비스테로이드성 항염증제(NSAID)
- 스테로이드
- 면역억제제_세포증식 억제
- 단클론항체

활성 성분을 추출한 것이었다. 이후 1826년 메르크(Heinrich Merck)는 아편과 모르핀에 관한 연구 결과를 발표했는데, 이는 독일의 제약회사 메르크(Merck KGaA)의 기초가 되었다. 1855년에는 가에드케(Friedrich Gaedcke)가 코카나무의 잎에서 마약 성분인 코카인 추출에 성공했는데, 이 코카인은 정제된 성분으로 이루어진 최초의 약으로 인정되었다.

이후 살리신산과 스테로이드 같은 항염증제의 개발로 염증을 어느 정도 조절할 수 있는 길이 열렸는데, 이는 현대 의학의 발달과 인류의 수명연장에 지대한 공헌을 해왔다.

갈릴레오가 체온계를 발명한 것은 1592년으로 알려졌다. 유럽에 체온계가 보급되어 체온을 수치로 측정할 수 있게 되면서 고열에 효과 있는 약재를 과학적인 방법을 통해 찾을 수 있게 되었다. 퀴닌 함량이 높은 신코나(Cinchona, 키나나무) 껍질은 고열에 효과가 있다고 알려진 아주 오래된 약재 중 하나다. 신코나 껍질이 말라리아 치료제로 쓰인 것은 17세기부터였고, 주요 성분인 퀴닌이 정제되고 그 구조가 밝혀진 것은 19세기였다.

이와 더불어 버드나무 껍질이나 잎이 건강에 좋다는 것은 2000년 이상 알려진 일이었다. 버드나무 껍질이 해열 작용을 한다는 것이 체온계를 이용하여 객관적으로 증명되었고, 버드나무 껍질의 해열 성분이 살리신산의 일종인 살리신이라고 밝혀진 것은 19세기 초반이었다.

19세기 중반에는 살리신을 이용하여 살리신산을 합성했고 살리신산이 해열과 류머티스성 관절염에 효과가 있음이 밝혀졌다. 그러나 살리신산은 약효가 낮아 많은 양을 먹어야 효과가 있었기 때문에 과학자들은 더 효능이 있는 살리신산의 유도체를 합성하기 시작했다. 19세기 후반 독일 회사 바이엘(Bayer)에서 아세틸 살리신산을 합성하여 이것이 소량으로도 약효가 있음을 확인했다. 그 후 아세틸 살리신산은 아스피린으로 상품화되어 팔리기 시작했다.

아스피린은 최초의 합성 신약으로[73] 100년이 훨씬 넘게 판매되는 약품 중 하나다. 이와 비슷한 시기에 효능이 비슷한 타이레놀이나 셀레브렉스의 전구물질도 합성되어 상품화되었는데, 처음에는 큰 관심을 끌지 못했지만 시간이 흘러 아스피린처럼 전 세계적으로 많이 팔리는 약이 되었다. 자연에 존재하는 천연물에서 특정한 질병에 효능이 있는 유효물질을 인공적으로 합성하여 더욱 안전하고 효과가 있는 화합물로 만드는 약제 개발 과정은 지금도 약품 개발에서 매우 많이 쓰이는 방법 중 하나다. 그리고 메르크와 바이엘은 다국적 제약회사로 성장하여 지금까지 이르게 되었다.

이후 1971년 영국의 과학자 베인(John Vane)이 아스피린이 세포에서 프로스타글란딘과 트롬복세인이 생성되는 것을 억제하여, 즉 콕스 시스템을 억제하여 해열과 진통 효과를 나타낸다는 것을 밝혀냈다.[74] 이것으로 베인은 1982년에 노벨상을 받았다. 그 이후에도 콕스 시스템을 억제해서 효과를 나타내는 여러 비스테로이드성 항염증제가 발견되거나 합성되어 현재 많은 약품에서 사용되고 있다. 비스테로이드성 항염증제에는 살리실레이트, 프로피온산 계열, 아세트산 계열, 에놀산 계열, 특정 콕스2 억제제 등이 있다.

앞에서도 설명했듯이 콕스 시스템이 활성화되면 세포막을 구성하는 지방산이 염증 유도물인 프로스타글란딘과 트롬복세인 등으로 변환되어 염증반응이 일어난다. 이 물질들은 고열과 통증을 일으키기 때문에 콕스2 억제제가 해열 진통 효과를 나타내게 된다. 물론 복잡한 콕스 시스템은 염증반응 외에도 다른 중요한 역할을 하기 때문에 이 약품들의 부작용도 있다. 특히 만성 질병으로 인해 콕스2 억제제를 오랫동안 사용하면 위궤양, 장궤양, 혈액 질환, 신장 손상 등이 발생할 수 있다. 하지만 콕스2 억제제가 인류의 건강에 큰 공헌을 한 것은 분명하다.

스테로이드 약제의 발달

부신은 신장 위에 있는 삼각형 모양의 작은 장기로, 부신기능부전 (부신기능저하증)은 1855년 에디슨(Thomas Addison)이 처음 기록하여 '에디슨병'이라고도 한다. 부신기능부전의 증상은 피로, 근육 약화, 식욕 부진, 체중 감소, 복통 등이다. 동물의 부신 조직 추출물이 사람의 부신기능부전에 효과가 있다는 것이 1930년에 처음으로 입증되었다.[75] 여러 실험실에서 부신 추출물을 화학적으로 분석한 결과 그것의 주성분이 여러 종류의 스테로이드라는 것이 밝혀졌다. 지방의 일종인 스테로이드는 주로 부신에서 만들어지며 콜레스테롤에서 변환된다. 따라서 스테로이드는 화학적으로 안정된 구조로 효과가 상대적으로 오래 간다. 동물과 사람의 스테로이드는 종에 따른 차이가 없이 구조와 기능이 동일하다.

1930년대에 부신 추출물을 이용한 동물 실험이 많이 진행되었는데, 부신 추출물이 쇼크와 염증을 줄인다는 것이 밝혀졌다. 1948년 처음으로 류머티스성 관절염 환자에게 정제된 형태의 스테로이드(코르티손)가 투여되었다. 이후 비슷한 질환을 앓는 환자에게 코르티손이나 코르티손의 분비를 유도하는 호르몬인 에이시티에이치(ACTH)를 투여하자 큰 효과가 있음을 발견했다. 그 후 여섯 단계를 거쳐 스테로이드를 합성함으로써 항염증제를 개발하게 되었다.

이런 일련의 실험을 통해 스테로이드의 항염증 효과가 매우 뛰어나다는 것이 확인되었다. 하지만 1960년에는 스테로이드의 부작용 등이 알려졌고, 그 후로는 스테로이드를 단기간 사용하거나 제한적으로 사용하는 방식이 확립되었다. 지금도 스테로이드는 대표적인 항염증제로 쓰이고 있다. 낮은 농도의 스테로이드는 피부 염증 치료에 쓰이는 연고제 등으로도 개발되었다.

자가면역질환과 면역억제제

자가면역질환은 자기 조직에 면역반응이 일어나서 발생한다. 자기 조직에 면역반응이 일어나는 것을 막는 기전에 관해서는 몇 가지의 이론, 즉 클론 삭제, 클론 비활성, 이디오타입(idiotype) 네트워크 이론, 클론 무지, 조절 T-림프구 이론 등이 있다. 그중 클론 삭제 이론은 버넷(Frank Burnet)이 처음으로 제안했는데, 개인의 면역체계가 발달하는 동안 자가 반응을 하는 림프구가 파괴되어 없어진다는 이론으로 버넷과 메더워(Peter Medawar)가 1960년에 노벨상을 받았다. 이런 기전에 문제가 생기면 자가면역질환이 생길 수 있는데 중요 자가면역질환으로는 류머티스성 관절염, 전신성홍반성루푸스, 다발성 경화증 및 제1형 당뇨병이 있다.

PD-1과 CTLA-4는 T-림프구의 면역관용과 자가면역을 조절하는 주요 인자다.[76, 77] 이것들의 발견으로 2018년 앨리슨(James Allison)과 혼조 다스쿠(本庶佑)가 노벨상을 받았다.

1장과 8장에도 이 단백질들을 다루는데, 이것들에 있는 정상 기능은 면역감시를 통해 면역을 억제하는 것이다. PD-1은 주로 성숙한 활성 T-림프구 및 B-림프구에 발현되지만, 일부 휴식기 T-림프구, 자연살해세포, 단핵구, 일부 수지상세포에서도 발현될 수 있다. PD-1과 특이적 결합을 하는 PD-L1은 휴식기 T-림프구, B-림프구, 수지상세포와 탐식세포에 발현된다. PD-1이 PD-L1과 반응하여 세포증식 및 염증 유도단백질 분비를 억제하여 면역억제가 일어난다.[78] 최근 연구에 따르면, 자가면역질환에서 PD-1의 기능 장애가 발견되었다. 또한 일부 암 환자에게서 PD-1 단클론항체를 이용해 치료한 후 자가면역질환인 제1형 당뇨병을 일으킨다는 예가 있다.

CTLA-4는 CD28과 함께 T-림프구 활성화 조절에 중요한 역할을 하는 수용체다. CTLA-4의 기능은 T-림프구 활성화를 억제하는 것이다. 동물 실험에서 이 단백질을 제거하면 면역관용이 무너지고 자가면역과 같은 여러 질환이 발생한다. CTLA-4 유전자에 돌연변이가 생겨 기능이 약화되면 자가면역질환의 발생 가능성이 높다. 암 환자에 사용되는 CTLA-4 단클론항체 치료 또한 자가면역질환 같은 부작용을 일으킬 수 있다.

조직 이식의 역사는 면역억제제의 개발과 연관이 깊다. 면역억제제를 이용하여 조직 이식 거부 반응을 조절할 수 있기 때문이다. 아자티오프린은 조직 이식에 사용된 첫 면역억제제로 이것의 개발에 참여한 과학자들이 1988년 노벨상을 받았다.

매크롤라이드 계열의 억제제(사이클로스포린, 타크롤리무스, 시롤리무스)는 IL-2를 포함한 염증 유도단백질의 생성이나 기능을 억제하여 세포 독성 T-림프구가 증식하는 것을 막고 기능을 억제함으로써 면역억제 효과가 나타난다.

항대사물질(마이코 페놀레이트, 아자티오프린, 메소트렉세이트)은 DNA 합성을 막아 면역세포의 증식을 억제함으로써 면역억제 효과를 가져온다. 따라서 이 억제제들은 항암 효과도 있어 항암제로 쓰인다. 스테로이드 역시 면역억제제의 일종으로 조직 이식 거부 반응을 낮춘다. 스테로이드처럼 이 면역억제제도 부작용이 심하므로 조심해서 사용해야 하지만 조직 이식을 가능하게 하여 의학에서 매우 중요한 약품이다.

항염증 단클론항체 또는 항염증 단백질 제제

단클론항체(monoclonal antibody)의 개발[79]과 단백질 공학의 발달을 이용한 면역 요법은 최근 의학에 커다란 영향을 미치고 있다. 염증 완화를 위한 단클론항체가 많이 개발되어 미국 식품의약품안전청의 승인을 받아 사용되고 있다. 특히 중요한 염증 유도단백질에 대한 단클론항체가 많은 환자에게 큰 도움을 주고 있다. 예로는 항TNF-α, 항IL-1 수용체, 항IL-6 수용체, 항α4 인테그린, 항CD20 물질 등에 대한 단클론항체가 있다.

또한 우리 몸에 있는 항염증 단백질을 발현하여 치료제로 사용하는 것이 있는데, 대표적인 것이 수용성 TNF 수용체다. 휴미라(Humira)와 엔브렐(Enbrel)이라는 제품은 TNF-α를 억제하는 단백질 제제로 요즈음 가장 많이 처방되는 약들이다. 이런 생물학적(단백질) 제제는 루푸스, 류머티스성 관절염, 크론병 등과 같은 자가면역질환에 효과가 매우 좋고 부작용이 상대적으로 낮아 많이 사용되고 있다.

혈액의 응고와 항응고제

혈관 손상으로 혈관 내벽이 파손되어 출혈이 시작되면 혈액 응고 기전이 바로 시작된다. 혈액의 응고는 혈소판과 피브린이라는 단백질이 엉겨 붙어 혈전이 생기는 현상이다. 이 현상에는 ① 혈소판이 손상 부위에 달라붙고, ② 여러 단백질 분해효소가 순차적으로 활성화되어 피브린을 만들어 혈소판들을 뭉치게 하면서 일어난다.

혈관 내피세포가 손상되면 혈액에 존재하는 혈액응고인자 X가 활성화된다. 활성화된 혈액응고인자는 단백질 분해효소인 트롬빈을 활성화하고 이것이 다시 피브린을 활성화하여 혈소판과 함께 큰 덩어리(혈전)를 만들어 혈관을 봉합한다. 트롬빈의 활성화에는 비타민 K가 있어야 한다.

혈관이 회복되면 혈전은 단백질 분해효소 등에 의해 분해되어 없어진다. 하지만 혈관의 손상 정도나 혈전의 위치에 따라 혈전이 큰 문제가 될 수도 있다. 혈전이 혈류의 흐름을 막아 혈관 파열을 일으킬 수 있기 때문이다. 뇌나 심장의 혈관에 생긴 혈전은 뇌경색이나 심장마비를 일으킬 수 있다.

염증은 혈전 형성을 촉진할 수 있는데, 염증 과정에서 분비되는 보체(補體)인자, IL-6, IL-8 또는 TNF-α가 트롬빈 생성을 증가시킬 수 있기 때문이다. 항혈소판제 또는 항응고제는 혈전의 생성을 억제하는 약물이다. 항응고제는 〈부록 2〉에 소개한 약품 자렐토(Xarelto)나 아피사반(Apixaban)처럼 단백질 분해효소인 혈액응고인자 X의 활성화와 트롬빈을 억제하거나, 와파린(Warfarin)처럼 비타민 K를 억제함으로써 약효를 나타낸다.

혈액 응고와 혈전이 형성되면 출혈과 염증반응에 주의해야 한다. 혈전으로 혈류가 막히면 세포에 산소와 영양소 공급이 중단되어 세포가 손상될 뿐만 아니라 혈전은 어떤 상황에서는 문제를 일으킬 수 있기 때문이다. 따라서 항응고제를 이용한 치료가 매우 중요하다. 〈부록 2〉에서 보듯 몇 가지 항응고제가 블록버스터 약에 포함되었다는 사실은 치료의 중요성을 보여준다.

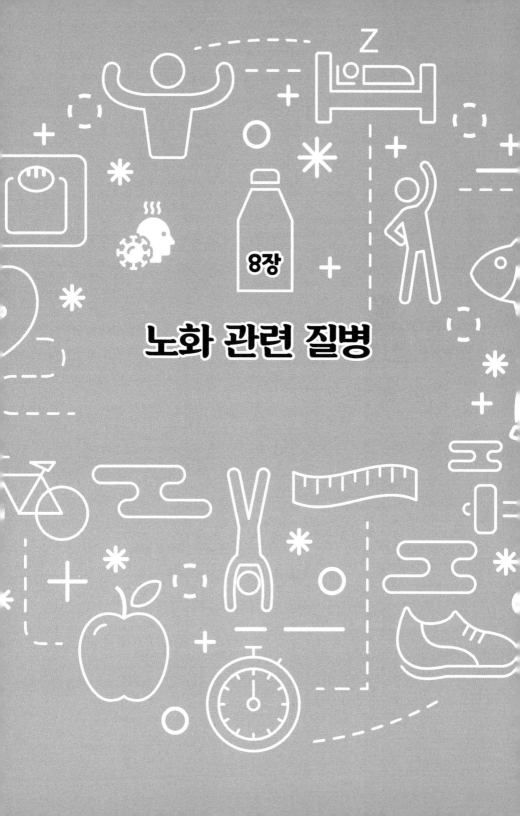

8장

노화 관련 질병

암

암을 일으키는 바이러스

암을 일으키는 바이러스를 온코바이러스(oncoviruses)라고 하는데, 다양한 바이러스가 여기에 속한다. 바이러스를 연구하는 과정에서 종양학이 크게 발전했으며, 이는 1966년, 1975년, 1989년의 노벨 의학/생리학상은 종양바이러스 연구와 관련 있다. 바이러스가 종양을 일으킬 수 있다는 것은 1911년부터 알려졌다. 조류 바이러스의 하나인 알에스브이(RSV)가 닭에 육종암을 일으킬 수 있다고 증명한 것은 100년이 훨씬 넘었다. 육종암에서 암세포를 떼어내어 건강한 닭에게 주입하자 동일한 육종암이 생긴 것이다.

이 연구 결과는 당시 과학계에서 인정받지 못했지만, 그로부터 50년 이상이 지난 1966년에 이 현상을 발견한 라우스(Peter Rous)는 노벨상을 받았다. 또 1930년대에 동물 DNA 바이러스인 토끼 파필로마바이러스가 종양을 일으킨다는 것이 밝혀졌고, 1963년 사람에 감염되는 바이러스 중에서 사람 아데노바이러스가 햄스터에 종양을 일으켰다는 보고가 있었다. 이후 여러 헤르페스바이러스가 종양을 일으킬 수 있다는 것이 발견되었다. 바이러스가 암을 일으키는 기전이 밝혀진 것은 1970년대 이후다.

1970년대에 행해진 실험에서 RSV가 가지고 있는 특정 유전자가 종양을 일으킨다는 걸 알아냈다. 배양한 세포에 RSV를 감염시키면 세포 증식이 촉진되어 세포 덩어리를 만드는데, 바이러스 전체가 아닌 바이러스의 단백질 중 하나만 발현시켜도 똑같은 결과가 나온다는 것을 알아냈다. 이 바이러스 단백질은 에스알시(src)다.

이후 놀랍게도 세포에도 동일한 단백질이 있으며, 또 바이러스에 있는 src는 세포의 정상적인 src가 활성화된 형태라는 것도 알아냈다. 바이러스의 활성화된 src는 v-src라고 한다. v-src는 돌연변이로 항상 활성화되어 있다. 따라서 이 단백질을 세포에서 발현시키면 세포증식을 촉진하여 종양화가 된다.

DNA 바이러스인 에스브이40(SV40, 폴리오마바이스러스)은 다른 방식으로 세포의 종양화를 일으킨다. 이 바이러스 온코진은 T-항원이라는 단백질인데, T-항원은 세포의 p53 기능을 약화시켜 세포를 암으로 발전시킨다. 앞에서도 살펴보았지만, 절반 이상의 악성 종양에서 p53 돌연변이가 발견된다. 바이러스가 세포증식을 일으킬 수 있는 것은 자체 대사 능력이 없어 세포의 대사를 이용해야만 생존과 증식을 할 수 있기 때문이다.

많은 바이러스는 세포분열이 활발한 세포에서 더 잘 자라거나, 바이러스가 세포증식을 일으켜 생존과 증식에 더 좋은 조건을 만든다. 이외에도 B형 간염 바이러스, C형 간염 바이러스, 레트로바이러스 등이 유명한 암 유발 바이러스다. 이것들은 여러 기전을 통해 암을 일으킨다.

암을 억제하는 기전은 사람이나 동물의 생존과 적응에 필수적이며 여러 기전이 존재한다. 그중 하나는 세포의 비정상적인 증식을 감시하는 기전으로 세포 안과 밖에서 감시가 이루어진다. 세포 안에서는 암억제인자가, 세포 밖에서는 면역감시로 비정상적인 세포증식을 감지하여 억제한다.

많은 암세포는 이러한 감시 억제 기능을 극복하는 돌연변이가 있어 암이 발생하면 신체의 자정 능력만으로 암세포의 증식을 멈추게 하거나 죽이기 어렵다. 암은 사람과 동물의 주요한 사망원인으로 사람의 경우 현재 약 20~30퍼센트를 차지한다. 그러나 지난 100여 년간 세포학의 발달로 암에 대한 이해가 높아지고 그에 따라 여러 효과적인 치료방법이 개발되고 있다.

암에 관한 기본 이해

지구상의 생명의 본질은 DNA나 RNA 유전물질을 후손에게 물려주는 것이며, 그 핵심은 유전물질의 복제를 통한 증식이다. DNA 또는 RNA 복제는 폴리메라아제(polymerase)라는 중합효소(복제효소)에 의한 것이다. 오초아(Severo Ochoa)와 콘버그(Arthur Kornberg)는 이 효소의 발견으로 1959년 노벨 의학/생리학상을 받았다.

대부분의 장기 세포는 수명이 정해져 있어 자연스럽게 죽게 되며 성체줄기세포가 분열과 증식을 하여 생성된 새로운 세포로 대체된다. 예를 들면, 혈액세포는 일정 시간이 되면 수명을 다하여 죽고 골수에서는 끊임없이 혈액세포를 만들어낸다. 즉, 우리 몸 안에서 죽을 때까지 많은 세포가 계속 분열과 증식을 한다. 그런데 끊임없는 세포의 분열과 증식을 제대로 제어하지 않으면 언제든지 암이 발생할 수 있다. 매우 다양한 암이 존재하고, 그 다양성을 이해하는 것이 암 예방과 치료에 필수적인 사항이다.

발생

유전자 복제 시 일어나는 돌연변이는 암 발생에 가장 기본적인 요인이다. DNA 복제 과정 중에 생긴 오류를 교정하는 기전이 있지만 DNA 복제가 많이 될수록 오류가 일어날 확률이 높아진다. 또한 DNA 복제 오류가 일어날 확률을 높이는 요인이 존재하는데, 외부 요인으로는 미생물 감염, 방사선 같은 물리적 자극, 발암물질에의 노출 등을 꼽을 수 있다. 내부적으로는 DNA가 손상되었을 때 돌연변이가 일어날 확률이 높아진다.

세포 스트레스는 DNA의 손상을 일으키는 주요 요인으로 사람의 세포뿐만 아니라 미생물, 식물, 초파리 등의 세포에서도 일어난다. 세포가 환경에 잘 적응하지 못할 때, 즉 스트레스를 받을 때 일시적으로 돌연변이가 증가하며, 이는 결과적으로 진화를 촉진하는 요인이 되기도 한다. 세포가 영양분 부족, 약물이나 저산소증에 노출되었을 때에도 스트레스 기전이 활성화된다.

정신적 스트레스 또한 암의 발생에 매우 중요하게 작용한다. 스트레스 호르몬이 비정상적으로 높게 유지되면 특정 성장인자의 발현을 촉진하여 세포의 분열과 증식을 일으킬 수 있다. 또 지속적인 정신적 스트레스는 암에 대한 면역감시를 떨어뜨리고 암세포의 전이가 촉진될 수 있다.

전이

원래의 암 덩어리에서 일부 암세포가 떨어져 나가 혈류나 림프관을 통해 다른 곳으로 이동하여 자라는 것이 전이다. 혈액암은 원래 덩어리로 자라는 것이 아니므로 여기에는 해당되지 않는다. 조직이나 장기에서 세포가 증식하여 덩어리를 이루어 커진다면 그 자체로도 위험하지만 전이는 더 큰 문제가 된다.

암의 전이에는 세포-세포 간 연결 단백질과 단백질 분해효소 등이 중요하게 작용한다. 세포에는 수많은 단백질 분해효소가 있는데, 암세포가 단백질 분해효소를 지나치게 많이 발현하면 암세포 덩어리에서 쉽게 떨어져 나와 혈류나 림프관으로 들어갈 수 있다. 전이된 많은 암세포에 특정 단백질 분해효소가 더 활성화되어 있는 것은 이 때문이다. 단백질 분해효소 외에도 많은 단백질이 전이에 관련되는데, 대부분 세포가 덩어리에서 떨어져 나올 수 있게 하는 기전이 있다.

암 치료의 발달

암 치료의 발달은 암을 더 이상 불치병으로만 인식하지 않을 수 있도록 해주었다. 영상기술과 영상 장비 및 암의 특이항원의 발견과 탐지 기술의 발달은 일부 암을 초기에 진단할 수 있게 했고, 외과적 기술과 방사선 기술의 발달은 암 치료에 많은 도움을 주었다.

이와 함께 항암제의 발달은 암 치료의 역사에서 중요한 한 축을 담당하고 있다. 고전적인 항암제는 빠르게 증식하는 암세포를 죽이는 데 목표를 두었기 때문에 증식이 활발한 성체줄기세포 같은 정상세포도 함께 죽여 부작용이 심한 경향이 있었다. 근래에는 특정 암세포나 온코진에 효과가 있으며 부작용도 상대적으로 작은 항암제와 면역치료제가 많이 개발되었다.

온코진을 특이적으로 억제하는 작은 화학물질

글리벡(Gleevec)은 2001년 미국 식품의약품안전청이 만성 골수성 백혈병 치료에 승인한 항암제다. 만성 골수성 백혈병은 대개 비시알-에비엘(Bcr-Abl)이라는 온코진으로 인해 백혈구가 암세포로 변하는데, 글리벡은 이 온코진을 특이적으로 억제한다.[80] 경구용 알약으로 특정 암을 치료할 수 있다는 것을 보여주었기 때문에 이 항암제의 승인은 획기적인 사건이었다.

글리벡은 온코진을 목표로 하는 항암 치료제 개발에서 선구적 역할을 했다. 이 항암제는 만성 골수성 백혈병뿐만 아니라 비슷한 기전의 급성 림프구성 백혈병, 위장 간질 종양, 호산구 증후군, 만성 호산구성 백혈병, 전신 비만세포증, 골수이형성 증후군 등에도 효과가 있다. 글리벡 이후 온코진을 목표로 하는 여러 항암제가 개발되었다(《부록 2》 참조).

면역치료법

최근에 관심을 끄는 암 치료법은 면역감시를 목표로 한다. 어떤 과학자는 이런 치료제가 앞으로 암 치료제의 60퍼센트 이상을 차지할 것이라고 예측한다. 현재 미국 식품의약품안전청에 승인된 항암 단클론항체는 암세포의 면역 내성을 목표로 하는 기전이 있다. 최초로 승인된 제품은 리툭시맙(Rituximab)으로 B-림프구 백혈병의 치료제로 개발되었다.[81] B-림프구가 암세포가 되면 세포막에 CD20이라는 단백질의 발현이 높아진다.

그런데 이 단클론항체가 CD20에 달라붙으면 자연살해세포가 B-림프구 암세포를 죽일 수 있다. 이 단클론항체는 류머티스성 관절염 같은 자가면역질환에도 사용되고 있다. 이 단클론항체의 성공 이후에 많은 면역조절 단클론항체가 항암 치료와 자가면역질환의 치료제로 미국 식품의약품안전청에서 승인받았다.

PD-1과 PD-L1

암세포들을 감시하는 주요 세포는 T-림프구로, 이 세포는 세포막에 PD-1 단백질이 있다. 그런데 T-림프구에 있는 PD-1이 특정 세포의 세포막에 있는 PD-L1과 반응하게 되면 T-림프구의 면역감시 기능이 낮아진다. 따라서 만약에 암세포가 PD-L1이 많이 발현하면 암세포를 제대로 감시할 수 없게 된다. 이 경우 PD-1이나 PD-L1에 특이적으로 반응하는 단클론항체를 이용해 두 단백질의 반응을 막는다면 T-림프구가 암세포를 인식하여 제거할 수 있게 된다.

이런 기전을 지닌 단클론항체가 전이된 흑색종 치료에 처음으로 승인된 후 현재 편평세포 폐암, 신장세포 암종 및 호지킨 림프종 치료에도 승인되었다. 2015년 전 미국 대통령 지미 카터는 피부에서 생긴 흑색종이 간과 뇌로 전이되었는데 간의 방사선 치료와 PD-L1에 대한 단클론항체인 펨브롤리주맙의 4회 투여 후에 암세포가 더는 검출되지 않았다고 발표해 화제가 되기도 했다.

CTLA-4

CTLA-4는 조절 T-림프구에 존재하며 면역반응을 억제하는 기능이 있다. 이 단백질은 T-림프구가 활성화되었을 때 높게 발현된다. 이는 암의 면역 내성(어느 특정한 항원에 면역이 반응하지 않는 상태, 여기서는 암세포가 면역을 피하는 현상을 의미)과 관계가 있으므로 이 단백질에 반응하는 단클론항체가 암의 면역 내성을 낮추는 역할을 한다. 현재 이 단백질에 대한 단클론항체가 흑색종 치료에 승인되었고, 다른 여러 종류의 암에 대한 효과를 알기 위해 임상실험이 진행되고 있다(〈부록 2〉에 이런 단클론항체가 소개되어 있다).

당뇨병

　동물은 먹이와 에너지 소비의 차이에 따라 글루코스 대사가 많이 차이 난다. 고양이 같은 육식동물은 탄수화물의 섭취가 상대적으로 낮아 간세포에서 글루코스가 글리코겐으로 저장되는 효율이 사람에 비해 낮다. 글루코스가 글리코겐으로 변환되는 첫 단계가 글루코키나아제(glucokinase)로 인한 인산화로 조류, 초식동물, 고양이 같은 육식동물은 이 효소의 활성도가 낮다. 조류의 혈중 글루코스 수준은 포유동물보다 높은데 이는 글루코키나아제의 낮은 활성과 관계있다.

　조류와 박쥐에는 높은 혈중 글루코스와 인슐린 저항이 정상적인 현상이다. 이 동물은 비행하는 데 에너지가 많이 필요하여 혈중 글루코스도 많이 필요하므로 그렇게 진화되었을 것으로 추측된다. 고양이는 글루코키나아제의 활성도가 낮아 당뇨병에 취약하다. 특히 탄수화물이 많이 함유된 음식을 먹는 고양이는 인슐린 저항과 함께 제2형 당뇨병에 걸릴 가능성이 크다.

곰은 동면 직전에 고도비만 상태가 되지만 인슐린 저항성이 없어 제 2형 당뇨병이 거의 생기지 않는다. 동면 직전에 곰의 여러 세포를 관찰한 결과, 비대해진 지방세포에서 피티이엔(PTEN) 단백질의 발현이 낮아져 인슐린 감수성을 유지하는 것으로 알려졌다.[19]

사람에게 당뇨병은 세계적으로 크게 문제가 되는 질병이다. 기원전 3000년의 기록에도 당뇨병에 관한 기술이 발견될 정도로 이 질병은 오랫동안 인류와 역사를 함께하고 있다.[82] 현재 세계적으로 20세 이상 성인의 약 10퍼센트가 당뇨병을 앓고 있으며 이 숫자는 꾸준히 늘어나고 있다. 한국의 경우, 2012년에서 2022년까지 성인의 당뇨병 유병률은 12퍼센트에서 16퍼센트로 증가했고, 남성이 여성보다 약 3~4퍼센트 높은 유병률을 보인다. 반면, 60세 이상 성인에서는 약 25퍼센트의 유병률을 보인다.

당뇨병은 제1형과 2형이 있는데 당뇨병 환자의 약 95~98퍼센트가 제2형 당뇨병이며 나머지 약 2~5퍼센트가 제1형 당뇨병이다. 제1형은 자가면역이 주요 원인이고, 제2형 당뇨병은 대사 질환으로 영양소 및 에너지 대사장애와 관련이 매우 깊다. 제2형 당뇨병은 어린이나 젊은 성인에게도 발생할 수 있지만 대부분 45세 이상의 성인에서 발생하며, 오랜 시간에 걸쳐 만성으로 진행되기 때문에 초기 몇 년 동안은 증상이 미미하여 인지하지 못할 수 있다.

당뇨병 전증(prediabetes)은 당뇨병의 전 단계로 제2형 당뇨병으로 진행될 가능성이 높은 상태다. 당뇨병이 진행되면 잦은 배뇨, 단내나는 오줌, 갈증 증가, 배고픔 증가, 체중 감소, 피로감, 시력 감퇴, 잦은 염증,

손이나 발의 마비 또는 피부의 따끔거림 등의 증상과 징후가 나타난다.

당뇨병은 혈중 글루코스가 높게 유지되어 글루코스가 오줌으로 배출되는 병인데, 높은 농도의 글루코스는 작은 혈관을 상하게 할 수 있다. 이 손상은 염증반응으로 이어져 혈관 벽이 두꺼워지며 혈관 지름이 좁아져 혈압이 높아지고 심할 경우 혈관이 터질 수 있다. 따라서 당뇨병은 앞에서 언급한 증상 외에도 심근경색이나 뇌졸중을 일으킬 수 있다. 또 당뇨병은 여러 종류의 암 발생에도 영향을 미치기 때문에 당뇨병 환자의 암 발생률이 높다. 통계적으로 50세 성인 중에서 제2형 당뇨병을 앓는 사람은 그렇지 않은 사람에 비해 수명이 6년 정도 짧다.[2]

당뇨병의 역사

당뇨병은 말 그대로 당(글루코스)이 오줌으로 나오는 병이다. 당뇨병은 오래전부터 알려져서 약 3000년 전의 고대 이집트인이 전형적인 제1형 당뇨병의 증상인 잦은 배뇨, 갈증 및 체중 감소를 기록으로 남겼다. 당뇨병은 영어로 'diabetes mellitus'라고 하는데, 기원전 3세기에 멤피스의 아폴로니우스(Apollonius of Memphis)가 남긴 'diabetes'가 이 단어의 역사상 첫 기록으로 인정된다. dia(=through)+betes(=to go)+mellitus(=honey)를 글자 그대로 해석하면 '꿀이 그대로 나온다' 쯤 된다.

2세기에 활동한 고대 카파도키아(지금의 튀르키예 중부 지역 아나톨리아 중동부)의 유명한 의사 아레타이오스(Aretaeus)는 diabetes를 설명한 내용을 기록으로 남겼고, 17세기 영국의 윌리스(Thomas Willis)는

mellitus라는 용어를 추가하여 diabetes mellitus라는 단어를 처음 사용했다. 이 단어는 단내나는 소변을 많이 배출하는 것을 표현한 것이다. 단내나는 소변이라는 용어는 일반적인 다뇨증과 구별되는 당뇨병의 특징을 표현한다.

고대 인도와 중국의 여러 기록에서 당뇨병에 관한 기술과 주요 증상을 찾아볼 수 있다. 기원전 5세기경 유명한 인도의 의사 수슈루타(Sushruta)는 앞에 언급한 당뇨병의 증상을 정확하게 기록했으며, 흥미롭게도 당뇨병이 부유한 계급의 사람에게 주로 생기며 지나치게 많이 섭취하는 쌀밥, 시리얼, 단 음식 등과 연관이 있다고 기록했다.

중국에서는 오래전부터 당뇨병을 소갈(消渴)이라 했고 특히 3세기의 장중경(張仲景, 중국 후한의 의사로 의학의 성인聖人으로 불린다)은 잦은 배뇨, 다갈증, 체중 감소 등을 자세히 기술했다. 이후에도 당뇨병과 관련된 많은 기록이 있는데, 7세기경의 기록에는 이 병을 예방·치료하려면 술과 짠 음식을 줄이고 성행위를 자제해야 한다는 내용이 있다.

이후 19세기의 프랑스 생리학자 베르나르(Claude Bernard)는 당뇨병에서 간의 역할이 중요하고, 특히 간에서 탄수화물을 글리코겐의 형태로 저장하고 글루코스로 변환시켜 혈중으로 분비한다고 기술하여 당뇨병의 기본 대사를 이해하는 데 중요한 역할을 했다. 1889년 독일의 민코프스키(Oskar Minkowski)와 폰 메링(Joseph von Mering)은 개의 췌장을 제거하면 심각하고 치명적인 당뇨병이 발생할 수 있음을 증명했다.

1921년 캐나다의 프레더릭 밴팅(Frederick Banting)과 존 매클라우드(John MacLeod)는 췌장에서 인슐린을 분리했고, 이를 제1형 당뇨병 환자에게 투여하여 증상이 확연하게 개선됨을 보여주었다. 이것이 인슐린을 이용한 당뇨병 치료의 시작이었고, 그들은 1923년 노벨상을 받았다. 그리고 1947년 코리 부부(Carl Cori & Gerty Cory)는 글리코겐의 글루코스 전환 과정을 밝힌 공로로 노벨상을 받았다.

현재 당뇨병은 인류를 위협하는 중요한 질병이 되었는데, 영양소 과다로 인한 비만이 당뇨병을 일으키는 큰 요인이기 때문이다. 옛 기록에도 있듯이 부자가 주로 걸리는 병이 이제는 누구나 걸리는 병이 된 것이다. 그러나 지난 세기 동안에 분자세포학과 약물 개발 등의 발달로 당뇨병의 이해와 치료가 눈부시게 발달하기도 했다.

당뇨병의 기본 이해

앞에서 설명한 대로 당뇨병은 혈중 글루코스가 높아서 오줌으로 당이 많이 배출된다. 글루코스(또는 포도당)는 탄수화물의 기본 단위 중 하나로 음식을 통해 흡수된 탄수화물이 분해되어 글루코스로 변해 혈관을 거쳐 각 장기와 조직에 전달되어 각 세포에서 에너지원으로 쓰인다. 세포에 흡수된 글루코스는 더 작게 분해되어 ATP가 생성된다. 세포 내에서 일어나는 대부분의 화학작용에는 ATP가 필요하다. 예를 들어 뇌 신경세포에서 일어나는 화학작용과 전기적 신호에는 많은 ATP가 필요하다. 또한 생존에 필수적인 심장과 폐의 근육세포도 ATP를 많이 소모한다.

따라서 글루코스가 언제나 일정한 농도로 혈중에 존재해야 하므로 사람이나 동물에는 인슐린과 글루카곤 등을 이용하여 글루코스의 혈중농도를 일정하게 유지하는 매우 정교한 기전이 있다. 혈중 글루코스가 너무 낮아지면(60mg/dL 미만) 세포의 기능이 떨어지고, 특히 뇌세포의 기능이 현저히 떨어져 의식을 잃거나 더 심하면 죽음에 이를 수 있다. 반대로 어떤 이유에서 혈중 글루코스가 높은 상태(250mg/dL 이상)로 지속되면 잦은 배뇨와 갈증이 일어난다.

신장의 기본적인 기능 중 하나는 혈중의 글루코스를 재흡수하여 글루코스가 오줌으로 배출되지 않게 하는 것이다. 그러나 혈중 글루코스 농도가 너무 높아 신장의 재흡수 능력을 초과하면 글루코스가 오줌으로 배출되고 혈액 삼투압을 조정하는 과정에서 물도 함께 오줌으로 배출된다. 이로 인해 오줌량이 늘어나고, 많은 물의 배출로 탈수 현상과 갈증이 생긴다. 혈중 글루코스 농도가 계속 높게 유지되면 글루코스가 독성으로 작용하여 특히 모세혈관의 혈관 벽 손상과 함께 혈관경화증으로 이어질 수 있다.

혈중 글루코스의 조절

우리 몸에는 적정량의 혈중 글루코스를 유지하기 위한 정교한 시스템이 존재한다. 대부분 음식은 당(탄수화물)을 포함하고 있다. 음식을 섭취하면 탄수화물은 글루코스로 빠르게 전환되어 혈중 글루코스 농도가 높아지며, 이를 인지한 췌장의 베타세포는 인슐린을 분비하여 혈중 인슐린 농도를 높인다.

인슐린은 지방세포·간세포·근육세포에서 글루코스를 흡수하게 하여 혈중 글루코스 농도를 낮춘다. 세포에 들어온 글루코스는 에너지원으로 바로 쓰이거나 글리코겐으로 변환되어 세포 내에 저장된다. 세포 내 글루코스가 너무 많으면 지방으로 변환되어 중성지방의 형태로 혈중으로 배출되거나 세포 내에 저장된다. 이런 중성지방의 배출과 저장은 주로 간세포와 지방세포에서 일어난다. 식후 시간이 지나 혈중 글루코스 농도가 많이 떨어지면 췌장의 알파세포에서 합성된 글루카곤이 혈중에 분비된다. 글루카곤은 세포 내에 저장된 글루코스를 혈중으로 분비하게 한다.

우리 몸은 이렇게 복잡한 과정으로 혈중 글루코스를 조절하는데, 이것이 에너지 대사의 가장 기본이다. 따라서 하루에 음식을 몇 번 언제 얼마나 먹었는지에 따라 인슐린, 글루카곤, 혈중 글루코스 등의 혈중농도가 쉴 새 없이 변한다.

혈중 글루코스와 인슐린의 농도 변화

일반적으로 탄수화물이 함유된 음식을 먹었을 때 혈중 글루코스는 30분 후쯤 최고점에 오른다. 건강한 성인을 대상으로 실험했을 때 혈중 글루코스 농도는 식전 90mg/dL 정도이며 식후 30분에 130mg/dL로 최고점에 오르고 1시간 후엔 115mg/dL, 2시간 후엔 95mg/dL, 3시간 후엔 정상 수치인 90mg/dL로 떨어진다.

혈중 인슐린 농도는 식전에는 약 15~18μIU/ml로 유지되는데 식후에는 혈중 글루코스에 반응하여 30분 후 약 50μIU/ml로 최고점에 올라 30분~1시간 동안 유지되고 2시간이 지나면 약 40μIU/ml, 3시간이 지나면 약 30μIU/ml, 4시간이 지나면 20μIU/ml로 떨어져 식전의 농도와 비슷해진다. 그동안에 혈중 글루코스는 세포들에 흡수되어 대부분 글리코겐으로 변환되고 더 작은 단위로 분해(이화)되어 지방으로 변환되는 과정을 겪는다.

혈중 글루코스 수준은 90mg/dL 이상으로 유지되면 혈중 글루카콘이 20pmol/mL 이하로 유지된다. 혈중 글루코스 수준이 약 70mg/dL 정도까지 떨어지게 되면 글루카콘이 혈중으로 분비되어 혈중 글루카곤은 약 35pmol/mL까지 증가한다. 글루카곤의 영향으로 세포 안에서는 글리코겐이 다시 글루코스로 변환되고, 작은 단위의 분자로부터 글루코스 생성을 촉진한다. 그리고 글루코스는 혈중으로 분비되어 적정한 수준으로 유지된다.

당뇨병의 진단

공복 혈중 글루코스 농도는 제2형 당뇨병 진단에 많이 사용된다. 공복 혈중 글루코스 농도가 100mg/dL 이하이면 정상, 100~125mg/dL이면 제2형 당뇨병 전증, 126mg/dL 이상이면 제2형 당뇨병으로 진단한다. 경구 글루코스 내성 검사는 임신, 제2형 당뇨병 진단 등에 많이 쓰이는데, 공복 후 병원에서 당 음료를 마신 후 2시간에 걸쳐 혈중 글루코스 농도를 검사한다. 이 시간 동안 혈중 글루코스 농도가 140mg/dL 아래이면 정상이고, 140~180mg/dL이면 제2형 당뇨병 전증, 200mg/dL 이상이면 제2형 당뇨병으로 여긴다.

하지만 이러한 검사가 번거롭고 검사 시기에 따라 여러 요소가 영향을 미치기 때문에 당화 헤모글로블린이 당뇨병 진단에 많이 사용된다. 많은 연구를 통해 당화 헤모글로블린 수치가 일정 기간 유지된 혈중 글루코스 농도를 객관적으로 나타내는 것으로 증명되어 당화 헤모글로블린 검사가 제2형 당뇨병 진단의 기본이 된 것이다.

헤모글로블린은 적혈구에서 산소를 운반하는 단백질로 혈중의 글루코스와 반응해 당화된다. 당화 헤모글로블린 수치는 지난 3개월가량 혈중 글루코스 농도를 보여주는데 수치가 5.7퍼센트 이하이면 정상, 5.7~6.4퍼센트이면 제2형 당뇨병 전증, 그리고 두 번 검사하여 모두 6.5퍼센트 이상이면 제2형 당뇨병으로 진단한다.

당뇨병의 발병 기전

당뇨병은 췌장의 베타세포에서의 인슐린 생성 또는 분비와 관련 있다. 예를 들어, 많은 베타세포가 자가면역반응으로 파괴되면(70~90퍼센트 또는 그 이상) 인슐린 합성이 거의 중단되고 혈중 인슐린도 극도로 낮아진다. 따라서 혈중 인슐린의 감소로 혈중 글루코스가 높게 유지되며 이를 제1형 당뇨병이라 한다.

제2형 당뇨병은 제1형 당뇨병보다 베타세포의 손상이 덜 보인다(0~65%). 제2형 당뇨병의 정확한 기전은 아직 제대로 밝혀지지 않았지만, 인슐린 저항성, 베타세포에서의 인슐린 생산, 인슐린 분비 장애 등과 관계가 깊다.

인슐린 저항성 및 당뇨병 유발 요인

인슐린 저항성이란 근육세포·지방세포·간세포의 인슐린에 대한 반응이 낮아짐에 따라 인슐린이 정상적으로 작동하지 못하게 되어 글루코스가 세포 내로 이동하지 않고 혈중에 남는 현상이다. 이렇게 높아진 혈중 글루코스로 인해 더 많은 인슐린이 분비되어 혈중 글루코스와 인슐린 농도 모두 다 높아질 수 있다.

실험동물과 사람 모두에서 비만이 인슐린 저항성을 일으키는 주요 원인으로 확인되었다. 비만 상태에서는 커진 지방세포가 복부뿐만 아니라 각 조직에 축적되는데, 간·근육·지방 및 췌장 조직 내의 커진 지방세포가 각각의 장기에서 인슐린 반응을 낮출 수 있다. 비대해진 지방세포는 염증 유도단백질을 배출하는데 이에 따라 직접 또는 간접적으로 인슐린 반응을 낮출 수 있다. 인슐린 저항성이 만성으로 지속되면 췌장의 베타세포가 적절한 양의 인슐린을 생산·분비할 수 없게 되는데 이때 제2형 당뇨병으로 진행된다. 즉, 제2형 당뇨병은 췌장의 베타세포의 인슐린 합성이나 분비에 문제가 생기거나 베타세포가 대량으로 파괴되었을 때 일어난다.

인슐린 저항성을 유발하는 또 다른 주요 원인은 스트레스 호르몬인 글루코코르티코이드다. 코르티솔로 잘 알려진 스트레스 호르몬은 주요 세포의 인슐린 반응을 낮추고 몸의 항상성을 무너뜨려 인슐린 저항성을 일으키는 요인으로 작용할 수 있다.

과도한 음주도 제2형 당뇨병을 일으키는 요소다. 과도한 음주의 기준은 1회 평균 음주량이 남성 4잔 이상, 여성 3잔 이상을 말한다. 알코올 14그램을 표준 1잔 기준으로 하면 도수 18도의 소주 한 병(360ml)은 약 4잔이다.

알코올은 칼로리가 매우 높고(1그램당 7칼로리), 간세포에서 중성지방의 합성을 촉진하여 혈중 중성지방 농도를 높여 비만(특히 복부 비만)이 일어날 수 있으며, 지나친 음주는 췌장의 염증을 일으켜 베타세포를 손상하거나 죽일 수 있다. 제2형 당뇨병 환자가 지나치게 음주했다면 당뇨가 더욱 빠르게 진행될 수 있다.

혈중 글루코스 농도와 상관없이 혈중 인슐린 농도가 높다는 것은 베타세포가 끊임없이 인슐린 단백질을 합성하고 있다는 의미다. 이처럼 세포가 지나치게 단백질을 합성하면, 그 과정에서 많은 활성산화물 등이 축적되어 세포의 기능이 떨어지거나 죽을 수 있다. 인슐린 합성과 분비는 아밀린(amylin)이라는 단백질과 동시에 일어나는데, 아밀린의 농도가 높아지면 이것들이 서로 뭉쳐 플라크(plaque)를 형성한다. 이런 플라크가 세포 안과 밖에 축적되면 베타세포가 손상되거나 죽을 수 있다.

이러한 과정으로 베타세포가 죽거나 정상적으로 기능하지 못하면 제2형 당뇨병으로 진행하게 된다. 당뇨병이 많이 진행되면 글루코스는 신장을 통해 계속 배출되어 에너지원을 잃게 된다. 또한 말초 혈관의 손상 등을 통해 염증반응이 심화되면 염증 산물에 의해 식욕이 떨어진다. 이렇게 전체 에너지 균형이 많이 무너지면 체중이 급격히 줄어들 수 있다.

당뇨병의 치료와 예방

혈중 글루코스의 조절 장애인 제2형 당뇨병은 여러 요인에 의해 일어날 수 있다. 하지만 중년 이후에는 주로 대사장애 또는 과영양상태에 의한 인슐린 저항이 중요한 요소로 작용한다. 따라서 소식을 통한 영양소(에너지) 제한 및 운동에 의한 체중 감량으로 인슐린 저항을 조절하고 예방할 수 있다. 지속적인 육체적 또는 정신적 스트레스로 인한 스트레스 호르몬의 증가가 인슐린 저항을 일으킬 수 있으므로 이를 줄이는 것 또한 매우 중요하다. 인슐린 저항이나 당뇨병 전증에서는 임상 증상이 뚜렷하게 나타나지 않지만, 인슐린 저항이나 당뇨병 전증의 진행에 만성 염증이 관여하기 때문에 저농도 아스피린 같은 항염증제의 복용을 추천하는 의사도 있다.

인슐린 투여

제1형 당뇨병 또는 제2형 당뇨병이 심할 경우 인슐린 투여가 필요하다. 인슐린은 생물학적 제제로 거의 100년 동안 당뇨병에 이용되어 왔다. 의학의 발달, 특히 분자생물학과 의학공학의 발달로 더 안전하고 쉽게 이용할 수 있는 인슐린이 개발되었다. 하지만 인슐린은 피하주사로 자주 투여해야 하는 단점이 있어서 먹거나 피부에 붙이는 등의 방법이 활발히 연구되고 있다.

SGLT2 억제제

글리플로진이나 플로진 등의 약에는 신장의 에스지엘티2(SGLT2) 단백질을 억제하는 기전이 있다. 신장에서 일어나는 글루코스의 재흡수에 SGLT2 단백질이 중요한 작용을 한다. 이 단백질의 기능을 억제하면 글루코스가 재흡수되지 않아 글루코스가 오줌으로 배출되고 혈중 글루코스는 낮아진다. 따라서 이 약제들은 글루코스를 체외로 배출함으로써 혈중 글루코스를 낮출 뿐만 아니라 체중 감량의 효과도 가져온다.

최근 들어 미국 당뇨병협회는 SGLT2 억제제(보통 메트포르민과 함께 사용)를 제2형 당뇨병의 치료법에 포함하도록 권고하고 있다. 이 약제들은 제2형 당뇨병에 효과가 클 뿐만 아니라 심혈관계 합병증도 낮출 수 있는 것으로 알려졌다.

메트포르민

프렌치라일락이 당뇨성 질환에 좋은 효과가 있다는 것은 아주 오래전부터 알려졌다. 이 식물의 추출물과 유사한 합성 메트포르민이 1922년에 만들어졌고, 1929년에는 혈중 글루코스를 낮춘다는 사실이 동물 실험으로 증명되었다. 메트포르민은 1995년 미국 식품의약품안전청의 승인 후 판매되기 시작했고, 현재 전 세계에서 제2형 당뇨병에 가장 많이 사용되고 있다. 식이요법과 운동만으로는 혈중 글루코스가 조절이 안 될 때 권고되는 약이며, 주로 다른 약과 같이 사용된다.

일부 나라에서 메트포르민은 아스피린처럼 처방 없이도 살 수 있다. 메트포르민의 작용 기전은 세포 내에서 AMP 키네이스를 직접 또는 간접적으로 활성화시켜 에너지 소비를 유도하고 글루코스 합성을 감소시켜 혈중 글루코스를 낮추는 것으로 알려졌다.[83]

GLP-1 수용체 작용제

약 30개의 아미노산으로 구성된 생물학적 제제로 여러 종류가 미국 식품의약품안전청의 승인을 받았다. 세마글루타이드(상품명 Ozempic)

와 리라글루타이드(상품명 Victoza)가 대표적인 GLP-1 수용체 작용제다. 이것들은 베타세포에서 인슐린 분비를 일으키는 물질인 인크레틴의 효과를 유도하여 혈중 글루코스를 낮춘다.

세마글루타이드는 경구용으로 개발된 약인데 제2형 당뇨병뿐만 아니라 식욕을 억제하여 체중 감량을 유도한다. GLP-1는 식욕을 억제하는 기능도 있기 때문이다. 최근 미국에서 세마글루타이드가 주사용으로 개발되어(상품명 Wegovy) 2021년 체중 감량의 목적으로도 미국 식품의약품안전청의 승인을 받았다.

고콜레스테롤혈증

　대부분의 주기적인 건강검진에는 혈중 콜레스테롤과 중성지방이 포함된다. 혈중 글루코스의 농도와 인슐린 반응 등이 탄수화물 대사의 척도가 되듯, 혈중 콜레스테롤과 중성지방은 지방대사의 척도가 된다. 중성지방은 세 개의 긴 지방산이 글리세롤과 결합한 형태이고, 대부분의 혈중 콜레스테롤은 하나의 콜레스테롤과 하나의 긴 지방산이 결합한 형태다.

　공복의 혈중 글루코스, 중성지방, 콜레스테롤이 건강검진에 포함된 것은 건강의 중요한 척도이기 때문이다. 건강검진 결과에 나오는 좋은 콜레스테롤(HDL), 나쁜 콜레스테롤(LDL), 중성지방 수치의 의미를 이해해야 한다. 예를 들어, 혈중 나쁜 콜레스테롤이 150mg/dl 이상이면 심혈관계질환의 위험도가 높고, 좋은 콜레스테롤이 60mg/dl 이상이면 위험도가 낮다. 또 좋은 콜레스테롤이 50mg/dl(여성) 또는 40mg/dl(남성)

미만이면 주의해야 한다.

나이가 들수록 일반적으로 지방 분해 능력이 떨어져 몸에 지방이 많아지는 경향이 있다. 지방의 일종인 콜레스테롤은 간세포에서도 만들어지지만 많은 콜레스테롤이 육고기의 섭취를 통해 몸에 들어온다. 콜레스테롤은 쉽게 분해되지 않고 혈류로 순환하는데, 이때 간세포나 탐식세포가 혈중 콜레스테롤을 유지하고 조절하는 데 큰 역할을 한다.

콜레스테롤 대사

구조적으로 콜레스테롤은 콜레스테롤 링으로 형성되어 있어 일단 만들어지면 쉽게 분해되지 않는다. 사람과 동물의 콜레스테롤은 구조가 같아서 음식으로 동물성 콜레스테롤을 섭취하면 바로 인체 내에서 사용될 수 있다. 따라서 혈중 콜레스테롤 농도는 어떤 음식을 먹는가에 큰 영향을 받는다. 콜레스테롤은 세포 안과 밖에서 효소에 의해 작게 부서지거나(이화) 재조합(동화)된다.

콜레스테롤은 세포막의 중요한 성분으로 세포막을 잘 지탱하는 기둥과 같은 역할을 한다. 만약 세포에 콜레스테롤이 없다면 형태가 없이 흐물흐물할 것이다. 우리 몸에서 하루에 500억 개 넘게 생성되는 새로운 세포도 콜레스테롤을 필요로 하므로 적정량(110~200mg/dL)의 콜레스테롤이 혈중에 존재해야만 한다.

콜레스테롤은 지방의 일종으로 다른 지방처럼 물에 녹지 않는 불용성이다. 따라서 대부분 콜레스테롤은 혈액에서 지단백질과 결합하여 여러 개가 뭉쳐 작은 입자 형태로 존재한다. 일반적으로 80~100개의 콜레스테롤-지단백질이 모여 하나의 입자를 형성한다.

혈중에는 이런 입자들이 주로 세 가지 형태로 존재하는데, 높은 밀도의 지단백질 입자(HDL), 낮은 밀도의 지단백질 입자(LDL), 매우 낮은 밀도의 지단백질 입자(VLDL)다. 주로 콜레스테롤은 HDL과 LDL에 존재하며 콜레스테롤의 70퍼센트 이상이 LDL에 존재한다. LDL에 있는 콜레스테롤을 나쁜 콜레스테롤, HDL에 있는 콜레스테롤을 좋은 콜레스테롤이라 한다. VLDL은 중성지방을 많이 포함하고 있다.

콜레스테롤 대사에 주로 관련된 세포는 간세포인데, 그곳에서 콜레스테롤이 합성되고 콜레스테롤이 담즙염으로 변환된다. 또한 콜레스테롤은 주요 스테로이드 호르몬인 프로제스테론, 글루코코르티코이드, 미네랄코르티코이드, 안드로젠과 에스트로젠 등의 전구체로 이용되어 여러 호르몬 합성 기관의 세포에서 각각의 호르몬으로 변환된다. 그러나 호르몬이 생성되는 양은 상대적으로 매우 적어 이렇게 소모되는 콜레스테롤은 전체 콜레스테롤 농도에 큰 영향을 미치지는 않는다.

우리 몸에서 합성되는 콜레스테롤은 간세포에서 2-탄소물인 아세틸-코에이에서 시작되어(1964년 노벨상 수상 관련 내용) 10가지가 넘는 효소가 참여하여 합성이 완료된다. 6장에서도 자세히 다루었듯이 아세틸-코에이는 ATP 생산, 글루코스 및 지방산 합성의 시작 물질이다. 따라서 에너지 대사와 지방 및 콜레스테롤 대사는 밀접하게 연결되어 있다. 간세포가 담즙염을 담낭으로 분비하면, 담낭에서 다시 소장으로 담즙염을 분비하여 지방 음식의 소화를 돕는다. 대부분(90%)의 담즙염은 소장에서 다시 흡수되어 간으로 되돌아온다.

대부분의 혈중 콜레스테롤은 주로 간세포의 LDL 수용체를 통해

흡수되며, LDL 입자의 형태로 존재한
다. 이 입자가 들어오면 간세포 안에서
콜레스테롤은 지단백질 입자에서 분리
되어 일부가 담즙염의 생성에 사용된다

주요 콜레스테롤 관여 세포
- 간세포: 콜레스테롤 합성, 혈중 콜레스테롤 흡수·재활용, 분비
- 탐식세포: 콜레스테롤 흡수, 저장, 분비

(1985년 노벨상 수상 관련 내용). 나머지 콜레스테롤은 다시 지단백질과
결합하여 중성지방과 함께 VLDL 입자 형태로 분비된다. 이러한 과정
을 통해 콜레스테롤은 우리 몸 안에서 계속 순환하며 재활용된다. 만
약 낮은 콜레스테롤 농도를 간세포가 인지하면 아세틸-코에이로부터
콜레스테롤의 합성이 시작된다. 이렇게 합성된 콜레스테롤도 VLDL 입
자에 포함되어 분비된다.

콜레스테롤 대사에 중요한 또 다른 세포는 온몸에 골고루 분포하
고 있는 탐식세포다. 탐식세포는 혈중 콜레스테롤을 능동적으로 흡
수하여 저장·분비한다. 탐식세포는 HDL 입자 형태를 분비하는데 이
를 콜레스테롤의 역방향 운송이라고 한다. 이 기전이 활발하게 일어나
면 혈중 HDL이 높아진다. 역방향 운송 기전에 관련된 유전자는 세
포 내의 콜레스테롤 이동에 관여하는 에이비시에이1(ABCA1)과 아포이
(ApoE)를 포함한 여러 지단백질(ApoA1, ApoA4, ApoA5, ApoC3, ApoC1,
ApoC4), 그리고 시이티피(CETP) 등이다. 모두 장수와 관련 있는 유전
자들이다.

혈중 콜레스테롤이 높으면 탐식세포 내의 콜레스테롤도 높아지고,
그 양이 세포 처리 능력에서 벗어나면 염증반응이 일어난다. 탐식세
포 내 콜레스테롤 농도가 높아지면 결정 형태로 변해 염증체가 형성되
고, 이는 IL-1 같은 염증 유도단백질을 활성화시켜 세포 밖으로 분비

한다. 그리고 염증 유도단백질은 더 많은 탐식세포를 불러 모아 염증을 일으킨다. 특히 심장의 관상동맥이나 뇌의 모세혈관의 벽에 콜레스테롤을 과다 함유한 탐식세포가 축적되면 염증을 일으키고 혈관이 좁아져서 동맥경화증으로 진행되며 심근경색이나 뇌졸중으로 이어질 수 있다.

간세포의 콜레스테롤 합성과 담즙염 변환 같은 콜레스테롤 대사도 혈중 콜레스테롤 농도를 결정하는 중요 인자다. 높은 혈중 콜레스테롤을 일으키는 유전적인 요소로 LDL 수용체의 유전적 형태(돌연변이)가 있다. 유전적 변이로 인해 수용체의 기능이 낮아지면 세포의 LDL 입자의 흡수가 떨어져 혈중 콜레스테롤 농도가 높아진다. 가족력 고콜레스테롤혈증의 대표적인 원인이 LDL 수용체의 변이다.

콜레스테롤과 장수의 유전적 요인

동물에서 혈중 콜레스테롤 농도가 높으면 심혈관계질환이 발생하는 것을 쉽게 볼 수 있다. 생쥐에서 유전자 조작을 통해 아포E 지단백질을 없애면 혈중 콜레스테롤 농도가 정상 개체보다 5~10배 높아지고, 시간이 지나면서 관상동맥을 포함한 혈관에서 플라크가 형성되어 혈관이 좁아지고 염증반응과 함께 동맥경화증 및 심근경색 등이 일어난다. 아포E는 콜레스테롤의 항상성에 중요한 역할을 하는데, 혈중 콜레스테롤이 간세포나 탐식세포로 이동하는 데 필수적인 역할을 한다. 따라서 이 단백질이 없으면 혈중 콜레스테롤 농도가 높아지며 여러 합병증이 생긴다.

아포E 유전적 변이는 여러 질병과 밀접하게 관련되어 있다. 사람에게는 세 가지의 아포E(ApoE2, ApoE3, ApoE4) 동종형이 존재하는데, 그중 아포E4를 지닌 사람은 나이가 들어 동맥경화증이나 치매에 걸린 가능성이, 다른 동종형이 있는 사람보다 매우 높다. 이는 아포E4 단백질이 혈중 콜레스테롤과 아밀로이드 베타 등을 이동시키는 능력이 다른 동종형의 아포E보다 현저하게 떨어지기 때문이다. 따라서 아포E4를 가진 사람은 혈중 콜레스테롤과 중성지방의 농도가 매우 높다. 100세 이상 장수한 사람의 아포E 동종형을 조사했을 때 아포E4를 가진 사람은 없었다.

콜레스테롤과 염증반응

최근 연구에 따르면, 탐식세포 내의 콜레스테롤이 지나치게 높으면 거품세포로 변하여 죽거나 염증체가 형성되어 염증반응 단백질을 분비할 수 있다. 이런 국소적인 염증반응의 축적이 동맥경화증과 심근경색으로 이어지는 중요한 기전이다. 특정 질병의 발생 위험도와 혈중 인자의 연관 관계를 연구한 결과에 따르면, 심근경색과 가장 관련이 높은 혈중 인자는 CRP라는 급성 염증반응 단백질이었다. 7장에서 설명했듯이 이 단백질은 염증 유발 물질인 TNF-α 등에 반응하여 간에서 만들어지는 단백질로 염증이 일어나면 정상의 약 1000배까지도 증가하는 것으로 알려졌다.

이런 연구들로 염증반응이 심근경색 같은 질병에 미치는 영향을 가늠할 수 있다. 또 이 결과들은 저용량 아스피린 복용이 심근경색 예방에 도움이 될 수 있다는 이론적 근거를 보여준다. 관상동맥에 플라크가 축적되면서 염증이 진행되어 조직이 손상되면, 이를 복구하는 과정에서 칼슘을 포함한 여러 물질이 축적될 수 있다. 특수 엑스레이 장비를 이용하여 심장의 칼슘 축적을 측정할 수 있는데 이를 통해 관상동맥의 플라크와 동맥경화의 진행 상황을 알 수 있다. 칼슘이 플라크에 축적되는 자세한 기전은 알 수 없지만, 조직 손상과 복구 과정에서 칼슘을 축적(석회화)하는 세포가 플라크에 침투하여 증식하기 때문이라고 알려져 있다.

콜레스테롤을 낮추는 약

스타틴은 혈중 콜레스테롤을 낮추기 위해 현재 전 세계적으로 가장 많이 사용되는 약물로 여러 가지 종류가 있다. 첫 번째로 알려진 스타틴은 메바스타틴인데, 1976년 페니실륨 시트리눔 곰팡이에서 추출한 것이다. 이 화합물은 세포 내 콜레스테롤 합성을 조절하는 효소인 에이치엠지-코에이(HMG-CoA) 환원효소를 억제하여 간세포 내에서 아세틸-코에이의 콜레스테롤 합성을 막는다. 콜레스테롤의 합성이 낮아지면 세포에서 LDL 수용체의 발현이 높아져 혈중 콜레스테롤이 함유된 LDL 입자를 흡수한다. 이로 인해 혈중 콜레스테롤이 낮아진다. 현재 여러 종류의 스타틴이 시중에 존재하는데 아토바스타틴(상품명 Lipitor)과 심바스타틴(상품명 Zocor)이 대표적이다.

간세포에서 콜레스테롤을 합성하는 과정에서 나오는 여러 중간 산물도 세포 기능에 중요한 역할을 담당하고 있다. 따라서 스타틴으로 이러한 중간 산물의 생성이 억제되면 부작용이 나타날 수 있다. 스타틴의 부작용 중 하나는 근육통인데, 콜레스테롤 합성 과정의 중간 산물중 하나인 코엔자임10을 스타틴이 줄이기 때문이다. 그러므로 코엔자임10을 함유한 건강보조제는 스타틴에 의한 부작용을 줄이는 데 도움이 될 수 있다. 스타틴 복용은 드물게 제2형 당뇨병을 일으킬 수도 있다. 정확한 기전은 모르지만, 스타틴에 의한 세포 내 콜레스테롤 흡수 증가가 인슐린에 대한 민감성을 낮추어 인슐린 저항성을 높이는 것으로 추측된다.

담즙염은 간에서 콜레스테롤로부터 합성되는데, 담즙염 합성이 증가하면 혈중 콜레스테롤 농도가 낮아진다. 간에서 담낭에 분비된 담즙염은 농축된 후 소장으로 이동한다. 소장에서 담즙염은 소화를 돕고 다시 간으로 회수되는데 장에서 담즙염 격리를 통해 이를 막을 수 있다. 그러면 간세포에서 담즙염 합성이 높아지고 혈중 콜레스테롤 농도가 떨어진다. 콜레스티라민, 콜레스티폴, 콜레세벨람 등이 장에서 담즙염을 격리시켜 혈중 콜레스테롤을 감소시킨다.

최근 단클론항체로 개발된 피시에스케이9(PCSK9) 억제제도 콜레스테롤을 낮추는데, 이 약제는 LDL 수용체의 활성을 높여 더 많은 콜레스테롤이 세포로 흡수되도록 한다. 이 단클론항체는 2주마다 투여해야하는데 스타틴 등의 약이 효과적이지 않을 때 쓰인다.

콜레스테롤을 낮추는 자연적 방법

고콜레스테롤혈증은 유전적 요인뿐만 아니라 식습관으로도 생길 수 있다. 앞에서 언급했듯이 육고기의 섭취로 혈중 콜레스테롤이 높아질 수 있다. 간세포에서 콜레스테롤 합성이 아세틸-코에이에서 시작된다는 것은 이 합성 과정이 에너지 및 지방대사와 연관 있다는 의미다. 즉, 과영양상태와 비만은 혈중 콜레스테롤에 영향을 미친다. 그러므로 소식과 운동으로 콜레스테롤을 낮출 수 있다.

아몬드 같은 견과류의 껍질에는 장에서 담즙염을 격리시키는 요소가 있어 많이 섭취하면 혈중 콜레스테롤이 낮아질 수 있다. 또한 아몬드 같은 견과류는 오메가3 지방산, 불포화 지방산, 비타민 E 등의 함량이 높아 지방대사에 영향을 미쳐 콜레스테롤 농도를 낮출 수 있다. 하루에 45그램(40개 정도)의 아몬드를 섭취하면 콜레스테롤과 중성지방을 낮출 수 있다고 알려져 있다.

고혈압

    사람이나 동물에 있는 모든 세포는 혈관을 통해 전달된 산소와 영양분에 의존하여 생존하고 기능을 유지한다. 뇌에서 발끝까지 이르는 전신 세포에 산소와 영양분을 공급하려면 혈압이 적절하게 유지되어야 한다. 사람의 정상 혈압은 수축기/이완기 120/80mmHg다. 기린은 정상 혈압이 280/180mmHg로 포유동물 중 가장 높다. 키가 6미터 넘고 뇌와 심장 사이의 거리가 매우 먼 기린이 진화와 적응하며 생긴 현상일 것으로 추측된다.

    기린의 심장 크기와 몸무게의 비율은 다른 포유류와 비슷하지만, 기린의 좌심실은 상대적으로 크고 사지말단에 있는 혈관 벽이 더 두껍다. 기린의 사촌격이지만 상대적으로 키가 작은 오카피와 기린의 전체 유전자를 비교한 최근 연구에 따르면, 기린은 혈압에 관련된 8개의 유전자(알파1 및 베타2 아드레너직 수용체, 유로텐신2-알파 및 안지오텐신 전환효소2 등)가 빠르게 진화했음이 밝혀졌다.[84] 이러한 진화상의 유전자 변화가 혈압을 높게 유지하는 데 큰 역할을 한 것으로 추측된다.

고혈압의 이해

고혈압은 심혈관계질환을 일으키고 그 자체로도 사망의 원인이 될 수 있으므로 혈압을 적정하게 관리하는 것이 매우 중요하다. 고혈압이 일종의 유전병이라고 인식된 것은 100년이 넘었고 수많은 연구가 이를 뒷받침해 왔다. 심혈관계질환의 중요 인자는 고혈압, 고콜레스테롤혈증, 제2형 당뇨병, 흡연 등이다.

2020년경 미국 성인을 대상으로 한 조사에 따르면, 앞에서 언급한 질병이나 인자를 가진 성인은 47퍼센트(고혈압), 12퍼센트(고콜레스테롤혈증), 11퍼센트(제2형 당뇨병)였다. 이처럼 고혈압인 사람이 많은 만큼 효과적인 고혈압 약이 많이 개발되어 사용되고 있지만 약 40퍼센트의 환자만 혈압이 정상 범위 내에서 유지된다는 보고가 있었다. 고콜레스테롤혈증과 제2형 당뇨병 치료도 이와 비슷하다. 한국의 30세 이상 성인의 고혈압 유병률은 약 27퍼센트이며, 남성이 32퍼센트이고 여성이 22퍼센트다.

고혈압을 일으킬 수 있는 주요 위험 요소는 당뇨병, 비만, 짜게 먹는 음식 습관, 지나친 음주, 운동 부족, 흡연, 유전적 요인 등이다. 고혈압의 위험 요소 중 생활 습관의 변화로 고칠 수 있는 것이 많다. 고혈압 자체는 뚜렷한 증상이 없으므로 고혈압 환자 중 자신이 고혈압이라는 사실을 알지 못하는 경우가 많다. 고혈압이 지속되면 일시적인 아침 두

통, 어지럼증, 두근거림, 귀울림 등이 나타날 수 있는데, 이는 고혈압에 의해 교감신경이 자극되어 발생하는 현상이다.

고혈압이 주로 심혈관계와 신장 관련 질병의 발생 위험도를 약 20배까지 높일 수 있다는 것은 잘 알려진 사실이다. 고혈압이 유지되면 심장에 과도한 부담이 가해져서 좌심실의 기능이 떨어지고 관상동맥질환이 발생할 수 있고, 뇌나 신장 사구체 모세혈관의 동맥경화성 병변에서 출혈이 일어날 수도 있다.

혈압의 조절 인자

동맥·정맥·모세혈관을 포함하여 우리 몸에 있는 혈관의 총길이는 지구 둘레의 두 배가 넘는 약 10만 킬로미터다. 따라서 여러 기전으로 혈압이 일정하게 유지된다. 동맥압은 여러 요인에 의해 결정되는데 심박출량, 혈액량, 혈관의 말초 저항이 동맥압을 결정하는 주요 요인이다. 심장 출력은 심박출량과 심장박동수에 의해 결정되는데, 심박출량은 심장 근육의 수축력 및 혈관의 지름과 관련 있다. 혈액량은 레닌-안지오텐신-알도스테론 시스템에 의해 결정되며, 혈액량이 많아지면 혈압이 올라간다. 혈관의 말초 저항은 작은 동맥과 세동맥의 크기(지름), 혈액의 점도, 전체 혈관의 길이 등에 의해 결정된다. 앞에 언급했듯 당뇨병은 혈관의 지름을 좁힐 수 있고, 비만으로 인해 커진 지방조직에 혈관이 생성되면 그만큼 전체 혈관 길이가 늘어날 수 있다.

우리 몸에서는 상황에 따라 특정 조직이나 부위에 적절한 양의 산소와 영양소를 공급하기 위해 혈압의 변화가 일상적으로 이루어진다. 예를 들면, 운동으로 골격근에 산소가 추가로 필요하면 혈압을 조절하여 근육으로 가는 혈액이 늘어난다. 혈압을 조절하는 기본 기전은 뇌의 심혈관 관장기관을 통한 심박수의 조절, 혈관의 이완이나 수축 유발(일시적), 그리고 신장을 통한 혈액량 조절(장기적) 등이다.

장기적으로는 신장이 혈액량을 관리하여 혈압을 조절하는데, 이는 여러 장기와 호르몬이 관여하는 복잡한 과정을 거쳐 이루어진다. 혈액량이 줄어들어 높아진 혈액 용질 농도를 뇌의 시상하부가 감지하면 뇌하수체에서 항이뇨호르몬이 나오고, 항이뇨호르몬은 신장에서 물의 재흡수를 증가시켜 혈액량을 늘리게 한다. 반대로 혈액량이 증가하면 항이뇨호르몬의 분비가 억제되어 오줌의 양이 증가함으로써 혈액량이 줄게 된다.

레닌-안지오텐신-알도스테론 시스템은 혈액량과 혈압을 조절하는 주요 기전이다. 혈압이 상승하면 신장에 있는 사구체 옆 세포가 레닌을 혈액으로 분비한다. 레닌은 혈액 내에서 안지오텐신 전구체를 안지오텐신1로 전환시키고, 안지오텐신1은 다시 폐에서 나오는 효소인 안지오텐신 전환효소1에 의해 안지오텐신2로 전환된다.

안지오텐신2는 전신의 혈관을 수축시켜 저항력을 증가시킴으로써 혈압을 상승시킨다. 수축된 혈관은 신장으로 전달되는 혈액의 양을 줄여서 신장을 통한 물의 배출을 감소시키고 이에 따라 혈액량이 늘어남으로써 혈압이 더 상승한다.

또한 안지오텐신2는 부신피질을 자극하여 알도스테론을 분비한다. 이 호르몬은 신장에서 나트륨의 재흡수를 높여 물의 배출을 억제함으로써 혈액량을 증가시켜 혈압을 높인다. 또한 안지오텐신2는 뇌에 갈증을 일으켜 물을 마시게 하고 뇌하수체에서 항이뇨호르몬을 분비하게 하여 신장의 물의 재흡수를 높임으로써 혈액량을 증가시킨다.

현대 사회에서 비만은 전 세계적으로 중요한 공중 보건 문제이며 고혈압 등 심혈관계질환과 불가분의 관계가 있다. 과도한 비만과 고혈압 사이의 밀접한 관계는 잘 알려져 있으며 많은 경우 비만이 1차 고혈압으로 이어진다고 한다. 비만이 고혈압으로 이어지는 데는 여러 요소가 복합적으로 작용한다. 혈관 길이의 증가, 혈관 압박, 교감신경계의 과활성화, 레닌-안지오텐신-알도스테론 시스템의 자극, 지방세포에서 분비되는 단백질의 변화 등이 관여하는 것으로 알려져 있다.

고혈압 약

생활 습관의 변화, 특히 ① 스트레스 감소, ② 식이요법(저나트륨 고칼륨 음식), ③ 규칙적 운동, ④ 체중 감소 등을 통해 혈압을 낮출 수 있다. 그러나 일반적으로 이완기 혈압이 90mmHg를 반복적으로 넘거나 수축기 혈압이 140mmHg가 넘으면 치료가 필요하다. 지난 20~30년 동안 심혈관계질환에 의한 사망률이 크게 줄었는데 그 이유 중 하나는 고혈압 약의 개발이다. 현재 가장 많이 쓰이는 고혈압 약은 이뇨제인데, 이뇨제는 신장에서 나트륨의 재흡수를 막음으로써 오줌의 배출을 높여 혈압을 낮춘다.

이뇨제가 혈압을 낮추는 데 충분한 역할을 하지 못하면 다른 혈압 약이 추가로 사용된다. 안지오텐신 전환효소 억제제는 안지오텐신2의 형성을 막아 혈관을 이완시켜 혈압을 낮추는데, 안지오텐신2 수용체는 안지오텐신2와 반응하여 동맥과 정맥에 작용하여 혈압을 낮출 수 있다. 칼슘 채널 차단제는 칼슘이 세포로 들어가는 것을 방지하여 혈관 이완을 유도하여 혈압을 낮춘다. 베타 차단제는 아드레날린의 영향을 차단하여 심장박동수를 줄여 혈압을 낮추며, 레닌 억제제는 신장에서 레닌 생산을 줄여 혈압을 낮춘다.

알츠하이머형 치매

　유튜브에 올라온 단세포생물인 아메바가 더 작은 단세포생물인 짚신벌레를 삼키는 장면을 찍은 짧은 비디오 클립을 보면 아메바가 삼킨 짚신벌레는 죽기 직전 격렬하게 반응한다. 이 단세포생물은 뇌 또는 신경세포가 없지만 주위 환경에 반응하는 것이 인상적이다.

　최근 연구에 따르면, 단세포생물도 세포에 일종의 뇌의 기능이 있다고 한다. 뇌 신경세포의 주요한 특징은 화학적 반응을 전기적 신호로 변환하는 것이라고 할 수 있는데, 단세포생물인 동정편모충류(choaoflagellate)는 세포막에 전기적 신호에 필수적인 여러 이온 채널을 가지고 있다. 이런 채널 단백질은 이온이 세포막을 통과할 수 있도록 하여 세포막 안과 밖에 이온의 농도 차를 만들어 전기적 반응이 나오게 한다. 다세포생물인 육방해면류(glass spoge)는 특정 뇌 신경세포는 없지만 세포 간에 전기적 신호를 증폭시키는 능력이 있다.

어떤 다세포생물은 간단한 형태의 신경세포가 있고 그 신경세포가 네트워크를 이룬다. 예를 들어 자포동물류(Cnidaria)는 물속에 사는 무척추동물로 수 개의 신경세포가 네트워크를 이루고 있으며 이 네트워크를 이용하여 접촉에 반응한다. 물속에 사는 무척추동물인 빗해파리류(Ctenophora)는 잘 발달되지 않았지만 중앙신경계라 할 수 있는 구조를 가지고 있다.

다세포생물이 더 복잡하게 진화해 가는 과정에서 중앙 집중화된 뇌와 말초신경계를 가진 동물이 생겨났다. 편평선충인 플라나리아는 뇌가 있는 최초의 동물이며, 비록 무척추동물이지만 모든 척추동물의 조상이라고 알려져 있다. 플라나리아의 원시적인 뇌는 두 개의 신경절과 길게 늘어진 신경기둥으로 중추신경계를 형성하고, 옆으로 돌출된 신경은 말초신경계를 형성한다. 더 진화된 형태의 척추동물은 척추가 있으며 그 안에 중앙신경계인 뇌와 말초신경계를 이어주는 다리 역할을 하는 척수가 있다.

사람의 뇌

뇌 신경세포의 상호작용으로 뇌의 기능이 발휘된다. 사람의 대뇌에는 800억 개 이상의 뇌 신경세포가 존재하며 축삭(axon)과 가지돌기(dendrite)를 통해 수많은 다른 신경세포와 상호작용을 한다. 이 상호작용은 주로 한 세포에서 신경전달물질을 분비하면 그 물질에 특이적인 수용체가 있는 다른 뇌세포가 반응함으로써 일어난다. 흥미롭게도 이 반응은 전기적인 신호를 유발하는 반응으로 여러 세포가 동시에 반응할 수 있고, 또 다른 상호작용으로 이어진다. 수많은 거미의 그물을 합쳐 놓은 것처럼 복잡한 뇌세포 사이의 상호 반응으로 우리 몸이 조절되며 더 나아가 고차원적인 두뇌활동을 한다. 신경전달물질에서 시작된 전기적 신호 작용이 감정과 고차원적 생각과 이성을 만들어낸다. 뇌파라고 하는 전기적 신호를 측정하는 것은 어렵지 않지만 이러한 전기적 신호와 신경 네트워크가 어떻게 생각이나 의식을 만들어내는지에 관한 정확한 이해는 풀어야 할 숙제로 남아 있다.

사람의 뇌는 기능을 담당하는 신경세포와 신경세포를 지원하는 신경교세포(성상세포, 올리고덴드로사이트, 에펜디멀세포, 마이크로글리아)로 이루어져 있다. 2009년의 연구[58]에 따르면, 성인의 뇌에는 약 1706억 개의 세포가 있는데 그중 861억 개는 신경세포이고, 846억 개는 신경교세포인 것으로 나타났다. 즉, 전체적으로 거의 1:1의 비율을 보인다. 뇌의 부위에 따라 그 비율이 다른데, 대뇌 피질에는 신경교세포가 신경세포보다 3.6배(604억 개 대 160억 개) 더 많고, 소뇌에는 신경세포가 신경교세포보다 4.3배(690억 개 대 160억 개) 더 많다.

> **뇌의 세포**
> 뇌에는 약 1706억 개의 세포가 있다. 그중 861억 개는 신경세포이고, 846억 개는 신경교세포다.

우리 몸의 신경계는 신체의 의사 결정 및 의사소통의 중심으로 뇌와 척수인 중추신경계(central nervous system, CNS)와 말초신경계(peripheral nervous system, PNS)로 이루어져 있다. 뇌는 호흡과 심장박동, 눈 깜박임, 신체의 움직임에서부터 기억·의식 등 모든 부분을 제어한다. 신경은 뇌에서 감각기관인 귀·눈·코로 연결되어 있고 척수를 통해 신체의 말단 부위까지 도달한다. 말초 감각신경은 환경으로부터 정보를 모아 뇌로 전달하고 뇌는 그 정보를 해석하여 필요한 반응을 한다. 자발적 근육은 의식의 통제하에 체신경계(somatic nerve system)에 의해 제어되며 무의식적 근육은 의식의 통제 없이 자율신경계에 의해 제어된다. 대뇌의 시상하부는 명령 센터로 비자발적 신체 기능을 제어하는 자율신경계를 통해 신체를 제어하는데, 호흡·혈압·심장박동·주요 혈관의 확장 또는 수축 등을 유도한다.

이러한 뇌의 기능은 뇌 신경세포 간의 상호작용에서 나온다. 한 신경세포에서 다른 신경세포로 신호가 전달되는 연결지점을 시냅스라고 하는데, 이 공간에 신경세포가 신경전달물질을 방출하면 연결된 다른 신경세포의 수용체가 반응하여 전기적 신호로 변환된다(1963년, 1970년, 1991년, 2000년 노벨 의학/생리학상은 이 내용과 관련 있다). 이러한 신경세포 간의 작용으로 모든 뇌의 활동이 일어난다.

의식이나 기억도 신경세포 간의 상호작용을 통해 일어나는 현상이다. 신경세포 간의 신호 네트워크가 사고, 특히 고차원적 사고로 이어진다는 것은 너무나 흥미롭고 놀랍다. 하지만 어떤 기전으로 의식이 형성되고 사고하게 되는지는 생명과학을 비롯한 과학 전체에서 최고의 미스터리 중 하나다.

신경전달물질의 종류와 역할

뇌에는 수백 가지의 신경전달물질이 있지만, 극히 일부만의 기능이 알려져 있다. 잘 알려진 신경전달물질은 아세틸콜린, 도파민, 글루타메이트, 가바(GABA) 등이다. 신경전달물질은 신경세포에서 발현되는데 아미노산(글라이신, 글루타메이트, 가바), 모노아민(세로토닌, 에피네프린, 도파민), 펩타이드(P 물질) 등이 있다. 신경전달물질은 신경세포에서 발현되어 소낭(vesicle)에 농축·보관되어 있다가 특정 신호에 의해 시냅스에 배출된다. 이 물질이 시냅스에서 다른 신경세포의 세포막에 있는 특정 수용체와 반응하여 신호가 전달된다.

글루타메이트는 뇌와 척수에 있는 급성 흥분성 시냅스에서 이용된다. 글루타메이트는 가바와 더불어 대표적인 신경전달물질로 뇌 신경세포의 90퍼센트 이상이 이 신경전달물질을 분비한다. 일반적으로 글루타메이트는 흥분성 반응을, 가바는 억제성 반응을 일으킨다. 시냅스는 신경세포 간 연결 강도의 증가와 감소에 따라 구조와 기능이 지속적으로 변화하는데 이를 시냅스 가소성(synaptic plasticity)이라고 한다. 시냅스 가소성은 기억 저장에 큰 역할을 하며 글루타메이트는 이런 시냅스에서 사용된다. 글루타메이트가 너무 많이 방출되어 뇌를 지나치게 자극하면 흥분 독성을 일으켜 뇌세포가 죽고 발작이나 뇌졸중을 일으킬 수 있다.

가바는 뇌의 거의 모든 부분에 있는 억제 시냅스에서 대부분 사용된다. 진정제는 가바의 효과를 향상시킨다. 글라이신은 척수의 억제 전달물질이다.

아세틸콜린은 중추와 말초신경계에서 발견된 최초의 신경전달물질

> **신경전달물질**
>
> - 100여 개가 넘는 신경전달물질이 존재
> - 신경전달물질은 신경세포에서 발현되는데, 아미노산(글라이신, 글루타메이트, 가바), 모노아민(세로토닌, 에피네프린, 도파민), 펩타이드(P 물질) 등이 있다.
> - 전달세포는 시냅스에 특정 신경전달물질을 분비→수용세포 세포막의 특정 수용체에 반응한다.
> - 수용체와 반응하면 이온 채널 수용체를 활성화→뇌 신경세포막에서 특정 이온이 세포 안이나 밖으로 이동한다. 여기에 많은 APT가 소모된다.
> - 세포막 안팎의 이온 농도 차는 전기 신호를 일으킨다.
> - 전기 신호가 발생하면 이온 채널이 활성화되어 세포막 안팎의 이온 농도를 초기화하는데, 여기에도 많은 APT가 소모된다.

로 체신경계에서 근육의 활동을 조절한다. 또한 자율신경계를 통해 내부 장기를 자극하거나 억제할 수 있다. 즉, 운동신경과 근육세포 접합부에서 분비되어 근육세포를 수축·이완시키는 역할을 한다. 아세틸콜린은 대뇌의 여러 부위에서도 사용된다.

도파민은 대뇌에서 여러 중요한 기능을 하는데 동기부여, 즐거움, 집중, 감정적 각성 등과 관련 있다. 특히 보상체계에서 중요한 역할을 한다. 도파민 결핍은 파킨슨병의 증거이며, 조현병도 도파민의 기능과 연관되어 있다.

세로토닌은 모노아민 신경전달물질인데, 90퍼센트 이상이 소화기관에서 분비되고 나머지는 대뇌에서 분비된다. 기능은 식욕, 수면, 기억, 학습, 체온, 기분, 행동, 근육 수축 조절, 심혈관계 및 내분비계의 기능 유지 등이다. 일부 우울증 환자의 뇌척수액과 뇌 조직에서 세로토닌 대사산물의 농도가 낮게 나타나므로 우울증과 관련 있다고 추측된다.

아드레날린과 노르아드레날린은 부신과 뇌간의 교감신경세포에서 분비되는데 방어와 경계 상태를 유지하고, 특히 '싸우거나 또는 도망치는' 반응에 관여한다. 또 3장에서 자세히 소개했듯이 정신적 스트레스 반응에 중요한 역할을 한다.

기억과 의식

우리 뇌의 신피질은 감각 지각, 운동 명령 생성, 공간 추론, 언어 등과 같은 더 높은 차원의 기능에 관여한다. 어떻게 뇌가 이런 높은 차원의 기능을 하는지에 관한 여러 가지 가설이 있다.

신경 할당(neuronal allocation) 현상은 비슷한 신호를 받는 여러 신경세포 중 일부만이 특정한 기억을 저장하는 것이다. 기억은 뇌의 한 부분에만 저장되지 않고 서로 다른 유형의 기억이 연결된 다른 두뇌 영역에 저장된다. 예를 들어 큰 의미가 없는 사건이나 일반적인 사실과 정보 등의 기억은 해마와 신피질 및 편도체에 저장된다.

운동 기억과 같은 절차 기억(특정 일을 어떻게 수행하는지에 관한 기억)은 장기 기억으로 기저핵과 소뇌에 저장되고, 단기 기억은 주로 전두엽 피질에 저장된다. 시간이 지나면 해마에 일시적으로 저장된 특정 기억은 신피질에 전달되어 오래 저장될 수 있다.

의식은 자기 자신이나 자신의 외부에 있는 사물을 인식할 수 있는 상태를 의미하며, 대뇌 피질이 의식과 관련된 중요한 곳으로 알려져 있다.

뇌에 작용하는 약들

마취약, 진통제, 항우울증약, 마약 등은 뇌 신경세포에 작용하는데, 처음에는 기전을 잘 모르는 상태로 사용되었다. 아편제는 마취와 진통 완화에 사용되는 알칼로이드 약제를 통칭하는 것으로 모르핀, 헤로인, 코데인 등이다. 아편제는 인류가 개발한 최초의 약제라고 알려져 있다. 아편제의 진통 효과는 뇌 신경세포의 세포막에 있는 특정 수용체(뮤·델타·카파의 세 가지 수용체)를 통해 일어난다. 이것은 G-단백질 결합 수용체로 아편제가 이 수용체와 반응하면 신경전달물질의 분비를 막아 통증 경로가 억제되어 진통 효과, 기분 전환, 중독성, 보상효과 그리고 내성을 유도한다. 우리 몸에 정상적으로 존재하는 엔도르핀이나 엔케

팔린이 아편제와 똑같은 기전으로 동일한 효과를 낸다.

마취는 가역적인 반응으로 중추신경을 억제하는 약물에 의해 일어나며 마취된 상태에서 무의식, 기억상실, 진통, 무운동성 등을 보인다. 마취와 관련된 이온 채널 단백질에 관한 연구에 따르면, 대부분의 일반 마취제 기전은 가바 수용체와 관련되어 있다. 흡입 마취제는 뇌 신경세포에서 가바나 글라이신 수용체 같은 억제성 이온 채널의 활동성을 높이고, 니코틴·아세틸콜린·세로토닌·글루타메이트 수용체 같은 흥분성 이온 채널을 억제함으로써 마취 효과가 나타난다. 특히 가바-A 수용체가 마취에 많이 관련되어 있다. 혈관 마취제도 비슷한 기전으로, 즉 가바-A 수용체의 활성을 증가시켜 뇌 신경세포의 신호전달을 억제함으로써 마취를 일으킨다.

세로토닌, 노르아드레날린, 도파민 등의 신경전달물질에 의한 뇌 신경세포의 상호작용이 감정에 중요한 역할을 한다. 하지만 이 신경전달물질과 그 수용체에 의한 상호작용에 불균형이 일어나면 우울증이 나타날 수 있다. 항우울제는 이 불균형을 해소한다. 불안장애, 공황장애, 외상후 스트레스 장애 등도 비슷한 기전으로 일어나기 때문에 이런 질환에도 항우울제가 효과를 보일 수 있다.

대표적인 항우울증제는 선택적 세로토닌 재흡수 억제제인데, 시탈로프람, 에스시탈로프람, 플루옥세틴, 파록세틴, 세르트랄린 등이 있다. 이것들은 시냅스에서 세로토닌의 재흡수를 막아 세로토닌의 작용을 높인다. 다른 종류의 항우울제로는 노르아드레날린 재흡수 억제제, 트라이시클릭 항우울제, 모노아민 옥시데이스 억제제, 비정형 항우울제 등이 있다.

치매와 알츠하이머병

사람의 수명에는 한계가 있다. 역사적으로 가장 오래 산 사람이 약 120세이고 이것이 한계로 보인다. 어느 유명한 뇌과학자는 사람이 120년을 산다면 대부분은 알츠하이머병으로 죽을 것이라고 말한 바 있다.

치매가 처음 기술된 것은 고대 그리스로 노년에 치매가 많이 발생한다는 기록이 있다. 치매는 일상생활이 방해될 정도로 인지 기능이 심각하게 손상되는 질환으로, 알츠하이머형 치매(50~70%), 혈관성 치매(25%), 레비소체 치매(15%) 등으로 나뉜다. 보통 치매라고 하면 알츠하이머병을 말하지만, 실상 알츠하이머병은 특정 유형의 치매를 의미한다. 독일의 정신과 의사 알츠하이머(Alois Alzheimer)가 1906년과 1907년에 특징적인 병리학적 뇌 병변을 논문에 발표한 후로 그의 이름을 따서 알츠하이머병이라고 한다.

알츠하이머병은 노인성 질환으로 대부분 65세가 넘어 발병하지만, 그 이전에도 발병할 수 있다. 초기에는 정확한 진단이 어렵지만, 현재 미국의 경우 65~74세 중 3퍼센트, 75~84세 중 19퍼센트, 85세 이상 중 50퍼센트의 사람이 이 병을 앓고 있다. 한국의 최근 연구 보고에 따르면, 농촌 지역 60세 이상의 인구 중 약 10퍼센트가 알츠하이머형 치매를 앓고 있는 것으로 보고되었다.

알츠하이머병은 대뇌가 위축되어 작아지는 병리학적 특징을 보인다. 대뇌의 위축은 특정 부위의 뇌 신경세포가 소실되어 나타나는데, 대뇌 피질, 측두엽, 두정엽, 전두엽 피질 등에서 특히 많이 관찰된다. 알츠하이머병이 진행된 환자의 엠알아이(MRI)나 피이티(PET) 영상에서도 특정 뇌 영역의 크기 감소가 확인된다.

알츠하이머병의 기전

알츠하이머병의 기전을 이해하려면 39~42개의 아미노산으로 구성된 아밀로이드 베타라는 작은 단백질과 타우라는 단백질을 알아야 한다. 아밀로이드 베타는 아밀로이드 전구체 단백질(639~770개 아미노산)이 뇌 신경세포 내에서 단백질 분해효소에 의해 작은 단백질로 분해되어 형성된다. 아밀로이드 전구체의 기능은 명확하지는 않지만, 뇌 신경세포의 시냅스 형성과 유지, 세포의 신호전달체계나 중금속인 철(Fe)의 대사에 관여하는 것으로 알려져 있다. 생쥐에서 이 유전자를 없애면 장기 기억에 약간 영향을 미치지만 수명이나 대사는 크게 변하지 않는 것으로 알려져 있다. 아밀로이드 전구체가 신경세포에서 아밀로이드 베타로 분해되는 데는 단백질 분해효소 복합체인 감마 세크레타제(프레세닐린1, 니카스트린 등의 단백질 분해효소)가 필요하다.

아밀로이드 베타는 물리·화학적으로 서로 들러붙는 특징이 있어서 크기가 점점 커져 플라크를 형성한다. 플라크는 주로 세포 밖에 만들어지는데 플라크가 제거되지 않으면 더 커져서 주위 세포에 영향을 준다. 플라크는 결국 뇌 신경세포를 죽게 하고 더 나아가 전체 뇌를 위축하는 결과를 낳는다. 이 과정은 보통 오랜 시간에 걸쳐 진행되며, 이에 따라 치매 현상이 점진적으로 심해지게 된다.

타우 단백질은 뇌 신경세포에서 많이 발현되는데 주로 세포골격을 유지하는 미세소관(microtubule)에 달라붙어 그 기능을 지지하는 역할을 한다. 타우 단백질은 인산화되는데 인산화가 너무 많이 되면 세포질에서 서로 얽혀 세포의 기능에도 영향을 주고 세포를 죽일 수도 있다.

알츠하이머병에 걸린 환자의 뇌를 현미경으로 보면 아밀로이드 베타로 이루어진 플라크와 변화된 타우 단백질을 관찰할 수 있다.

알츠하이머병은 노인성 질환이지만 젊은 나이에도 나타날 수 있는데 이에 대한 많은 유전학적 기전이 밝혀졌다. 유전적으로 아밀로이드 베타 전구체 단백질에 돌연변이가 있어 이 단백질이 쉽게 아밀로이드 베타로 분해되는 경우에 알츠하이머병이 빨리 발병할 수 있다. 현재까지 25개 이상의 돌연변이가 알려져 있다.

다운증후군 환자는 젊은 나이에 알츠하이머병이 발병하기 쉬운데, 부검 소견에 따르면, 40세 정도의 다운증후군 환자 대부분의 뇌에서 알츠하이머병의 특징인 플라크와 얽힌 타우 단백질이 보였다. 다운증후군은 21번 염색체가 한 가닥이 더 있어 이 염색체에서 발현되는 단백질이 보통 사람보다 더 많은데 아밀로이드 베타 전구체 단백질도 그중 하나다.

또 감마 세크레타제 복합체의 주요 효소인 프레세닐린에 돌연변이가 일어나도 알츠하이머병이 조기에 발병할 수 있다. 이 단백질의 유전자는 14번 염색체에 존재하는데, 이 효소가 돌연변이에 의해 활성화의 정도가 높아져 아밀로이드 베타를 더 많이 형성하여 알츠하이머병이 조기 발병할 수 있다.

65세 이상의 노년에서 나타나는 알츠하이머병의 유전 요인을 노인성 알츠하이머병 유전 요인이라 한다. 지금까지 확실하게 밝혀진 노인성 알츠하이머병의 유전적 요인은 아포E 단백질이다.[56] 이 단백질은 299개의 아미노산으로 이루어져 있고 유전적으로 아포E2, 아포E3, 아포E4의 세 가지 형태로 주로 존재한다. 아포E3을 가진 사람이 78퍼센트로 전체 인구 중 가장 많고, 아포E4가 14퍼센트, 아포E2가 8퍼센트를 차지한다. 아포E4를 가진 사람이 노인성 알츠하이머병의 발병 확률이 매우 높다.

대뇌에는 뇌 신경세포와 성상세포가 거의 일대일로 존재하는데 성상세포는 뇌 신경세포를 보호·지원하는 역할을 한다. 지금까지 알려진 바로는 성상세포가 세포 밖으로 분비된 아밀로이드 베타를 흡수하여 분해할 수 있는데 아포E 단백질이 이 제거에 중요한 역할을 하며, 아포E4는 이 기능이 상대적으로 약하다. 아포E 단백질은 콜레스테롤과 지방대사에도 중요한 역할을 하며 아포E4를 가진 사람은 동맥경화증 등 심혈관계질환의 위험도가 높다.[56] 4장에서 유명 배우인 크리스 헴스워스가 아포E4를 가지고 있다고 밝혀 화제가 되기도 했다고 언급한 바 있다.

알츠하이머형 치매의 예방과 치료

아포E가 콜레스테롤 대사에도 영향을 미치고 아포E4가 동맥경화증 등 심혈관계질환과 관계가 깊다는 사실을 근거로 하여 알츠하이머병이 대사장애 질환이라고 주장하는 이론이 힘을 얻고 있다. 따라서 대사장애를 낮추는 소식이나 운동 등이 이 질환에도 효과가 있을 수 있다. 실제로 이런 생활 습관이 치매에 효과가 있다는 것은 이미 통계학적으로 증명되었다.

아밀로이드 베타의 발생과 축적은 나이가 들수록 피하기 어렵다. 많은 치료제는 알츠하이머병의 완치보다도 지적 기능을 유지하고, 과격한 행동을 제어하며, 증상이 좀 더 천천히 진행되게 하는 데 목적이 있다. 아세틸콜린 분해효소 억제제(ACEI), 엔엠디에이(NMDA) 수용체 길항제 등이 치료제로 쓰이며, 환자의 학습 및 기억 능력을 증진하고 병의 진행을 늦추는 작용을 한다.

아밀로이드 베타에 대한 단클론항체가 플라크 발생을 억제하거나 제거할 가능성이 있어 이 분야의 연구·개발이 활발하게 진행되고 있다. 2022년 미국 식품의약품안전청이 알츠하이머병 치료에 승인한 아두카누맙(aducanumab)이라는 단클론항체는 아밀로이드 베타를 목표로 하는 첫 번째 승인받은 치료제다.[85]

피부 노화와 탈모

피부의 이해

우리 몸을 감싸고 있는 피부는 매우 큰 부피를 차지하며 성인 남성의 경우 1.6~2.0제곱미터 정도다. 피부는 세포의 각질화로 단단하면서도 탄성과 보습 능력을 지니고 있다. 케라틴 단백질, 여러 층의 각질세포, 천연 보습인자, 지방 등이 이러한 피부의 특징을 만들어낸다. 피부 케라틴에는 17종류가 있는데 이것이 피부에 적절한 구조를 만들어낸다. 피부의 기본적인 역할은 여러 가지다. 외부와의 경계를 이루어 몸을 보호하고, 병원균으로부터 몸을 보호하며, 단열과 체온 조절 및 감각 기능을 담당하고, 비타민 D를 합성하는 기능 등도 수행한다.

피부는 조직학적으로 진피(dermis)와 표피(epidermis)로 나뉜다. 표피는 각질세포가 여러 층으로 겹쳐진 형태로, 이 구조는 표피줄기세포가 계속해서 증식·분화되어 바깥쪽으로 갈수록 각질세포로 되는 과정에서 형성된다. 각질(corneum)이라는 가장 바깥쪽의 피부층은 죽은 각질 세포의 잔해로 이루어져 피부와 외부 사이의 경계를 이룬다. 각질세포의 중요한 역할 중 하나는 습도를 유지하는 것으로, 피부 안쪽으로부터 필라그린이라는 단백질이 단백질 분해효소에 의해 분해되어 물과 친화성이 높은 여러 아미노산이 만들어져 보습인자로 작용한다.

몸의 60~70퍼센트는 물로 이루어져 있는데 그중 약 20퍼센트가 피부에 존재하고 그중 30~40퍼센트는 표피에, 60~70퍼센트는 진피에 존재한다. 표피의 보습 아미노산과 더불어 진피에는 히알루론산이 천연 보습인자로 작용한다. 이것들에 의한 피부 보습은 노화뿐만 아니라 일반적인 피부 건강에 매우 중요하다. 표피에 있는 아미노산의 보습 능력은 뛰어나지만 공기의 습도에 영향을 많이 받는다. 습도가 낮은 계절에는 표피의 수분 함량이 떨어지게 되고 그렇게 되면 피부가 갈라지게 된다.

피부 노화

피부 노화는 기본적으로 탄력 저하, 주름 생성, 피부색 변화 등으로 나타난다. 피부 노화 역시 세포의 노화 기전으로 이해할 수 있다. 피부세포는 수명이 짧아 2~4주가 되면 자연스럽게 죽고 끊임없이 새로운 세포로 대체된다. 따라서 줄기세포의 돌연변이에 의해 특정 단백질 합성이 변하거나 줄기세포 수가 감소하면 피부세포의 교체가 원활하지 않게 된다. 피부는 특히 외부에 노출되어 있어 자외선이나 적외선의 영향을 많이 받으며, 흡연이나 약물 복용, 호르몬 변화 등도 영향을 주어 피부 노화를 촉진할 수 있다.

나이가 들면서 피부 탄력이 떨어지는 현상은 콜라겐이나 엘라틴 같은 섬유 단백질이 적게 생성되기 때문이다. 피부 단백질의 부족 현상은 주름 형성과 보습 능력에도 영향을 미친다. 피부에 있는 히알루론산은 글리코사미노글리칸 폴리머인데 보습 능력이 매우 뛰어나다. 히알루론산은 특히 눈물이나 관절에 많이 함유되어 윤활유 같은 역할을 한다. 나이 들면서 피부의 히알루론산 양이 점점 줄어들면 보습력이 떨어져 주름 형성과 피부 노화의 원인이 되기도 한다.

히알루론산은 배아 형성, 염증, 암세포의 진행 및 전이, 혈관 생성 및 상처 조직 재생 등과 같은 과정에 직접 또는 간접적으로 관여한다. 2장에 언급한 벌거숭이두더지쥐의 긴 수명은 높은 히알루론산 생성과 연관되어 있다.

멜라닌은 멜라닌 세포에서 생성되는 단백질 색소로 자외선을 차단하여 피부를 보호하는 역할을 한다. 노화가 진행되면 멜라닌 세포의 수가 감소하는데, 이에 따라 남아 있는 멜라닌 세포의 크기가 늘어날 수 있다. 그래서 노화된 피부는 창백해지고 반투명해지며 검버섯 같은 색소 반점이 햇빛에 노출된 부위에 나타날 수 있다.

피부 면역과 아토피

피부의 가장 큰 기능은 외부 환경으로부터 몸을 보호하는 것으로 태양광, 특히 자외선을 막는 것이다. 자외선은 세포막을 뚫고 들어와 세포 스트레스를 일으키고 DNA를 손상시켜 염증을 유발할 수 있다. 멜라닌 세포는 표피에서 멜라닌 색소를 형성하여 자외선 일부를 흡수함으로써 피부 손상을 줄인다. 세포 내에서는 활성산소군이 늘 발생하므로 염증반응이 일어날 수 있는데, 이렇게 외부 또는 내부로부터 시작된 염증반응은 피부 노화를 촉진한다. 미생물로 인해 피부 조직이 손상되거나 면역반응이 일어날 수 있고, 공기 중에 있는 휘발성 화학물질 같은 알레르겐이 이 피부층을 뚫고 진피로 들어와 면역반응을 일으킬 수 있다.

표피가 물리적 방어막이라면 진피는 면역적 방어막이다. 피부 내의 면역세포가 주로 진피층에 존재하기 때문이다. 표피층에는 탐식세포의 일종인 랑게르한스 세포가 있고 진피층에는 비만세포와 또 다른 탐식세포의 일종인 수지상세포 같은 면역세포가 존재한다. 피부에 상처가 생기고 출혈이 생기면 혈소판에서 출혈을 억제하는 혈액응고인자가 분비된다. 피부의 손상된 세포에서 나온 위험 연관 분자 유형이 랑게르한스 세포 같은 탐식세포에 감지되면 염증 유도단백질인 TNF-α, IL-1, IL-6, IL-8 등이 배출된다. 진피 내의 비만세포는 히스타민 등을 방출하여 혈관을 수축시키고 호중구 같은 백혈구가 모여들도록 유도한다. 호중구와 탐식세포는 염증 유발 물질을 더 분비하여 더 많은 백혈구가 혈액으로부터 피부로 모여들게 한다.

피부의 상처 부위에 미생물이 존재하면 랑게르한스 세포 같은 탐식세포가 미생물을 감지하여 염증 유도단백질을 분비하고 모여든 탐식세포는 미생물을 제거한다. 이렇게 분비된 염증 유발 인자는 적응 면역이 일어나도록 하는데, 세포 매개 면역반응과 항체 매개 면역반응을 촉진한다. 더 이상의 피부 손상이 없고 미생물도 제거되면 피부가 정상으로 회복하는 데 보통 2~3주가량 걸린다. 이 과정에서 세포 성장 촉진 요인이 분비되어 줄기세포의 분열과 증식을 통해 조직 손상을 복구한다.

피부 내 진피에서는 조금 다른 면역반응이 나올 수 있다. 특히 조직 손상 등이나 염증 유도 산물이 없거나 낮을 경우 진피 내의 항원(알레르겐)은 면역글로불린 E(IgE)가 월등히 많이 배출되는 항체 매개 면역반응을 일으킨다. 이 반응으로 유도되어 상피세포와 섬유아세포 그리고 마스트 세포에서 분비되는 티에스엘피(TSLP) 단백질이 중요하게 작용한다. 이 단백질은 정상 조직에서도 발현되지만 주로 피부에서 더 많이 발현된다. TSLP의 영향으로 진피 내 면역반응은 면역글로불린 E와 호산구가 주를 이루는 알레르기 반응, 즉 아토피성 피부염으로 진행된다.

아토피성 피부염은 주로 5세 이하의 어린이에서 시작되는데 유전적 요인이 크게 작용한다. 그 요인은 크게 두 가지로 나눌 수 있는데, 피부의 투과성에 문제가 있는 경우와 면역 관련 유전자 중 면역글로불린 E 관련 유전자의 활성도가 높은 경우다. 피부 투과성과 관련하여 가장 잘 알려진 유전자는 필라그린이다. 필라그린에 문제가 있어 피부 투과성이 높아지면 항원이 진피로 파고들어 알레르겐으로 작용한다. 또한 단백질 분해효소나 단백질 분해효소를 억제하는 단백질 등이 변이되어 피부의 투과성을 높이면 아토피성 피부염이 쉽게 생길 수 있다.

모낭과 모발

모낭은 모발의 뿌리와 가닥을 둘러싼 관 모양의 구조(모공)로 피부의 맨 위 표피와 진피층에 존재한다. 모낭은 여러 세포층으로 구성되어 있는데, 모발을 잡아주는 튜브 같은 구조다. 모낭은 기본적으로 면역 특권 부위(면역의 감시에서 벗어난 곳)이기 때문에 면역반응이 없거나 낮지만, 이 기전에 문제가 생겨 모낭에 면역반응이 일어나면 탈모 등 여러 문제를 일으킬 수 있다. 모낭에서 가장 깊은 곳에 자리한 진피 유두(dermal papilla)에는 섬유아세포 같은 특별한 세포가 있다. 진피 유두는 모발의 크기와 색상을 결정하는 주위 세포에 영향을 미치고, 안드로젠 등의 호르몬에 영향을 받아 모발의 주기를 결정한다.

모발은 피부처럼 케라틴이라는 단백질로 이루어져 있는데 표피 최상층의 케라틴 세포에서 합성된다. 또 멜라닌을 만드는 멜라닌 세포와 그 외 지원 세포도 모낭에 존재한다. 신생아의 몸에는 500만 개 이상의 모낭이 있고 머리에만 100만 개 이상의 모낭이 있다. 동물이나 인간의 모낭은 성장기·전환기·휴식기를 반복한다. 모낭은 기능이 멈추었다 다시 시작되는(퇴화 및 재생) 거의 유일한 신체 구조다. 많은 포유동물에는 털갈이처럼 이 세 단계가 계절적 또는 주기적으로 일어나는 반면, 인간의 경우 성인이 되면 약 90퍼센트의 모낭이 성장기(또는 전환기)에, 약 10퍼센트가 휴식기 상태에 있다. 따라서 모발이 늘 조금씩 빠진다.

모발의 성장은 개체의 나이, 밤낮의 길이나 기온 등과 같은 환경, 호르몬의 변화 등으로 조정된다. 즉, 이런 요인에 의해 모발 주기가 변한다. 성장기는 모발 성장의 첫 번째 단계로 모낭의 뿌리에 있는 진피 유두에서 시작된 조절인자가 모발에 혈액 공급과 모발 성장에 필요한 영양분을 공급하여 머리털이 한 달에 약 1센티미터 자란다. 세포 모발 성장의 생물학적·생화학적 기전은 완전히 밝혀지지 않았지만, 지금까지 알려진 바로는 성장기에 관련된 요인은 인슐린 유사 성장인자-1, 케라틴 세포 성장인자, 간세포 성장인자, 더블유엔티5-알파(WNT5-α) 등이다. 진피 유두 유래의 줄기세포 성장인자가 모낭 내 세포의 증식과 분화를 일으키고 멜라닌 세포에서 멜라닌을 형성한다. 모발은 대체로 적어도 2~6년의 긴 성장기를 거친다. 전환기는 모발 성장의 두 번째 단계로 모발이 성장 단계에서 휴식기 단계로 전환될 때 발생하며 모발에 혈액 공급이 중단된다. 휴식기는 마지막 비활성 단계로 모발이 모낭에서 빠지게 된다.

모발은 대부분(90% 이상) 케라틴 단백질로 구성되어 있는데 이 단백질은 케라틴 세포에서 생성된다. 머리털을 구성하는 케라틴에는 10종류 이상이 있는데 분자 사이에 강한 결합을 형성할 수 있는 시스테인 아미노산이 풍부하여 단단한 단백질(모발)을 형성할 수 있다. 모낭 줄기세포는 만능 성체줄기세포로 증식 능력과 다양한 조직을 생성할 수 있는 능력이 있다. 이것은 모낭 내 벌지(bulge)라는 틈새에 존재한다.

모발은 이 성체줄기세포가 급속하게 분열하고 케라틴 세포로 분화하면서 케라틴 합성이 활발해져 만들어지는데, 이 과정은 진피 유두 세포가 조절한다. 피부에서처럼 케라틴 세포가 밖으로 이동하면 평평해지고 죽으면서 케라틴화된 세포가 된다. 이 세포는 모낭 윗부분으로 이동하면서 영양 공급이 차단되고 케라틴은 응축되는데 이를 각질화라고 한다. 이 과정에서 세포는 죽고 죽은 세포와 케라틴은 모발축을 형성하며 모발이 피부 밖으로 빠져나온다. 머리털의 색깔(검은색)은 모낭 내 멜라닌을 생성하는 멜라닌 세포에서 나온 멜라닌 과립이 케라틴 세포로 전달되면서 모발축을 염색함으로써 나타나게 된다.

남성호르몬과 모발

사춘기가 되면 머리 외에도 수염 및 겨드랑이와 생식기 주변에 털이 나기 시작하는데, 이는 테스토스테론 같은 안드로젠의 영향에 의한 것이다. 성장호르몬이 증가하면서 안드로젠의 혈중농도가 높아지고 그 수용체를 가진 세포에 영향을 미친다. 안드로젠 수용체는 세포질에 존재한다. 안드로젠이 세포막을 투과하여 세포질에 있는 안드로젠 수용체에 반응하면 수용체가 활성화되어 여러 단백질의 발현을 유도한다.

사춘기에 나는 모발은 안드로젠이 모낭 진피 유두의 세포에 영향을 미쳐 케라틴 줄기세포와 멜라닌 줄기세포를 분열·증식하게 하여 모발이 굵어지고 길어진다. 이 시기에는 수염이나 머리 이외의 곳에서 털이 자라는 속도가 머리 모발에 비해 훨씬 빠르고 성장기도 짧아 약 2~4개월이 지나면 전환기와 휴식기로 진행된다. 하지만 안드로젠은 일반적으로 머리 모발에 큰 영향을 미치지는 않아 사춘기가 되어도 머리 모발의 굵기나 자라는 속도가 늘어나지는 않는다. 안드로젠이나 수용체에 돌연변이가 있어 기능이 낮거나 없어진 남성은 수염이 정상보다 적게 자란다.

테스토스테론이 대표적인 안드로젠으로 모발에 영향을 미치는데, 일부 세포는 세포질에 5알파 환원효소(5α-reductase)라는 효소가 있어 테스토스테론을 5디하이드로테스토스테론(5DHT)으로 변환시킨다. 5디하이드로테스토스테론은 테스토스테론처럼 안드로젠 수용체와 반응하는데, 테스토스테론보다 수용체에 대한 반응성이 높아 영향력이 크다. 이 5α 환원효소의 활성이 낮으면 수염이 정상인보다 더 적게 난다.

탈모의 생물학적 기전

탈모는 생명을 위협하지는 않지만, 개인에 따라 정신 건강에 매우 중요할 수도 있다. 탈모의 정확한 기전은 아직 밝혀지지 않았지만, 모낭의 주기가 혈액이나 진피 유두세포에서 나온 여러 단백질이나 호르몬의 복잡한 상호작용에 의해 영향을 받는다. 노화에 의한 탈모는 주로 모낭에 존재하는 줄기세포가 줄어들거나 기능 장애로 일어난다. 줄기세포의 고갈, 자가면역이나 미생물 감염으로 생긴 기능 장애 등이 탈모를 일으킨다.

탈모는 증상에 따라 부분 탈모(원형 탈모증), 전체 탈모(전두 탈모증, 전신성 탈모증) 또는 패턴 탈모(안드로젠성 탈모증) 등으로 나눌 수 있다.

원형 탈모증이나 두피 전체에 나타나는 전두 탈모증 또는 전신 탈모증은, 모낭을 구성하는 세포가 세포 독성 T-림프구의 공격을 받아 일어나는 자가면역질환의 결과로 발생한다고 알려졌다. 모낭은 면역 특권 부위인데, 세포막에 존재하는 CD20 같은 특정 단백질이 면역반응을 억제함으로써 면역 특권이 이루어진다. 그런데 어떤 이유로 면역 특권이 사라지면 세포 독성 T-림프구가 침윤하면서 모낭 줄기세포 등을 공격하여 탈모를 일으킨다.

안드로젠성 탈모증은 유전적인 요인이 매우 크지만 이에 관련된 유전자는 아직 밝혀지지 않았다. 여러 유전자가 복합적으로 작용하기 때문이다. 안드로젠성 탈모증은 유전적 요인으로 인해 모낭이 테스토스테론 같은 안드로젠에 반응하여 탈모가 시작된다. 유전적 차이로 인종 간의 안드로젠성 탈모증의 빈도가 다른데, 백인이 가장 많고 그다음이 아시아인, 아프리카인 순이며, 에스키모인이 가장 적다. 백인 남성의 안드로젠성 탈모증 발병률은 50대에 50퍼센트이며, 70대에는 최대 80퍼센트까지 올라간다. 안드로젠성 탈모증은 여성에게도 나타날 수 있으며 폐경 후 발병률이 증가한다. 그러나 안드로젠이나 수용체의 돌연변이로 그 기능이 약화된 사람에게는 안드로젠성 탈모증은 거의 일어나지 않는다. 또 고환이 없는 남성이나 5α 환원효소의 활성이 낮은 사람에게도 안드로젠성 탈모가 일어나지 않는다. 이런 사람들은 수염도 잘 자라지 않는다.

탈모의 대표적인 안드로젠성 탈모증은 남성호르몬이 관여하고 유전적이라는 것 이외에는 정확한 기전을 알 수 없다. 탈모 연구가 쉽지 않은 이유 중 하나는 동물과 사람의 모발이나 모낭의 조절 기전이 많이 달라서 모델을 확립하기 어렵기 때문이다. 안드로젠성 탈모증이 있는 사람에게서는 테스토스테론이 수염 등 사춘기 이후에 나오는 털의 성장을 유도하지만 동시에 머리에서는 탈모가 일어나게 할 수 있다. 이렇듯 안드로젠은 모발의 위치에 따라 정반대의 결과를 유도할 수 있는데 이것을 안드로젠의 역설적 영향이라고 한다.

모낭의 주기에 따른 모발의 성장은 진피 유두의 세포에 의해 결정되는데, 각 모낭이 어떻게 호르몬 등에 반응하는지는 모낭 위치에 따라 이미 정해져 있는 것처럼 보인다. 즉, 배아 발생 과정에서 각 장기와 조직이 각자 정해진 대로 발달하는 것처럼 다른 부위에 있는 모낭의 운명이 각자 다른 것처럼 보인다. 예를 들어 사춘기 때 콧수염이 먼저 자라고 턱수염이 이어 자라며 이어서 다른 부위의 모발이 자라게 된다. 안드로젠성 탈모증은 패턴 탈모로 이마에서 시작되어 정수리로 이어진다. 뒷머리나 옆머리의 탈모는 매우 늦게 일어나거나 거의 일어나지 않는데 그곳의 모낭은 안드로젠의 감수성이 낮기 때문이다.

탈모 치료

현재까지 미국 식품의약품안전청이 안드로젠성 탈모증 치료에 승인한 탈모제는 미녹시딜과 피나스테라이드다. 미녹시딜은 로게인(상품명) 같은 거품타입제나 크림과 샴푸에 들어 있다. 미녹시딜은 세포막의 칼슘 채널에 영향을 미쳐 혈관을 이완시켜 혈압을 낮출 수 있어 원래 고혈압 치료제로 개발되었으나, 예상치 않게 모발을 성장시키는 효과를 보여 연고제 형태의 탈모 치료제로 개발되었다. 그 기전은 정확히 알려져 있지 않는데 모낭에 더 많은 혈액을 공급하여 모발이 성장하는 것으로 추측된다. 또 모낭의 세포에도 칼륨 채널이 있어서 이 약이 이 채널에 영향을 미쳐 모발의 성장을 일으킨다는 보고도 있다.

피나스테라이드는 안드로젠성 탈모증 경구 치료제로 미국 식품의약품안전청 승인을 받았다.[86] 하루 한 알씩 석 달 이상 먹어야 효과가 있는 것으로 알려졌다. 피나스테라이드는 5α 환원효소의 작용을 차단한다. 이 효소는 테스토스테론을 5디하이드로테스토스테론으로 변환시키면서 전립선의 성장에 영향을 미치기 때문에 원래 전립선암 치료제로 개발되었다. 이 약은 테스토스테론 대사를 막아 안드로젠의 기능을 약화시키는데, 이것이 탈모를 막는 주요 기전이다. 또 이 약은 진피 유두세포가 인슐린 유사 성장인자-1을 발현하도록 하여 모낭의 성장기를 촉진한다. 이 약의 효과는 오래 복용해야 확인되는데, 머리에 있는 모낭의 주기가 길기 때문이다. 성욕 감소, 발기 부전 및 사정 장애 등과 같은 부작용이 있을 수 있고 수염이 탈모될 수도 있다.

미국 식품의약품안전청의 승인을 받진 않았지만, 환자 자신의 혈액을 채취하여 혈소판을 걸러내 농축시킨 후 다시 체내에 주입하는 혈소판 혈장 주사가 탈모에 도움이 된다고 알려져 있다. 모발 이식은 머리 뒤쪽이나 옆쪽의 모낭을 외과적으로 잘라내어 탈모된 곳에 이식하는 것이다. 머리 뒤쪽이나 옆쪽의 모낭은 안드로젠의 감수성이 낮아서 이식된 모낭은 안드로젠의 영향이 낮아 대부분 이식 후 탈모가 늦게 진행되거나 진행되지 않는다.

맺는 글

인류는 지난 200여 년 동안 괄목할 만한 진보를 이루어냈다. 두 차례의 세계대전과 여러 차례의 국지전으로 수많은 사람이 희생되었으나 경제와 과학의 발달과 녹색혁명 등으로 더 많은 사람이 풍요롭고 편안한 생활을 하고 있다. 사람의 기대수명도 크게 연장되었다. 생물학과 의학을 포함한 자연과학의 발달로 건강과 질병에 대한 지식 또한 많이 축적되었다. 이런 인류의 진보는 여러 부작용도 낳았는데 그중 하나가 과영양상태에서 비롯된 대사 관련 질환의 창궐이다. 대사 관련 질환은 노화가 진행되면서 발병 위험도가 크게 높아지고, 노화를 더욱 촉진하여 사망에 이르게 한다.

소식이나 단식 같은 영양소 제한과 운동을 통한 에너지 소비가 과영양상태를 예방·개선하여 대사 관련 질병의 위험도를 낮출 수 있다는 것은 일반 상식이다. 이 책에서는 좋은 생활 습관을 좀 더 깊이 들여다보고 그 기전을 세포학의 관점에서 설명했다. 이러한 지식은 자신의 건강 상태와 여러 질병에 대한 위험도를 이해하고 건강수명과 기대수명을 예측하는 데 도움이 된다.

우리는 모르는 것에 두려움을 느끼는 경향이 있다. 어떤 것을 제대로 알면 때로는 예방할 수도 있고 맞설 수 있는 용기도 생기며, 때로는 담담히 받아들일 수도 있다. 생활 습관을 바꾸는 일은 쉽지 않다. 어디서부터 시작해야 할지조차 어렵다. 자신의 생활 습관을 객관적으로 볼 수 있다면 작은 것부터 시작할 수 있다. "시작이 반이다"라는 말이 있다. 많은 생각과 그로 인한 인식 변화가 행동으로 이어졌을 때 목표에 한 발짝 다가설 수 있는 것이다. 나를 변하게 할 수 있는 것은 나밖에 없다. 새로운 좋은 생활 습관이 확립되면 옛 습관은 금방 잊게 된다. 그리고 일단 확립된 습관은 다시 바꾸기 어렵다.

이 책이 노화와 전반적인 건강에 대한 이해를 높여 실천의 동력이 되었으면 한다. 아는 것과 실천은 별개의 문제이지만, 이론적으로 무장된 실천은 더 오래갈 수 있다.

부록 1

이 책에 소개된 생물학적 용어 해설

본문의 이해를 돕고자 몇몇 용어를 뽑아 간단한 설명을 덧붙였다.(가나다순)

DNA(deoxyribo nucleic acid, 데옥시리보핵산): 기본적으로 탄소, 산소, 질소 그리고 인산으로 이루어진 화합물로 염색체 DNA는 두 개의 가닥이 뒤틀린 사다리 형태의 이중나선 구조로 되어 있다. DNA는 오각형 형태의 리보스당, 인산물과 질소와 산소 함유물인 A(아데닌), T(티민), G(구아닌) 또는 C(사이토신)라고 하는 염기로 이루어져 있다. 이 리보스당, 인산물 그리고 염기를 합쳐 뉴클레오타이드(nucleotide)라 하는데, 이것들이 길게 차례로 연결되어 가닥을 형성하고 똑같은 형태의 다른 가닥과 쌍(상보 염기 간의 결합)을 이루어 이중나선을 형성한다.

RNA(ribonucleic acid, 리보핵산): 단백질을 만드는 mRNA가 대표적이다. RNA는 대개 한 가닥으로 이루어져 있다. DNA와 구조적으로 비슷하지만, RNA 염기에는 T(티민) 대신 U(우라실)이 있다. mRNA는 DNA를 주형(template, 틀)으로 RNA 중합효소가 만드는데, 단백질의 크기에 따라 길이가 다르다.

교감신경계 / 비교감신경계: 대뇌의 시상하부는 명령 센터로 비자발적 신체 기능을 제어하는 자율신경계를 통해 신체를 제어한다. 즉, 호흡, 혈압, 심장 박동, 주요 혈관의 확장 또는 수축을 유도한다. 자율신경계는 교감신경계와 부교감신경계로 나누어져 서로 제어하는데, 에피네프린과 노르에피네프린 등의 신경전달물질을 통해 기능한다.

단백질: 20여 개의 아미노산이 차례로 연결되어 이루어진 화합물이다. 음식을 통해 흡수된 단백질은 아미노산으로 분해되고 재구성되어 새로

운 세포를 만드는 기본 재료로 쓰인다. 단백질의 합성은 세포 내에서 일부 DNA가 mRNA로 전사되어 그 서열에 맞는 아미노산이 차례로 들러붙어 형성된다. 주로 50개 이상의 아미노산으로 이루어지는데 단백질은 세포의 골격을 형성하고 효소나 호르몬 등의 기능을 담당한다. 단백질 사이 3차원적인 형태학적 구조에 서로 맞는 수용체(receptor 또는 기질substrate)와 달라붙어 단백질 간의 상호작용이 일어난다.

단백질 분해효소: 많은 단백질은 전구체로 발현되어 단백질 분해효소에 의해 작은 단위로 잘리면서 특정 장소에서 특정 시간에 활성화하게 조절되어 있다. 인체 유전자의 약 3퍼센트가 단백질 분해효소를 발현할 정도로 이 활성화 과정은 중요한 생리학적 역할을 하고 있다. 단백질 분해효소 역시 잠재적으로 세포 손상을 일으킬 수 있어 이것들을 억제하는 단백질 또한 인체에서 비슷한 수로 만들어낸다. 단백질 분해효소와 억제 단백질 간의 균형이 인체 항상성의 중요한 일부다.

단백질의 활성화: 세포처럼 단백질도 수명이 있어 시간이 지나면 분해되고 재활용된다. 세포질에 있는 어떤 단백질은 수명이 짧아 1시간도 되지 않고 어떤 단백질은 며칠을 온전히 존재한다. 따라서 끊임없이 단백질을 합성해서 공급해야 우리가 건강하게 존재할 수 있다. 또 효소 작용 등을 하는 단백질은 그 활성도가 잘 조절되지 않으면 인체나 세포에 해를 끼칠 수 있다. 많은 단백질은 활성도가 없는 전구체로 생성되고 특정 지역에서 단백질 분해효소 등에 의해 잘려 활성도를 가진 성숙한 단백질로 변한다. 어떤 단백질은 키네이스에 의해 인산화를 통해 활성화되기도 한다. 이 경우는 탈인산화 효소에 의해 비활성화 상태로 변하는데, 이러한 활성화·비활성화가 번갈아 반복되면서 그 기능을 수행한다. 아세틸화 및 탈아세틸화 또한 활성화를 조절하는 기

전의 하나다.

단클론항체: 고분자, 특히 단백질에 반응하는 단일 반응성 항체다. 보통 항체는 항원의 작은 부분(예를 들어 ~10개 이하의 아미노산)을 인식하여 서로 달라붙는데 이 작은 부분을 에피톱이라고 한다. 단클론항체는 하나의 에피톱에 반응하는 항체다. 만약 100개의 아미노산을 가진 단백질을 동물이나 사람에게 접종하면 다른 에피톱에 반응하는 여러 항체가 만들어진다. 단클론항체는 단백질 공학 방법으로 하나의 에피톱에 반응하는 항체를 대량 생산하여 만들어진다.

면역: 기본적으로 선천성 면역과 적응 면역으로 나뉜다. 선천성 면역은 초기에 일어나는 불특정 반응으로 염증반응이 대표적인 선천성 면역반응이다. 인체가 조직(세포)의 손상이나 미생물 또는 외부 물질을 인식하면 선천성 면역이 작동한다. 반면, 적응 면역은 미생물이나 외부 물질에 대한 특이적인 반응으로 최소 3~7일이 걸리며 특이 항체를 만들어내거나 특이 면역세포를 활성화해 미생물이나 외부 물질을 제거한다. 적응 면역의 중요한 특징은 기억반응으로 다음에 동일한 미생물이나 외부 물질이 침입했을 때 더 빨리 제거할 수 있게 해준다는 점이다. 백신의 주요 효과는 이 적응 면역을 높이는 것이다. 선천성 면역과 적응 면역은 밀접한 관계가 있는데 적응 면역이 높아지려면 선천성 면역(염증반응)이 높아야 하기 때문이다.

배아줄기세포: 난자와 정자가 수정한 후 세포증식을 통해 4~5일 동안 50~150개의 세포로 구성된 배반포를 형성하는데, 이 세포가 어떤 세포로도 분화할 수 있는 만능 줄기세포다. 이 세포는 분열과 분화를 거쳐 혈액, 뼈, 피부, 간 등의 장기가 된다.

사이토카인: 주로 염증세포에서 분비되는 염증 관련 단백질을 사이토카인(cytokine)이라고 한다. '사이토'는 어원이 세포이지만, 세포에 영향을

주로 미치기 때문에 특정 단백질의 이름에 쓰기도 한다. 중요한 예로 사이토카인 폭풍이 있는데, 염증세포에서 염증 유도 사이토카인이 대량 분비되어 염증을 극대화하는 것이다. 바이러스 감염에 의한 심한 폐렴이나 다량의 세균이 혈중에서 증식되는 패혈증 등이 이러한 현상을 일으키며 심하면 죽음으로 이끌 수 있다.

성장인자: 성장호르몬이 인체의 대부분 세포에 영향을 미친다면, 여러 성장인자는 각 장기에 있는 세포(특히 각 장기의 성체줄기세포)에 영향을 미치며 특정 수용체를 가진 세포에도 영향을 미친다. 성장인자는 유래된 세포와 반응 세포에 따라 이름을 붙인다. 예를 들어, 혈관 내피 성장인자(VEGF), 표피 성장인자(EGF), 인슐린 유사 성장인자(IGF), 섬유아세포 성장인자(FGF), 간세포 성장인자(HGF), 신경 성장인자(NGF), 전환 성장인자-α(TGF-α) 등이다. 이것들은 각 장기에서 성체줄기세포를 복제·증식하여 죽은 세포를 대체하게 한다.

성장호르몬: 호르몬의 대표적인 것이 성장호르몬이다. 성장호르몬은 약 200개의 아미노산으로 이루어진 단백질로, 뇌하수체 전엽의 세포에서 합성·분비되어 혈류를 따라 전신으로 이동한다. 전신에 분포한 성체줄기세포가 성장호르몬에 의해 분열하고 증식하면서 세포의 수가 늘어나고 각 장기가 커지면서 몸이 커지게 된다. 이렇게 성장호르몬에 의해 사람과 동물은 성장한다. 그리고 성인이 되면 뇌에서의 성장호르몬 합성이 줄어든다.

성체줄기세포: 계속해서 새로운 세포를 만들어내는 세포이다. 성체줄기세포는 성장인자의 영향으로 복제와 증식을 통해 일정한 수를 유지하며 각 조직의 기능 또는 지원 세포로 분화한다. 성체줄기세포는 뇌, 골수, 말초 혈액, 혈관, 골격근, 피부, 치아, 심장, 소장, 대장, 간, 난소 상피 및 고환 등 대부분의 장기에서 발견된다. 성체줄기세포는 각 조직의 줄기

세포 틈새(niche) 부위에 머무는 것으로 알려졌다.

세포: 인체의 기본 단위는 세포다. 세포는 구조적·기능적·생물학적 단위다. 사람은 약 2조 개의 세포를 가지고 태어난다. 몸무게가 70킬로그램인 성인의 몸에는 약 70조 개의 세포가 있다. 태어나서 성장기를 거쳐 성인이 되는 동안 세포의 수는 증가하지만 성장이 끝나면 일정하게 유지된다. 각각의 세포는 78개 주요 신체 기관을 이루어 기능을 담당하고 있다. 모든 장기가 중요한 역할을 하고 있지만, 5대 장기인 뇌·심장·폐·간·신장의 생존에 필수적이다. 각각의 장기가 복잡한 상호 체계를 이루어 서로 협력하면서 정상적으로 기능해야 건강하게 존재할 수 있다. 일부 뇌 신경세포를 제외한 대부분 세포는 일정한 시간이 지나면 자연스럽게 죽고 성체줄기세포로부터 증식·분화된 세포로 대체된다. 브라이슨(Bill Bryson)의 《바디: 우리 몸 안내서(The Body, A Guide for Occupants)》는 여러 장기의 기능과 일부 질병에 대해 자세하게 설명한 책이다.

세포 스트레스와 스트레스 반응: 세포가 외부적 또는 내부적으로 비정상적인 상태에 노출되어 특정하게 반응하는 것을 의미한다. 내부적인 것으로는 과다한 활성산소군과 DNA 손상을 꼽을 수 있고, 외부적인 것으로는 자외선, 고온, 독소 등이 세포에 자극을 줄 수 있다. 이런 비정상 상황에 대응하여 세포는 항산화반응, DNA 손상반응 같은 각각의 자극에 방어하는 복수의 기전을 갖추고 있다. 활성산소군의 발생은 세포의 대사 과정에서 부산물로 나오며, 세포가 증식과 분열을 계속하면 염색체 끝에 있는 텔로미어가 짧아지는데 세포는 이를 DNA 손상으로 인식할 수 있다. 즉, 세포 스트레스는 세포가 정상 상태에도 존재하는데 그 반응 기전에 의해 방어가 되고 이는 세포의 항상성의 중요한 요인이다.

세포 저항성: 스트레스 반응은 세포 저항성의 핵심이다. 세포 스트레스가 제대로 방어되지 않으면 세포가 손상되거나 죽을 수도 있기 때문이다. 세포 저항성과 관련한 몇 유전자가 존재하는데 항산화 기전과 관련 있다. 폭소(FoxO)와 엔알에프2(Nrf2) 같은 세포 저항성과 관련된 중요한 전사인자가 있고, 이것들은 세포 저항을 높이는 수많은 단백질을 발현시킨다. 역설적으로 전사인자들의 활성화는 세포 스트레스에서 시작된다. 그리고 적당한 스트레스가 반복적으로 지속되면 세포 저항 기전이 잘 발달하게 되면서 노화를 늦추고 노화 관련 질병에 대한 감수성을 낮출 수 있다. 소식과 간헐적 단식을 통해 의도적으로 세포 저항 기전을 활성화시킬 수도 있다.

세포의 생존: 세포는 끊임없는 능동적인 효소 등의 작용으로 생존한다. 혈액을 통해 공급되는 산소 또는 영양소가 없다면 효소 작용 등이 멈추게 되고 세포는 손상되어 죽는다.

세포의 죽음: 아폽토시스(apoptosis)와 네크로시스(necrosis). 대부분 세포는 일정한 수명이 있어 자연스럽게 죽는다. 그러나 많은 세포가 죽어도 인체에는 거의 문제가 일어나지 않는다. 이는 세포가 아폽토시스 과정으로 죽기 때문이다. 아폽토시스는 형태학적으로도 확연한 특징을 보이는데, 죽은 세포가 터지지 않고 작게 위축되어 많은 작은 알갱이 형태로 된다. 이렇게 죽은 세포를 탐식세포가 제거한다. 하지만 세포가 외상으로 죽을 때(네크로시스)는 세포막이 터지면서 세포 내의 물질이 외부로 흘러나오고 그 물질을 위험인자로 인식하여 염증반응이 일어난다.

신경전달물질: 뇌에는 수백 가지의 신경전달물질이 생산되어 존재한다고 알려졌지만, 극히 일부만 그 기능이 확인되었다. 잘 알려진 신경전달물질은 아세틸콜린, 도파민, 글루타메이트, 가바 등이다. 신경전달물

질은 신경세포에서 발현되는데 아미노산(글라이신, 글루타메이트, 가바), 모노아민(세로토닌, 에피네프린, 도파민), 펩타이드(P 물질)의 형태로 되어 있다. 신경전달물질은 신경세포에서 발현되고 전달 세포 내 소낭(vesicle)에 농축·보관되어 있다. 특정 신호에 의해 시냅스로 배출되어 시냅스에서 수용 세포막에 있는 특정 수용체와 반응하여 전기적 신호를 발생하게 한다. 뇌의 기능은 신경전달물질에 의한 뇌세포 간의 전기적 신호를 통한 상호작용으로 일어난다.

암 억제인자: 세포에는 자정 능력이 여러 층으로 존재한다. 세포가 증식·분열하는 과정에서 오류가 심해서 교정의 수준을 넘어서면 아폽토시스 과정을 통해 세포의 죽음까지 일으킨다. 이 체계에서 가장 유명한 단백질이 p53이다. p53은 유전자 보호자라고도 하는데, 돌연변이를 억제하고 교정하여 유전자의 안정에 필수적인 단백질이기 때문이다. 세포의 분열 주기 동안 복제된 DNA 손상의 점검 과정에서 p53이 필수적인 역할을 한다. DNA 손상이 심할 경우 p53은 세포의 사멸(아폽토시스)을 유도한다. 만일 p53 자체에 돌연변이가 있어 그 기능을 제대로 못한다면, 그 세포는 암으로 발전할 가능성이 높다. 이외에도 피알비(pRb), 피티알엔(PTEN), 비알시에이(BRCA)라는 단백질이 잘 알려진 암 억제인자인데, 이것의 발현이나 활성도에 문제가 생기면 여러 암으로 진행될 수 있다. 따라서 이런 온코진(변이 유전자)이나 암 억제인자의 유전적 검사를 통해 특정 암의 발생 가능성을 예측할 수 있다.

에너지 대사: 세포 내에서 글루코스 같은 영양소가 에너지 물질인 ATP(adenosine triphosphate, 아데노신 3인산)를 생성하는 것을 가리킨다. 이 과정은 주로 산화 작용으로 산소가 필요하다. ATP는 고에너지 물질로 효소나 여러 단백질이 기능할 수 있게 에너지를 공급한다. ATP는 효소 반응 등에 사용되어 인산을 잃어 저에너지 물질인

ADP(adenosine diphosphate, 아데노신 2인산) 또는 AMP(adenosine monophosphate, 아데노신 인산)로 변환된다. 반대로 에너지를 생성할 때는 AMP·ADP가 ATP로 변환된다.

에너지 생성: 1칼로리는 1기압에서 물 1그램의 온도를 섭씨 1도 올릴 때 드는 에너지의 양이다. 따라서 1킬로칼로리(kcal)는 1000칼로리로, 1킬로그램의 물 온도를 섭씨 1도만큼 올릴 수 있는 열량이다. 우리가 흔히 사용하는 칼로리는 첫 글자를 대문자로 표기한 Calorie로 킬로칼로리를 의미한다. 음식의 열량 계산에도 칼로리를 쓰는데, 우리는 탄수화물 1그램에서 4칼로리, 단백질 1그램에서 4칼로리, 지방 1그램에서 9칼로리, 알코올 1그램에서 7칼로리의 에너지를 얻는다.

에너지 소비: 음식은 소화되어 각 조직의 세포에서 적당한 용도로 소비된다. 전체 에너지 소비는 생명 유지에 최소한으로 필요한 1일 에너지량인 기초대사율(basal metabolic rate, BMR. 55~65%), 음식이 분해될 때 쓰이는 에너지인 음식의 열 효과(10% 내외), 그리고 운동을 포함한 활동량(25~35%)을 합친 양이다. 에너지 소비는 이외에도 갑상선호르몬, 정신적 스트레스 등에서 오는 아드레날린 등의 영향과 갈색지방세포에서 일어나는 열 발생 등을 통해 이루어진다. 폰처(Herman Pontzer, *Burn: New Research Blows the Lid Off How We Really Burn Calories, Lose Weight, and Stay Healthy*)와 리버먼(Daniel Lieberman, *Exercised: Why Something We Never Evolved to Do Is Healthy and Rewarding*)은 에너지 소비와 인류의 진화 및 산업화 그리고 현대 사회의 관련 내용에 대한 고찰을 주요 연구 주제로 삼고 있다.

에너지 축적: 지방조직의 주요 기능 중 하나는 남은 에너지를 중성지방으로 저장하는 것이다. 사람의 백색지방세포는 지름 20마이크론미터 이하에서 300마이크론미터의 범위다. 이를 계산하면 한 지방조직에서

그 부피가 지방세포의 지름 크기에 의해 수천 배의 변화가 가능하다. 지방세포의 크기가 늘어나는 것은 지나친 중성지방 축적의 결과다.

염증: 선천성 면역의 대표적인 예로, 조직(세포)의 손상이나 미생물 또는 외부 물질의 특정 분자 형태를 인식하여 이를 제거하려는 기전이다. 염증을 분자생물학적으로 이해하려면 중요한 몇 가지 용어를 알아야 한다. 위험 연관 분자 유형(DAMPs), 병원성 관련 분자 유형(PAMPs) 그리고 이것들을 인식하는 수용체인 톨-라이크 수용체(Toll-like receptors) 등이다. 몸의 각 장기 또는 구역에 분포한 조직 탐식세포가 특정 톨-라이크 수용체를 가지고 있어 위험 연관 분자 유형이나 병원성 관련 분자 유형을 인식하면 염증 유도단백질을 발현시켜 분비하면서 염증반응이 진행된다. 염증반응은 인체에 여러 불쾌한 반응을 일으키는데, 고열, 식욕 감퇴, 염증세포의 침윤으로 부종 등이 나타나고 염증이 진행되는 장기에서는 통증 등이 나타난다. 염증반응이 심하면 죽을 수 있으므로 항염증 기전 또한 매우 발달해 있다. 스테로이드 호르몬은 대표적인 항염증 기전으로 염증이 진행되면 항염증 단백질이 함께 발현되어 균형을 이룬다.

염증 유도단백질(사이토카인): 아이엘-1(IL-1), 티엔에프-α(TNF-α), 아이엘-6(IL-6) 등이 주요 염증 유도단백질이며, 주로 탐식세포에서 분비된다. 이것은 여러 세포에서 콕스(Cox) 시스템을 활성화하여 지방성 염증 유도 매개체인 에이코사노이드(eicosanoids)를 생성케 하고 산화질소 가스를 발생시킨다. 혈액 내에서는 염증 유도단백질이 키닌 시스템을 활성화하여 브레드키닌을 생성케 하고 출혈이 있다면 이를 막기 위해 혈중 응고 시스템을 활성화한다. 이런 염증 산물은 혈관의 변화를 유도하는데, 혈관 수축이나 이완, 혈액의 움직임을 둔화시켜 혈액이 모이게 하고, 백혈구나 혈중 단백질이 혈관에서 나와 염증이 시작된 부위로 이동하도록 한다. 그렇게 모인 호중구나 탐식세포 같은 백혈구는 병원체, 죽은 세포의 파편이나 이물질을 집어삼키면서 제거한다.

영양소: 생존하기 위해 음식을 통해 얻어야 하는 화합물이다. 영양소는 몸의 구성 성분이며, 일부는 세포가 생존하고 분열과 증식하는 에너지를 만든다. 3대 영양소는 단백질, 지방, 탄수화물이다.(☞ 각 항목 참조.)

오토파지: 세포 내 청소는 오토파지(autophagy, 자가청소) 기전을 통해 일어난다. 오토파지 기전은 세포가 스트레스를 받거나 특히 영양소 결핍을 인지하면서 시작된다. 영양소(아미노산 또는 글루코스)가 결핍되면 이를 인지한 세포는 세포 내에서 필수적이지 않은 것을 분해·재활용하여 에너지원으로 이용한다. 즉, 오토파지라는 소기관이 형성되어 세포 내 다른 소기관이나 거대분자를 흡수하여 분해효소로 작은 단위로 분해·재활용한다. 오토파지 기전은 대부분 동물에서 유전적으로 잘 보존된 세포의 생존에 매우 중요한 기전이다.

온코진: 세포의 증식(분열)은 성장호르몬이나 성장인자 같은 요인이 세포막에 존재하는 특정 수용체와 반응하면서 시작된다. 이런 반응은 세포 내 신호전달체계를 이용하는데, 신호전달 단백질을 거쳐 활성화된 전사인자가 핵으로 이동하여 여러 단백질 발현을 유도한다. 이렇게 발현된 단백질은 세포의 증식을 촉진하여 두 개의 세포로 분열하게 한다. 이러한 계단식 신호전달체계는 세포증식에 결정적인 역할을 하는데, 이 시스템은 특정 단백질의 활성화(신호)와 비활성화 과정을 반복하면서 일어난다. 하지만 돌연변이가 생겨 이 신호체계에 있는 어떤 단백질 또는 특정 성장인자 수용체가 계속 활성화된다면 세포가 끊임없이 증식하도록 유도할 것이다. 온코진(oncogene)은 이렇게 세포증식을 끊임없이 일으킬 가능성이 있는 변이된 유전자를 의미한다.

원자: 우주의 모든 물질은 원자로 이루어져 있다. 지구상에는 118개의 원

자가 있고 그중 94개는 자연적으로 존재한다. 사람과 동물도 원자로 이루어져 있다. 사람의 몸은 원자로 따지면 산소(65%), 탄소(18.5%), 수소(9.5%), 질소(3.2%), 칼슘(1.5%), 인(1%), 칼륨, 황, 나트륨, 염소, 마그네슘 등으로 이루어졌다. 이것들은 물(약 60~70%), 단백질, 지방, 탄수화물, 핵산(DNA, RNA 등), 그리고 다른 거대분자의 구성요소가 되고 또 거대분자는 세포를 만든다. 하나의 세포는 100조의 원자로 이루어져 있다.

유전자: 세포핵 속에 존재하는 자손에게 전달되는 유전물질(DNA)이다. 일반적으로 사람의 각 세포에는 23쌍의 염색체(총 46개의 염색체)가 있으며, 46개 염색체는 32억 개의 염기(뉴클레오타이드)로 이루어져 있다. 일부 DNA는 RNA로 전사되어 단백질을 만드는데, 사람의 경우 2만에서 2만 5천 개의 단백질을 만든다. 세포가 분열할 때 DNA 중합효소에 의한 자기복제가 일어나 똑같은 유전자를 만들어낸다. 우리 몸 안의 줄기세포는 계속해서 분열과 증식을 하고 있다.

인슐린: 췌장의 베타세포에서 생성·분비되는 약 50개의 아미노산으로 이루어진 단백질 호르몬이다. 인슐린은 혈중 글루코스의 농도를 적정량으로 유지하는 데 결정적인 역할을 한다. 음식 섭취 후 혈중 글루코스 농도가 높아지면 베타세포에서 인슐린이 분비되어 혈중 인슐린 농도가 높아진다. 인슐린은 인슐린 수용체를 가진 세포에 작용하는데, 주로 간세포·지방세포·근육세포 등의 혈중 글루코스를 흡수하여 그 농도를 낮춘다.

인슐린 저항: 혈중에 인슐린 농도가 높은데도 간세포·지방세포·근육세포가 혈중 글루코스를 흡수하지 못하는 현상이다. 비만 같은 과영양상태에서는 세포들의 인슐린에 대한 반응이 낮아질 수 있다. 지속적인 인슐린 저항은 베타세포의 손상이나 죽음 또는 제2형 당뇨병으로 이

어질 가능성이 높다.

인체의 항상성: 지구상 모든 생물처럼 인간의 몸은 환경에 알맞게 진화되어왔다. 특히 인체와 세포가 건강하게 존재하려면 균형과 항상성이 필수적이다. 많은 활성화된 효소가 원하지 않는 세포의 손상을 일으킬 수 있기 때문에 이런 부작용을 억제하는 것이 매우 중요하다. 항상성 또는 균형의 예는 활성산소군 – 항산화기전, 염증–항염증, DNA 손상 – 복구, 단백질 분해효소–억제 단백질, p53 감시, 면역감시 등이다.

전사인자: 세포와 세포의 상호작용이나 세포와 환경의 상호작용은 주로 특정 수용체를 통한 인식, 신호전달 그리고 전사인자의 활성화를 통한 단백질 발현의 과정을 거친다. 전사인자는 주로 세포질에 비활성화 상태로 존재하다가 특정 신호로 활성화되어 핵막 안으로 들어가 염색체 DNA의 특정 서열을 인식하여 달라붙는다. 이 반응은 RNA 중합효소를 불러들여 mRNA 합성으로 이어진다. mRNA는 세포질로 이동하여 단백질을 합성한다. 주요 전사인자는 세포분열에 관여하는 엠와이시(Myc), 에프오에스(Fos), 제이유엔(Jun) 등이다. 또 세포 저항성에 관련된 단백질을 발현하는 폭소 관련 단백질, 엔알에프2(Nrf2), 그리고 염증 관련 전사인자로는 엔에프–카파비(NF-kB) 등이 있다.

정신적 스트레스: 일반적으로 스트레스라고 하면 정신적 또는 심리적 스트레스를 의미하며, 세포 스트레스와는 다른 개념이다. 사람을 포함한 모든 척추동물에서 스트레스 반응은 기본적인 생존 기전으로 존재한다. 즉, 생명에 위협이 되는 상황에서 신속히 반응하게 하는 것이 스트레스 반응이다. 흔히 '싸우거나 또는 도망치는' 반응으로 알려진 이 반응은 위협에 맞서 싸우거나 안전한 곳으로 도망갈 수 있게 본능적으로 빠르게 일어난다. 스트레스 반응은 뇌에서 자율신경계의 교감신경계와 부교감신경계를 통해 일어난다. 교감신경계는 아드레날린(에프네

프린이라고도 함)을 혈류로 분비하여 심장과 호흡계를 자극하여 맥박수와 혈압을 올리고 호흡을 빠르게 한다. 이어 부신에서 스테로이드를 분비하도록 하여 몸의 활력을 되찾게 하고 높은 경계를 유지하도록 한다. 그리고 이 과정은 부교감신경계(노르아드레날린)나 신체의 자정 작용에 의해 정상으로 돌아오게 된다. 이 스트레스 반응은 생명을 위협하지 않는 요인에서도 지나치게 많이 나올 수 있다. 지나친 불안, 분노, 걱정 등의 심리상태가 스트레스 반응을 똑같이 일으키기 때문이다.

지방: 지방은 주로 탄소로 이루어진 지용성 물질로 탄소 수에 따라 짧은-체인 지방산과 긴-체인 지방산으로 분류된다. 음식을 통해 흡수된 지방은 작은 지방산으로 분해되고 다시 재구성되어 새로운 세포를 만드는 기본 재료로 쓰인다. 인지방과 지방의 일종인 콜레스테롤은 세포막의 기본 성분이다. 중성지방(트리글리세라이드)은 세 개의 긴-체인 지방산이 글라이세롤과 합쳐진 지용성 물질로 혈액에서는 지단백질에 싸여 입자 형태로 존재하며 지방세포 내에서 에너지 축적의 형태로 저장될 수 있는 적합한 구조이다.

콕스 체계: 염증 있는 조직의 세포에서는 포스포리파아제 효소가 활성화되어 세포막 성분인 아라키도닉산을 잘라내어 세포질로 방출시킨다. 이 아라키도닉은 지방산이며, 사이클로옥시게나아제(cyclooxygenase, Cox) 효소에 의해 에이코사노이드인 프로스타글란딘, 트롬복세인, 류코트리엔 등으로 변환되어 염증반응을 진행한다. 이것들은 혈관을 이완시키고 뇌의 열 조절 신경에 영향을 미쳐 고열을 일으킨다. 아스피린, 타이레놀 등의 비스테로이드항염증제(NSAIDs)는 콕스 체계를 억제함으로써 항염증 기능을 발휘한다.

탄수화물: 일반적으로 탄수화물의 기본 단위는 글루코스다. 몸 안에서는 주로 혈중의 글루코스(포도당)나 세포 내 글리코겐으로 존재하고 세포의

에너지원으로 사용된다. 혈중 글루코스는 일정 수준의 농도를 유지해야 한다. 췌장의 베타세포에서 만들어지는 인슐린과 알파세포에서 만들어지는 글루카곤이 혈중 글루코스의 수준을 일정하게 유지하게 한다. 혈중 글루코스는 인슐린에 의해 세포 안으로 이동하는데, 세포 내에서 에너지를 발생시키거나 글리코겐으로 변환되어 저장된다.

피디-1/시티엘에이-4: T-림프구 같은 면역감시에 중요한 세포에 발현되어 면역을 조절하는 기능을 가진 단백질이다. 피디-1(programmed cell death protein 1, PD-1)이 피디-엘1(programmed death-ligand 1, PD-L1)을 가진 세포와 반응하면 T-림프구의 면역감시 기능이 낮아지므로 암세포가 PD-L1을 많이 발현한다면 면역세포는 이들을 제대로 감시할 수가 없게 된다. 이런 경우 PD-1이나 피디엘1에 특이적으로 반응하는 단클론항체를 통해 두 단백질의 반응을 막으면 T-림프구가 암세포를 인식하여 제거할 수 있다. 시티엘에이-4(cytotoxic T-lymphocyte associated protein 4, CTLA-4)는 T-림프구에 존재하며 면역반응을 억제하는 기능이 있다. CTLA-4는 T-림프구가 활성화되었을 때 높게 발현되고, 암의 면역 내성과 관계가 있으므로 이 단백질에 반응하는 단클론항체가 암의 면역 내성을 낮추어 암세포 제거에 도움이 된다.

호르몬: 특정 조직의 세포에서 생성·분비되어 혈액을 통해 공급되어 각각의 목적에 따라 조직에 작용하여 신체의 다양한 기능을 조정하는 화학물질로 주로 단백질이며 일부는 지방의 변형물이다. 호르몬은 특정 수용체에 반응하기 때문에 이런 수용체를 가진 세포에만 작용하는데, 주로 세포막에 있는 수용체와 반응하여 신호전달체계를 통해 전사인자를 활성화해 특정 단백질 발현을 유도한다. 일부 지방성 호르몬은 세포 안으로 이동하여 세포질에 있는 수용체와 반응하여 전사인자를 활성화시킨다.

블록버스터 약 목록

제약업에서 1년 판매 기준으로 1빌리언 달러(약 1조 1200억 원)가 넘는 약을 블록버스터 약이라고 한다. 2021년 기준으로 다음 표에 열거한 약들이 블록버스터 약이다. 스타틴이나 메트포르민 같은 이미 상표등록 기간이 지난 복제약은 여기에 속하지 않는다. 많은 혈압약과 콜레스테롤을 낮추는 약도 대부분 복제약이다. 아스피린을 비롯한 엔세이드이나 스테로이드 연고 등은 처방 없이 약국에서 구할 수 있다.

온코진과 염증 유도단백질을 포함한 목표 분자와 그 기능 및 기전은 본문에서 설명했다. 이 약들은 대부분 분자생물학적 연구를 통해 최근 개발된 것이다. 각 세포에서 일어나는 기본 기전을 이해한 연후에야 이런 약들의 개발이 가능했다. 여기에 소개한 대부분의 생물학적 제제는 단클론항체다.

이름	영문 이름	분류	목표 분자	치료 목적 질환
휴미라	Humira	생물학적 제제	TNF-α	자가면역질환
엔브렐	Enbrel	생물학적 제제	TNF-α	자가면역질환
아바스틴	Avastin	생물학적 제제	성장인자-혈관 내피 성장인자	암: 대장암, 폐암, 신장암 등
아피사반	Apixaban	작은 화합물	혈액응고인자-단백질 분해효소	혈전 치료 및 예방
리툭시맙	Rituximab	생물학적 제제	CD20	혈액암, 자가면역질환
레미케이드	Remicade	생물학적 제제	TNF-α	자가면역질환
트라스투주맙	Trastuzumab	생물학적 제제	온코진-표피 성장 인자 수용체	유방암, 위암 등

이름	영문 이름	분류	목표 분자	치료 목적 질환
레블리미드	Revlimid	작은 화합물	복수의 단백질	다발성 골수종 및 여러 암, 자가면역질환
펨브롤리주맙	Pembro-lizumab	생물학적 제제	PD-리간드1	여러 암: 흑색종, 폐암, 머리 목 암, 호지킨 백혈병, 위암 등
우스테키누맙	Ustekinumab	생물학적 제제	IL-12와 23	자가면역질환
니볼루맙	Nivolumab	생물학적 제제	PD-1	암: 흑색종, 폐암, 머리 목 암, 호지킨 백혈병, 위암 등
크레스토	Crestor	생물학적 제제	HMG-코에이 환원 효소	고콜레스테롤혈증
애플리버셉트	Aflibercept	생물학적 제제	성장인자-혈관 내피 성장인자	전이된 직장암
이브루티닙	Ibrutinib	작은 화합물	온코진-타이로신 키네이스	여러 혈액암
자렐토	Xarelto	작은 화합물	혈액응고인자-단백질 분해효소	혈전 치료 및 예방
팔보사이클립	Palbociclib	작은 화합물	세포 주기 조절 단백질-CDK4와 6	일부 유방암
두필루맙	Dupilumab	생물학적 제제	IL-4	아토피성 피부염 등
오크렐리주맙	Ocrelizumab	생물학적 제제	CD20	다발성 경화증-자가면역질환
엔잘루타미드	Enzaluta-mide	작은 화합물	안드로젠 호르몬	일부 전립선암
하보니	Harvoni	작은 화합물	바이러스 단백질	C형 간염 바이러스 감염증
오시머티닙	Osimertinib	작은 화합물	온코진-표피 성장인자 수용체	일부 폐암
코로나-19 백신	COVID-19 vaccine	mRNA	바이러스 단백질	코로나-19 바이러스 감염증
팍스로비드	Paxlovid	작은 화합물들-혼합	바이러스 단백질-단백질 분해효소	코로나-19 바이러스 감염증
소포스부비르	Sofosbuvir	작은 화합물	바이러스 단백질	C형 간염 바이러스 감염증
플루티카손/살메테롤(비강흡입기)	Fluticasone/Salmeterol	스테로이드/작은 화합물	면역억제 / β2 아드레너직 수용체	천식, 만성 폐쇄성 폐질환

이 책에 소개된 노벨 의학/생리학상 수상 내역

모든 과학이 그러하듯 생물학 및 의학은 인류의 집단지성에 의해, 수많은 과학자와 그들이 연구할 수 있도록 지원한 일반인 모두의 공헌으로 발전하고 있다. 이 책에서 언급하거나 다룬 내용에 관련된 노벨 의학/생리학상 내역은 다음과 같다.

1923년 인슐린의 발견 | 프레더릭 밴팅(캐나다), 존 매클라우드(영국)

1937년 생물학적 산화 연소 과정에 관한 연구 | 앨버트 센트죄르지(미국)

1947년 글리코겐의 글루코스 전환 과정에 관한 연구 | 칼 코리(미국), 거티 코리(미국)

뇌하수체 호르몬의 탄수화물 대사에 대한 연구 | 베르나르도 우사이(아르헨티나)

1953년 TCA 회로(TCA cycle) 발견과 조효소에 관한 연구 | 한스 크레브스(영국), 프리츠 리프먼(미국)

1955년 산화효소의 작용 방식과 성질에 관한 연구 | 악셀 후고 테오렐(스웨덴)

1959년 DNA와 RNA의 생물학적 합성 기전에 관한 연구 | 세베로 오초아(미국), 아서 콘버그(미국)

1960년 면역억제(면역관용)를 유도하는 기전을 밝힌 업적 | 프랭크 버넷(오스트레일리아), 피터 메더워(영국)

1963년 신경세포막에서 이온 기전에 의한 자극과 억제에 대한 업적 | 존 에클스(오스트레일리아), 앨런 호지킨(영국), 앤드루 헉슬리(영국)

1964년 콜레스테롤과 지방산 대사 조절 메커니즘에 관한 업적 | 콘라트 블로

흐(미국), 페오도르 리넨(독일)

1966년 암을 유발하는 바이러스의 발견 | 피터 라우스(미국)

1970년 신경종말에 존재하는 체액성 전달물질에 대한 연구 | 버너드 카츠(영국), 울프 폰 오일러(스웨덴), 줄리어스 액설로드(미국)

1971년 호르몬의 작용 기전 발견 | 얼 서덜랜드(미국)

1974년 세포의 구조 및 기능에 관한 연구 | 알베르 클로드(미국), 크리스티앙 드뒤브(벨기에), 조지 펄레이드(미국)

1975년 종양 바이러스와 세포 유전물질의 상호작용 발견 | 데이비드 볼티모어(미국), 레나토 들베코(이탈리아), 하워드 테민(미국)

1980년 면역반응을 조절하는 세포 표면의 유전적 구조체 발견 | 바루 베나세라프(미국), 장 도세(프랑스), 조지 스넬(미국)

1982년 프로스타글란딘과 관련된 생물학적 활성물질에 대한 연구 | 수네 베리스트룀(스웨덴), 벵트 사무엘손(스웨덴), 존 베인(영국)

1984년 면역체계의 특이적 발달과 조절 이론, 그리고 단클론항체 생산 원리에 대한 연구 | 닐스 예르네(덴마크), 게오르게스 쾰러(독일), 세자르 밀스테인(아르헨티나)

1985년 콜레스테롤 대사 조절에 관한 연구 | 마이클 브라운(미국), 조지프 골드스타인(미국)

1986년 세포 성장을 촉진하는 성장인자들의 발견 | 스탠리 코언(미국), 리타 레비몬탈치니(이탈리아)

1988년 고혈압 약, 항암제 등 치료약들의 개발 및 기전의 발견 | 제임스 블랙(영국), 거트루드 엘리언(미국), 조지 히칭스(미국)

1989년 암을 유발하는 레트로바이러스에 관한 연구 | 마이클 비숍(미국), 해럴드 바머스(미국)

1991년 이온채널 등을 통한 세포의 정보교환에 관한 발견 | 에르빈 네어(독일), 베르트 자크만(독일)

1992년 활성화/비활성화를 통한 가역적인 단백질 인산화에 관한 연구 | 에드
먼드 피셔(미국), 에드윈 크레브스(미국)

1994년 G-단백질의 발견과 세포 내 신호전달체계 연구 | 앨프리드 길먼(미
국), 마틴 로드벨(미국)

1995년 초기 배아 발달의 유전적 조절에 관한 연구 | 에드워드 루이스(미국),
크리스티아네 뉘슬라인 폴하르트(독일), 에릭 위샤우스(미국)

1996년 세포 매개 면역 방어체계에 관한 발견 | 피터 도허티(오스트레일리아),
롤프 칭커나겔(스위스)

2000년 신경계의 신호전달에 대한 발견 | 아르비드 칼손(스웨덴), 폴 그린가드
(미국), 에릭 캔들(미국)

2001년 세포 주기의 주요 핵심 조절 인자 발견 | 릴런드 하트웰(미국), 팀 헌트
(영국), 폴 너스(영국)

2002년 생체기관의 발생과 예정된 세포 사멸(아폽토시스)의 유전학적 조절에
대한 발견 | 시드니 브레너(영국), 존 설스턴(영국), 로버트 호비츠(미국)

2009년 텔로미어와 텔로머레이스 효소의 염색체 보호 기전의 발견 | 엘리자베
스 블랙번(미국), 캐럴 그라이더(미국), 잭 쇼스택(미국)

2011년 톨-라이크 수용체 등을 통한 선천적 면역반응 활성화와 관련된 발견
| 브루스 보이틀러(미국), 쥘 호프만(프랑스), 랠프 스타인먼(캐나다)

2012년 성숙한 세포가 유도 만능 줄기세포로 재구성되는 기전에 대한 발견 |
존 거든(영국), 야마나카 신야(일본)

2016년 오토파지(autophagy)의 분자 메커니즘 및 생리학적 기능 규명 업적 |
오스미 요시노리(일본)

2018년 피디1(PD-1)과 시티엘에이4(CTLA-4) 등을 통한 면역감시 조절을 이
용한 암 치료법을 발견한 공로 | 제임스 앨리슨(미국), 혼조 다스쿠(일
본)

참고 문헌

이 책을 쓰면서 많은 도서, 리뷰 논문과 연구 논문을 참고했다. 모든 자료를 다 담을 수는 없지만, 중요 자료는 다음과 같다. 몇몇 문헌은 인용한 본문에 각주 번호 형식으로 표시했다.

1. Maier, H. et al.(eds.), *Exceptional Lifespans - Demographic Research Monographs*, Springer, 2021.
2. Gu, K., C. C. Cowie, and M. I. Harris, "Mortality in adults with and without diabetes in a national cohort of the U. S. population, 1971–1993," *Diabetes Care*, 1998, 21(7):1138–1145.
3. Kahn, S. E., R. L. Hull, and K. M. Utzschneider, "Mechanisms linking obesity to insulin resistance and type 2 diabetes," *Nature*, 2006, 444(7121):840–846.
4. McCay, C. M., M. F. Crowell, and L. A. Maynard, "The effect of retarded growth upon the length of life span and upon the ultimate body size. 1935," *Nutrition*, 1989, 5(3):155–171; discussion 172.
5. Liu, H. et al., "Intermittent fasting preserves beta-cell mass in obesity-induced diabetes via the autophagy-lysosome pathway," Autophagy, 2017, 13(11):1952–1968.
6. Cheng, C. W. et al., "Fasting-Mimicking Diet Promotes Ngn3-Driven beta-Cell Regeneration to Reverse Diabetes," Cell, 2017, 168(5):775–788.
7. Hayflick, L., "The Limited in Vitro Lifetime of Human Diploid Cell Strains," *Experimental Cell Research*, 1965, 37:614–636.
8. Gurdon, J. B., "The developmental capacity of nuclei taken from intestinal epithelium cells of feeding tadpoles," *Journal Embryology and Experimental Morphology*, 1962, 10:622–640.
9. Gurdon, J. B., T. R. Elsdale, and M. Fischberg, "Sexually mature individuals of Xenopus laevis from the transplantation of single somatic nuclei," *Nature*, 1958, 182(4627):64–65.
10. Takahashi, K. and S. Yamanaka, "Induction of pluripotent stem cells from mouse embryonic and adult fibroblast cultures by defined factors," *Cell*, 2006, 126(4):663–676.

11. Butle, P. G. et al., "Variability of marine climate on the North Icelandic Shelf in a 1357-year proxy archive based on growth increments in the bivalve Arctica islandica," *Palaeogeography, Palaeoclimatology, Palaeoecology,* 2013, 373:141-151.

12. Che-Castaldo, J. P. et al., "Sex-specific median life expectancies from ex situ populations for 330 animal species," *Scientific Data,* 2019, 6(1):1-7.

13. Bruns, D. R. et al., "Nrf2 Signaling and the Slowed Aging Phenotype: Evidence from Long-Lived Models," *Oxid Med Cell Longev,* 2015, 4:1-15.

14. Ruby, J. G., M. Smith, and R. Buffenstein, "Naked Mole-Rat mortality rates defy gompertzian laws by not increasing with age," *eLife,* 2018 Jan 24.

15. Zhang, Z. et al., "Increased hyaluronan by naked mole-rat Has2 improves healthspan in mice," *Nature,* 2023, 621(7977):196-205.

16. Sulak, M. et al., "Correction: TP53 copy number expansion is associated with the evolution of increased body size and an enhanced DNA damage response in elephants," *eLife,* 2016 Dec 20.

17. Nielsen, J. et al., "Eye lens radiocarbon reveals centuries of longevity in the Greenland shark (Somniosus microcephalus)," *Science,* 2016, 353(6300):702-704.

18. Wu, C. W. and K. B. Storey, "Life in the cold: links between mammalian hibernation and longevity," *Biomol Concepts,* 2016, 7(1):41-52.

19. Nelson, O. L. et al., "Grizzly bears exhibit augmented insulin sensitivity while obese prior to a reversible insulin resistance during hibernation," *Cell Metab,* 2014, 20(2):376-382.

20. Tsou, H. C. et al., "The genetic basis of Cowden's syndrome: three novel mutations in PTEN/MMAC1/TEP1," *Human Genetics,* 1998, 102(4):467-473.

21. Rimbault, M. et al., "Derived variants at six genes explain nearly half of size reduction in dog breeds," *Genome Res,* 2013, 23(12):1985-1995.

22. Hoopes, B. C. et al., "The insulin-like growth factor 1 receptor (IGF1R) contributes to reduced size in dogs," *Mamm Genome,* 2012, 23(11-12):780-790.

23. Laron, Z., "Laron syndrome(primary growth hormone resistance or insensitivity): the personal experience 1958-2003," *J Clin Endocrinol*

Metab, 2004, 89(3):1031–1044.

24. Guevara-Aguirre, J. et al., "Growth hormone receptor deficiency is associated with a major reduction in pro-aging signaling, cancer, and diabetes in humans," *Sci Transl Med*, 2011, 3(70):70ra13.

25. Lopez-Otin, C. et al., "The hallmarks of aging," *Cell*, 2013, 153(6):1194–1217.

26. Lopez-Otin, C. et al., "Hallmarks of aging: An expanding universe," *Cell*, 2023, 186(2):243–278.

27. Campisi, J., "Aging, cellular senescence, and cancer," *Annu Rev Physiol*, 2013, 75:685–705.

28. Verdin, E., "NAD+ in aging, metabolism, and neurodegeneration," *Science*, 2015, 350(6265): 1208–1213.

29. Dmitrieva, N. I. et al., "Middle-age high normal serum sodium as a risk factor for accelerated biological aging, chronic diseases, and premature mortality," *EBioMedicine*, 2023, 87:104404.

30. Saul, D. et al., "A new gene set identifies senescent cells and predicts senescence-associated pathways across tissues," *Nat Commun*, 2022, 13(1):4827.

31. Adela, R. and S.K. Banerjee, "GDF-15 as a Target and Biomarker for Diabetes and Cardiovascular Diseases: A Translational Prospective," *Journal of Diabetes Research*, 2015:490842.

32. Sayed, N. et al., "An inflammatory aging clock (iAge) based on deep learning tracks multimorbidity, immunosenescence, frailty and cardiovascular aging," *Nature Aging*, 2021, 1:598–615.

33. Fulda, S. et al., "Cellular stress responses: cell survival and cell death," *Int J Cell Biol*, 2010, 2010:214074.

34. Takeshige, K. et al., "Autophagy in yeast demonstrated with proteinase-deficient mutants and conditions for its induction," *J Cell Biol*, 1992, 119(2):301–311.

35. Sinclair, D. A., *Lifespan: Why We Age – and Why We Don't Have To*, Thorsons, 2019.

36. Morselli, E. et al., "Caloric restriction and resveratrol promote longevity through the Sirtuin-1-dependent induction of autophagy," *Cell Death Dis*, 2010, 1(1):e10.

37. Heilbronn, L. K. and E. Ravussin, "Calorie restriction and aging: review of the literature and implications for studies in humans," *Am J Clin Nutr*, 2003, 78(3):361–369.

38. Mattison, J. A. et al., "Impact of caloric restriction on health and survival in rhesus monkeys from the NIA study," *Nature*, 2012, 489(7415):318–321.

39. Bales, C. W. and W. E. Kraus, "Calorie restriction: implications for human cardiometabolic health," *J Cardiopulm Rehabil Prev*, 2013, 33(4):201–208.

40. Hansen, B. C., H. K. Ortmeyer, and N. L. Bodkin, "Prevention of obesity in middle-aged monkeys: food intake during body weight clamp," *Obes Res*, 1995, 3 Suppl 2:199s–204s.

41. Roth, G. S. et al., "Biomarkers of calorie restriction may predict longevity in humans," *Science*, 2002, 297(5582):811.

42. Klass, M. R., "A method for the isolation of longevity mutants in the nematode Caenorhabditis elegans and initial results," *Mech Ageing Dev*, 1983, 22(3–4):279–286.

43. Kenyon, C. et al., "A C. elegans mutant that lives twice as long as wild type," *Nature*, 1993, 366(6454):461–464.

44. Kimura, K. D. et al., "daf-2, an insulin receptor-like gene that regulates longevity and diapause in Caenorhabditis elegans," *Science*, 1997, 277(5328):942–946.

45. Hesp, K., G. Smant, and J. E. Kammenga, "Caenorhabditis elegans DAF-16/FOXO transcription factor and its mammalian homologs associate with age-related disease," *Exp Gerontol*, 2015, 72:1–7.

46. Carter, M. E. and A. Brunet, "FOXO transcription factors," *Current Biology*, 2007, 17(4):R113–114.

47. Holzenberger, M. et al., "IGF-1 receptor regulates lifespan and resistance to oxidative stress in mice," *Nature*, 2003, 421(6919):182–187.

48. Bluher, M., B. B. Kahn, and C. R. Kahn, "Extended longevity in mice lacking the insulin receptor in adipose tissue," *Science*, 2003, 299(5606):572–574.

49. Wang, Y., Y. Zhou, and D. T. Graves, "FOXO transcription factors: their clinical significance and regulation," *Biomed Res Int*, 2014, 2014:925350.

50. Laplante, M. and D. M. Sabatini, "mTOR signaling in growth control and

disease," *Cell*, 2012, 149(2):274–293.

51. Shindyapina, A.V. et al., "Rapamycin treatment during development extends life span and health span of male mice and Daphnia magna," *Sci Adv*, 2022, 8(37):abo5482.

52. Sun, L. et al., "Life–span extension in mice by preweaning food restriction and by methionine restriction in middle age," *J Gerontol A Biol Sci Med Sci*, 2009, 64(7):711–722.

53. Abraham, R. T., "Cell biology. Making sense of amino acid sensing," *Science*, 2015, 347(6218):128–129.

54. Martin–Montalvo, A. et al., "Metformin improves healthspan and lifespan in mice," Nat Commun, 2013, 4:2192.

55. Kulkarni, S. S. and C. Canto, "The molecular targets of resveratrol," *Biochim Biophys Acta*, 2015, 1852(6):1114–1123.

56. Palmer, J. M., M. Huentelman, and L. Ryan, "More than just risk for Alzheimer's disease: APOE epsilon4's impact on the aging brain," *Trends Neurosci*, 2023, 46(9):750–763.

57. Shan, Z. et al., "Healthy Eating Patterns and Risk of Total and Cause–Specific Mortality," *JAMA Intern Med*, 2023, 183(2):142–153.

58. Herculano–Houzel, S., "The human brain in numbers: a linearly scaled–up primate brain," *Front Hum Neurosci*, 2009, 3:31.

59. Levi–Montalcini, R. and P. Calissano, "The nerve–growth factor," *Sci Am*, 1979, 240(6):68–77.

60. Abudawood, M., "Diabetes and cancer: A comprehensive review," *J Res Med Sci*, 2019, 24:94.

61. Hausman, D. B. et al., "The biology of white adipocyte proliferation," *Obes Rev*, 2001, 2(4):239–254.

62. Jo, J. et al., "Hypertrophy and/or Hyperplasia: Dynamics of Adipose Tissue Growth," *PLoS Comput Biol*, 2009, 5(3):e1000324.

63. Flachs, P. et al., "Impaired noradrenaline–induced lipolysis in white fat of aP2–Ucp1 transgenic mice is associated with changes in G–protein levels," *Biochem J*, 2002, 364(Pt 2):369–376.

64. Wastyk, H. C. et al., "Gut–microbiota–targeted diets modulate human immune status," *Cell*, 2021, 184(16): 4137–4153 e14.

65. Walter, J. and F. Shanahan, "Fecal microbiota–based treatment for

recurrent Clostridioides difficile infection," *Cell*, 2023, 186(6):1087.

66. Hoehn, K. L. et al., "Insulin resistance is a cellular antioxidant defense mechanism," *Proc Natl Acad Sci U S A*, 2009, 106(42):17787–17792.

67. Klunk, J. et al., "Evolution of immune genes is associated with the Black Death," *Nature*, 2022, 611(7935):312–319.

68. Krysko, D. V. et al., "Emerging role of damage–associated molecular patterns derived from mitochondria in inflammation," *Trends Immunol*, 2011, 32(4):157–164.

69. Duewell, P. et al., "NLRP3 inflammasomes are required for atherogenesis and activated by cholesterol crystals," *Nature*, 2010, 464(7293):1357–1361.

70. Castro–Alves, V. C., T. M. Shiga, and J. Nascimento, "Polysaccharides from chayote enhance lipid efflux and regulate NLRP3 inflammasome priming in macrophage–like THP–1 cells exposed to cholesterol crystals," *Int J Biol Macromol*, 2019, 127:502–510.

71. Broz, P. and V. M. Dixit, "Inflammasomes: mechanism of assembly, regulation and signalling," *Nat Rev Immunol*, 2016, 16(7):407–420.

72. Chen, C., "COX-2's new role in inflammation," *Nat Chem Biol*, 2010, 6(6):401–402.

73. Brune, K. and B. Hinz, "The discovery and development of antiinflammatory drugs," *Arthritis Rheum*, 2004, 50(8):2391–2399.

74. Ferreira, S. H., S. Moncada, and J. R. Vane, "Indomethacin and aspirin abolish prostaglandin release from the spleen," *Nat New Biol*, 1971, 231(25):237–239.

75. Benedek, T. G., "History of the development of corticosteroid therapy," *Clin Exp Rheumatol*, 2011, 29(5 Suppl 68):S-5-12.

76. Ishida, Y. et al., "Induced expression of PD-1, a novel member of the immunoglobulin gene superfamily, upon programmed cell death," *EMBO J*, 1992, 11(11):3887–3895.

77. Leach, D. R., M. F. Krummel, and J. P. Allison, "Enhancement of antitumor immunity by CTLA-4 blockade," *Science*, 1996, 271(5256):1734–1736.

78. Zitvogel, L. and G. Kroemer, "Targeting PD-1/PD-L1 interactions for cancer immunotherapy," *Oncoimmunology*, 2012, 1(8):1223–1225.

79. Milstein, C., "Monoclonal antibodies," Sci Am, 1980, 243(4):66–74.

80. Ribatti, D., "The concept of immune surveillance against tumors. The first

theories," *Oncotarget*, 2017, 8(4):7175-7180.

81. Leget, G. A. and M. S. Czuczman, "Use of rituximab, the new FDA-approved antibody," *Curr Opin Oncol*, 1998, 10(6):548-551.

82. Karamanou, M. et al., "Milestones in the history of diabetes mellitus: The main contributors," *World J Diabetes*, 2016, 7(1):1-7.

83. Hawley, S. A. et al., "The antidiabetic drug metformin activates the AMP-activated protein kinase cascade via an adenine nucleotide-independent mechanism," *Diabetes*, 2002, 51(8):2420-2425.

84. Liu, C. et al., "A towering genome: Experimentally validated adaptations to high blood pressure and extreme stature in the giraffe," *Sci Adv*, 2021, 7(12).

85. Tagliapietra, M., "Aducanumab for the treatment of Alzheimer's disease," *Drugs Today* (Barc), 2022, 58(10):465-477.

86. Rathnayake, D. and R. Sinclair, "Male androgenetic alopecia," *Expert Opin Pharmacother*, 2010, 11(8):1295-1304.

87. Bryson, B., *The Body*, N.Y.: Anchor Books, 2019.

88. Conboy, I. M. and T. A. Rando, "Aging, stem cells and tissue regeneration: lessons from muscle," *Cell Cycle*, 2005, 4(3):407-410.

89. DeBerardinis, R. J. and N. S. Chandel, "Fundamentals of cancer metabolism," *Sci Adv*, 2016, 2(5):e1600200.

90. Dunne, A., "Inflammasome activation: from inflammatory disease to infection," *Biochem Soc Trans*, 2011, 39(2):669-673.

91. Gleeson, M. et al., "The anti-inflammatory effects of exercise: mechanisms and implications for the prevention and treatment of disease," *Nat Rev Immunol*, 2011, 11(9):607-615.

92. Greene, E. R. et al., "Regulation of inflammation in cancer by eicosanoids," *Prostaglandins Other Lipid Mediat*, 2011, 96(1-4):27-36.

93. Hegde, V. and N. V. Dhurandhar, "Microbes and obesity—interrelationship between infection, adipose tissue and the immune system," *Clin Microbiol Infect*, 2013, 19(4):314-320.

94. Hoelder, S., P. A. Clarke, and P. Workman, "Discovery of small molecule cancer drugs: successes, challenges and opportunities," *Mol Oncol*, 2012, 6(2):155-176.

95. Hwang, A. B., D. E. Jeong, and S. J. Lee, "Mitochondria and organismal

longevity," *Curr Genomics*, 2012, 13(7):519–532.

96. Kenyon, C. J., "The genetics of ageing," *Nature*, 2010, 464(7288):504–512.

97. Lieberman, D., *Exercised: Why Something We Never Evolved to Do Is Healthy and Rewarding*, N.Y.: Pantheon, 2021.

98. Loftus, J. P. and J. J. Wakshlag, "Canine and feline obesity: a review of pathophysiology, epidemiology, and clinical management," *Vet Med (Auckl)*, 2015, 6:49–60.

99. Lopez–Otin, C. et al., "Metabolic Control of Longevity," *Cell*, 2016, 166(4):802–821.

100. Lopez–Otin, C. and G. Kroemer, "Hallmarks of Health," *Cell*, 2021, 184(1):33–63.

101. Matzinger, P., "The danger model: a renewed sense of self," *Science*, 2002, 296(5566):301–305.

102. Palmer, A. K., T. Tchkonia, and J. L. Kirkland, "Targeting cellular senescence in metabolic disease," *Mol Metab*, 2022, 66:101601.

103. Palmer, A. K. et al., "Cellular Senescence in Type 2 Diabetes: A Therapeutic Opportunity," *Diabetes*, 2015, 64(7):2289–2298.

104. Park, S. J. et al., "Resveratrol ameliorates aging–related metabolic phenotypes by inhibiting cAMP phosphodiesterases," *Cell*, 2012, 148(3):421–433.

105. Plikus, M. V. et al., "The circadian clock in skin: implications for adult stem cells, tissue regeneration, cancer, aging, and immunity," *J Biol Rhythms*, 2015, 30(3):163–182.

106. Pontzer, H., *Burn: New Research Blows the Lid Off How We Really Burn Calories, Lose Weight, and Stay Healthy*, N.Y.: Avery, 2021.

107. Radich, J. P., "Measuring response to BCR–ABL inhibitors in chronic myeloid leukemia," *Cancer*, 2012, 118(2):300–311.

108. Rajamaki, K. et al., "p38delta MAPK: A Novel Regulator of NLRP3 Inflammasome Activation With Increased Expression in Coronary Atherogenesis," *Arterioscler Thromb Vasc Biol*, 2016, 36(9):1937–1946.

109. Rathinam, V. A., S. K. Vanaja, and K. A. Fitzgerald, "Regulation of inflammasome signaling," *Nat Immunol*, 2012, 13(4):333–342.

110. Rock, K. L. and H. Kono, "The inflammatory response to cell death,"

Annu Rev Pathol, 2008, 3:99–126.

111. Salans, L. B., S. W. Cushman, and R. E. Weismann, "Studies of human adipose tissue. Adipose cell size and number in nonobese and obese patients," *J Clin Invest*, 1973, 52(4):929–941.

112. Schermerhorn, T., "Normal glucose metabolism in carnivores overlaps with diabetes pathology in non-carnivores," *Front Endocrinol* (Lausanne), 2013, 4:188.

113. Stenvinkel, P. et al., "Biomimetics—Nature's roadmap to insights and solutions for burden of lifestyle diseases," *J Intern Med*, 2020, 287(3):238–251.

114. Swann, J. B. and M. J. Smyth, "Immune surveillance of tumors," *J Clin Invest*, 2007, 117(5):1137–1146.

115. Tall, A. R. and M. Westerterp, "Inflammasomes, neutrophil extracellular traps, and cholesterol," *J Lipid Res*, 2019, 60(4):721–727.

116. Tchkonia, T. et al., "Fat tissue, aging, and cellular senescence," *Aging Cell*, 2010, 9(5):667–684.

117. van Heemst, D., "Insulin, IGF-1 and longevity," *Aging Dis*, 2010, 1(2):147–157.

118. Walsh, G. and E. Walsh, "Biopharmaceutical benchmarks 2022," *Nat Biotechnol*, 2022, 40(12):1722–1760.

119. Zotova, E. et al., "Inflammation in Alzheimer's disease: relevance to pathogenesis and therapy," *Alzheimers Res Ther*, 2010, 2(1):1.